컴퓨터보조 항법시스템을 이용한

악교정 및 임플란트 수술

저자 소개

김명진

서울대학교 치의학대학원 구강악안면외과학교실
구강암, 주걱턱 및 턱얼굴기형, 임플란트 재건외과 전공

김성민

서울대학교 치의학대학원 구강악안면외과학교실
턱얼굴 미세수술재건, 상악동수술 및 임플란트 전공

컴퓨터보조 항법시스템을 이용한
악교정 및 임플란트 수술

초판 1쇄 인쇄 2015년 4월 15일
초판 1쇄 발행 2015년 4월 20일

지은이 김명진 · 김성민
펴낸곳 서울대학교출판문화원
펴낸이 성낙인

책임 편집 전수형
디자인 최선아

출판등록 제15-3호

주소 151-742 서울 관악구 관악로 1
대표전화 02-880-5252 | 팩스 02-888-4148
마케팅팀(주문상담) 02-889-4424, 02-880-7995
이메일 snubook@snu.ac.kr
홈페이지 www.snupress.com

ISBN 978-89-521-1698-7 93510

이 저서는 2012년도 정부(미래창조과학부)의 재원으로 한국연구재단의 기초연구사업
(NRF-2012R1A1A2008544) 지원에 의해 이루어진 연구결과물임.

컴퓨터보조 항법시스템을 이용한

악교정 및 임플란트 수술

김명진 · 김성민

서울대학교출판문화원

Computer-assisted Navigation System in Orthognathic and Implant Surgery

Myung Jin Kim · Soung Min Kim

Seoul National University Press

○ 머리말

어느덧 구강악안면외과 교수로서 환자들을 접하고 관련 연구를 진행한 지 30여 년이 지났습니다. 다양한 임상환자들을 접하면서 지난 10여 년간 계속 발전해 온 삼차원 영상과 새로운 디지털 진단 과정의 자료를 모아서 이 책을 준비하게 되었습니다. 특히 저자 등은 지난 2008년부터 국내에서 처음으로 진행한 서지컬가이드 제작 과정에 참여하였습니다. 치과용 임플란트 식립에서의 디지털 영상융합 기술 연구에 참여하여 악교정 환자에서 광학 추적시스템을 바탕으로 한 여러 네비게이션 추적시스템에 대한 술기를 익히고, 다양한 경험을 하였기에 관련 연구 내용과 임상 결과를 모아서 임플란트 치의학 분야 및 악교정 네비게이션 분야에 적용된 컴퓨터 기술의 발전과 기본 원리에 대해 개관해 보고자 하였습니다.

그동안 이 책을 위해 수고해 주신 서울대학교치과병원 구강악안면외과 의국원들, 그리고 실험실의 여러 연구원에게 많은 감사의 마음을 전합니다.

이 책은 치의학 및 의학 분야의 작은 지침서로서 구강내외의 항법시스템 분야를 전공하거나 다른 비슷한 분야를 전공하는 이들에게 도움이 되기를 기원합니다.

2015년 4월

대표저자 김명진

차례

1

컴퓨터보조 항법시스템의 개요

Introduction in computer-assisted navigation system

I. 컴퓨터보조 항법시스템의 기본 용어

최근 치과 치료 영역에서 치과용 임플란트(dental implant)의 식립 및 보철은 더 이상 전문 진료가 아니고, 일반적인 치과 진료로 변화하였다. 이는 골재생(bone regeneration), 골 이식재(bone graft materials), 임플란트 지대주(implant abutment)의 형태와 표면 처리 기술의 발전과 동시에 방사선학 기술의 발전으로 임플란트 치료 결과에 대한 예지성이 높아진 점에 크게 기여하였다. 구내 치근단 방사선 사진(intraoral periapical radiographic film) 및 파노라마 방사선 사진(panoramic radiographic film)은 골내 해부학적 구조물과 임플란트의 삼차원적인 식립 방향 설정에 정확한 정보를 충분히 제공하기에는 이차원적인 한계가 있어 왔다. 최근 이러한 한계점을 극복하기 위해 컴퓨터 과학기술이 임플란트 치의학 분야에 적용되어 보철 및 해부학적 요인들을 고려한 이상적인 삼차원 임플란트 식립 위치의 지정을 위해 사용되었다.

1. 콘빔 CT술의 발전

구내 치근단 방사선 사진, 구내 교합 방사선 사진 및 파노라마 방사선 사진은 삼차원적 정보가 제한되어 있어 해부학적 한계에 대해서도 제한된 정보만 얻게 된다. 따라서 기존에 사용된 일반적인 수술용 스텐트인 서지컬스텐트(surgical stent)는 이러한 방사선 사진들을 토대로 치과용 석고모형(dental stone)에서 제작되는데, 석고모형 위에서는 정확한 식립 위치 및 해부학적 한계 요소들을 쉽게 볼 수 없다는 단점이 있다.[1] 이러한 단점을 극복하고자 개발된 선형 단층촬영술(linear tomogram)은 협-설측 잔존 골의 양을 계측하여 임플란트 식립 위치를 계획하는 데 사용되었으나, 이러한 기술도 인접 구조물 부피의 정확한 영상을 재현하지 못하여 보다 어려운 임상 증례에서는 사용이 제한되는 단점이 있다.[2]

이러한 배경으로 개발된 기술이 컴퓨터 단층촬영술(computed tomogram: CT)이다. CT는 기존의 선형 단층촬영술에 비해 방사선원이 원형운동을 하고 디지털 수용기를 지니며, 진전된 영상 재구성 소프트웨어가 있다는 차이점을 가진다. 따라서 단면 영상, 파노라마 영상 및 삼차원 재구성 영상을 제공할 수 있는 장점이 있으나, CT 기기의 부피가 매우 크고, 높은 비용으로 대형 병원과 규모가 큰 진단방사선과 센터 등에 주로 구비되어, 일반적인 개인 의원에서는 직접 사용하기 힘들다는 단점이 있다.[3]

이러한 CT의 단점을 극복하기 위한 기술 개발로 최근 콘빔 컴퓨터 단층촬영술(cone-beam computed tomogram: 콘빔 CT)이 개발되었다. 콘빔 CT는 기존의 CT에 비해

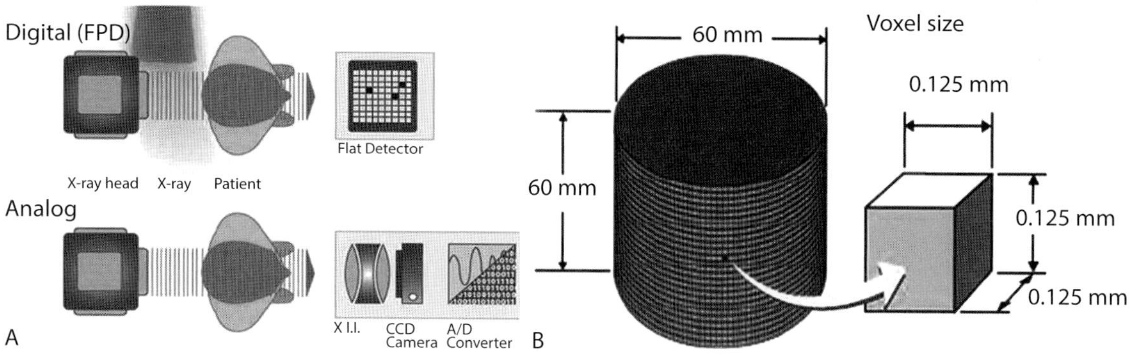

그림 1.1 콘빔 CT의 모식도

기기의 비용 및 촬영 비용이 저렴하고, 방사선 조사량을 줄일 수 있으며, 환자를 스캔하는 시간이 짧아져 그만큼 환자가 촬영 중 움직일 확률이 적고, 기기의 크기가 작아서 사용하기가 편리하다는 장점이 있다. 또한, 기존의 CT에서는 0.5~1mm의 한 단면의 두께를 얻을 수 있다는 점에 비해 0.2~0.4mm 두께의 정밀한 단면상을 얻을 수 있는 장점도 있다. 동시에 CT 영상과 임플란트 식립 계획 소프트웨어를 동시에 접목함으로써 컴퓨터상에서 모의 수술을 구현할 수 있으며, 이를 위한 소프트웨어는 하악관(inferior alveolar canal)과 같은 중요한 해부학적 구조물들을 투사하고, 임플란트의 적절한 크기와 식립 위치를 설정하는 것에 유용하게 사용될 수 있다(그림 1.1).[3, 4]

2. 기본 용어의 이해

컴퓨터보조 또는 항법시스템 등의 용어를 이해하기 위해서는 최근 급격하게 변화된 의료 환경에 대한 이해가 먼저 필요한데, 대표적인 몇 가지 용어를 정리함으로써 기본 용어에 대한 이해를 높이고자 한다.

유비쿼터스 헬스케어(Ubiquitous health care)는 유비쿼터스 건강관리, 또는 u-healthcare라고 부르는 최근의 의료 관련 대표적인 용어로서 유비쿼터스 환경에서의 건강진단 및 건강관리를 의미하는 포괄적 개념이다. 각종 센서를 환자 또는 사용자에게 부착하여, 그 센서로부터 전달된 신호로 의미 있는 건강 관련 지수를 계산하여 환자 또는 사용자에게 보여 주고, 그 지수를 유무선 통신으로 의료서비스센터에 전송하여 진단을 의뢰함으로써 이에 따른 적절한 조치를 취하도록 하는 서비스가 대표적인 형태라 할 수 있다. 즉, 병원에 방문하지 않아도 환자 스스로 혈당, 심전도 및 혈압 등을 측정할 수 있도록 하고, 유무선 통신을 이용하여 측정된 신호나 수치를 스마트폰이나 개인용 정보단말기(personal digital assistant: PDA)로 출력할 수 있으며, 이러한 결과를 의료서비스센터로 전송하여 환자의 건강상태를 지속적으로 모니터링할 수 있는 총체적인 시스템을 의미한다.[5, 6]

전자 의료 기록 시스템이라 부르는 EMR은 electronic medical recording system의 약어로서 기존의 종이 매체에 의해 기록되어 온 모든 의료 기록을 전산화하여 디지털로 저장하여 보관하는 형태를 총칭하는 용어이다. 즉, 환자의 진료 행위를 중심으로 발생한 업무상의 자료나 진료 및 수술 검사 기록을 전산에 입력하여 정리하고 보관하는 시스템을 총칭한다. EMR의 주요 내용은 환자의 기초 정보부터 병력사항, 약물반응, 건강상태, 진찰 및 입 · 퇴원 기록, 방사선 및 화상진찰 결과 및 기타 보조연구 결과 등으로서 처방 전달 시스템인 OCS(order communication system)와 영상 전송 시스템인 PACS(picture archiving and communication system)를 모두 포함하는 포괄적인 개념으로 이해된다.[5, 6]

실리콘 기판 위에 미세한 전자회로를 집적한 것을 반도체칩이라 하는 것처럼 바이오칩은 유리나 플라스틱 기판에 수많은 바이오 물질을 집적시킨 것을 의미한다. 바이오칩에는 서로 다른 종류의 유전자 단편이 배열되어 있는 DNA칩, 서로 다른 단백질과 결합하는 여러 가지 항원이나 항체들이 배열되어 있는 단백질칩 등이 있는데, 일련의 생화학적 과정을 칩 위에서 수행할 수 있도록 소형화시킨 랩온어칩(lab-on-a-chip)도 바이오칩의 일종이다. DNA칩은 생물체의 유전자에 들어 있는 복잡한 정보를 한꺼번에 판독하기 위하여 개발되었으며, 특정 질병을 일으키는 유전자를 파악한 후 이를 이용한 DNA칩을 만들어 질환에 대한 진단용으로 활용하는 것이다. 단백질칩은 혈액 등에 들어 있는 단백질을 이용하여 단백질칩에 심은 항체와 반응하는 항원이 있는지를 조사함으로써 질병을 진단하는 것을 의미한다.[7, 8]

바이오인포매틱스(bioinformatics)는 인간유전체사업(human genome project)으로 생성된 방대한 유전정보를 컴퓨터를 이용하여 효율적으로 분석하고 활용하기 위한 분야를 총칭한다. 생물학적 관점에서는 생물학을 위한 정보학이란 의미로 컴퓨터를 사용하여 생물학 데이터를 수집, 관리, 저장, 평가 및 분석하는 기술을 의미하고, 컴퓨터학의 관점에서는 생물이 지니고 있는 정보처리 능력을 이해하고 그것을 바탕으로 새로운 컴퓨터 기술을 개발하는 것을 의미한다.[7, 8]

컴퓨터도움 진단 또는 컴퓨터보조 진단으로 번역할 수 있는 CAD(computer-aided diagnosis)는 진단 기능은 없고 질환의 검출만을 수행하는 시스템에 한해서 computer-aided detection을 의미하기도 한다. 또한, 디지털 정보로 변환된 magnetic resonance imaging(MRI), CT, Mammogram, 초음파 영상 등과 같은 의료영상에서 자동으로 병변의 검출이나 보조 진단을 수행하도록 한 컴퓨터 소프트웨어를 의미한다. 흉부 CT 영상에서의 폐결절 검출, Mammogram 영상에서 종양의 양성 및 악성 판별, X-선 영상에서 골밀도 계산 및 골절 예측 등의 임상적 활용 예를 들 수 있다. 전 세계적으로 R2 technology, iCAD, Confirma, Medipattern, Medicsight, Scanin 및 CADimpact 등과 같은 회사에서 다양한 연구개발 성과를 선보이고 있다.[9]

'컴퓨터보조 수술'이라 기술되는 CAS는 computer-assisted surgery라고 흔히 부르는 수술적 개념과 방법을 모두 포함하는 용어로서, 컴퓨터 기술을 이용한 수술 전 계획과 수술 시 가이드를 하는 과정 및 이들을 적용하는 모든 과정을 총칭한다. 컴퓨터보조 수술은 로봇수술(robot surgery)이 발전되어 온 주요 요소이기도 하며, computer-aided surgery, computer-assisted intervention 및 image guided surgery 등이 동의어로 사용되며, 넓은 의미로 surgical navigation을 모두 포함한다.[10]

이러한 내용을 바탕으로, 임플란트 및 악교정 환자에서의 항법시스템 적용은 2007년 출간된 *The Glossary of Oral and Maxillofacial Implants*(GOMI; Quintessence Publishing Co, Berlin)에서 정의된 컴퓨터보조 임플란트 수술 관련 용어를 먼저 확인하는 것이 필요하며, 이를 정리하면 아래 내용과 같다.[10, 11]

Computer-aided design/Computer-assisted manufacture(CAD/CAM)
다양한 구성 요소를 디자인하고 제작하는 데 이용되는 컴퓨터 기술을 총칭함. 이하 'CAD' 또는 'CAD/CAM'으로 기술하였음.

Image guidance
컴퓨터 기반 계획을 통해 수술과 보철치료를 유리하기 위한 시술 전 진단 목적의 영상 이미지를 활용하는 일반적인 기술을 총칭함. '영상유도기술'로 번역할 수 있음.

Image guide
영상유도법을 의미하며 골량, 치조골의 경사와 형태 및 골높이와 폭경 등의 외과시술 부위를 결정하기 위해 스캔하는 것을 총칭함. 이하 '영상유도'로 기술하였음.

Surgical guide, Surgiguide, Surgical template
서지컬가이드, 서지가이드, 서지컬템플레이트로 정의되며 이상적인 임플란트의 보철적 결과를 고려하여 기공실에서 제작되어(laboratory-fabricated) 수술 시 활용할 수 있는(used during surgery) 유도장치(guide or template)로서 외과 유도장치라고 정의됨. 이하 '서지가이드' 및 '서지템플레이트'라 기술하였음.

Surgical navigation

환자의 해부학적 구조를 수술 전 계획하고 미리 준비하여 수술 중 실시간으로 이를 확인하면서 컴퓨터보조 수술 기구와 수술 부위를 모니터상에서 삼차원적으로 확인하는 방법을 총칭함. 구강악안면 영역에서는 실시간으로 환자 머리의 위치와 독립적으로나 방사선학적으로 환자의 단층촬영 스캔상의 수술 전 계획을 전송하는 여러 방법을 구체적으로 지칭하며, '외과적 항법술'로 번역할 수 있음.

Computer-aided navigation surgery

컴퓨터도움 항법시스템으로 표현되며 컴퓨터를 이용한 제어항법시스템을 활용하여 수술하는 포괄적이고 사전적인 의미임. 컴퓨터 항법수술(computerized navigation surgery)로도 정의됨. 이하 '컴퓨터보조 항법수술'로 기술하였음.

Computer-assisted navigation system

컴퓨터보조 항법시스템의 의미로서 관련된 장치를 모두 총칭하여 컴퓨터 추적-제어 수술 항법시스템(computer-aided navigation surgery system)이라고도 정의됨. 이하 '컴퓨터보조 항법시스템'으로 기술하였음.

Three dimensional guidance system for implant placement

단층촬영 스캔은 임플란트 식립을 위한 삼차원 유도 구성을 위한 이미지 자료를 제공하기 위해 수행되고 이를 이용하여 움직임이나 위치를 지시하는 구성 표시로써 가이드를 활용하는 것을 의미함. 임플란트 치의학에서는 수술용 임플란트 가이드와 동의어로 사용되어서는 안 되며, 또한 방사선학적인 가이드는 구강내외의 방사선 촬영에서 위치를 표시하는 장치로 사용됨.

Computer-guided (static) surgery

단층촬영 데이터와 수술 중의 임플란트 위치 변화를 직접적으로 허용하지 않으면서 시각적으로 임플란트 위치를 재현하는 정적 수술 템플레이트를 사용하는 시술을 총칭함. 이하 '컴퓨터 유도수술'로 기술하였음.

Computer-navigated (dynamic) surgery
단층촬영 데이터와 수술 중의 임플란트 위치 변화를 직접적으로 허용하고 시각적으로 임플란트 위치를 재현하는 수술용 네비게이션 시스템을 총칭함. 이하 '컴퓨터 항법수술'로 기술하였음.

3. 다양한 컴퓨터보조 시스템의 이해

2010년 의료기기 시장에서 판매되거나 상용화되어 있는 컴퓨터보조 시스템으로는 많은 종류가 있는데(표 1.1), 이들 시스템은 기본적으로 다양한 소프트웨어 도구들을 사용하여 컴퓨터상에서 임플란트의 위치를 계획하는 기능을 가진다. 이러한 계획들은 서지가이드로 변환되거나 다양한 방법으로 다른 위치 설정 시스템에서 이용하게 된다. 실질적으로 이용 가능한 시스템은 두 가지 세부항목으로 방사선학적인 진단과 수술용 가이드의 제조를 위해 제공하는 22개의 소프트웨어 시스템을 가리킨다. 이러한 시스템은 환자의 단층촬영 또는 콘빔 CT로부터 임플란트 식립의 계획을 얻는 삼차원적 가이드 시스템의 카테고리로 분류된다. 이러한 소프트웨어 및 계획은 환자의 디지털 스캔 분석을 허용하는 컴퓨터에 기반을 둔 진단과 계획 도구를 제공하므로 정보를 계획한 것은 디지털 파일인 의학용 디지털 영상통신(digital imaging and communications in medicine: DICOM) 파일로 변환되어 컴퓨터에 저장된다.

대다수 시스템은 우선 대략적인 수술 계획을 완성하면 수술용 가이드를 제조하기 위한 정보를 제공하므로 이러한 제조 과정을 총칭하여 CAD/CAM으로 부를 수 있으며 이에 해부학적인 모델을 제작하기 위해 삼차원 출력과 급속조형모델인 stereolithographic model 또는 CDD(computer-driven drilling)와 같은 기술을 사용하게 된다(그림 1.2).

이러한 임플란트 위치 기구들은 일반적으로 정적인 시스템과 동적인 시스템으로 세분할 수 있다. 정적인 시스템은 수술 부위에서 서지가이드와 가이드 수술세트를 사용하여 미리 결정된 위치에 임플란트 식립을 진행하는 시스템을 총칭하므로 템플레이트 기반 시스템의 동의어라 할 수 있다. 반면에 동적 시스템은 구강내에서 가이드의 이용이 아닌 컴퓨터 모니터상의 시각적 영상 장치를 이용하여 선택된 임플란트와 수술 부위 간에 소통하는 것으로 수술용 네비게이션과 컴퓨터 지원에 의한 네비게이션으로 나누어 생각할 수 있다. 술자는 수술 전 계획과 CT 스캔으로부터 이용 가능한 해부학적 정보를 통해 실시간으로 수술 과정과 임플란트 위치를 바꿀 수 있는

표 1.1 컴퓨터보조 임플란트 시술 관련 소프트웨어 프로그램 내용[10](2010년)

사용 제품	웹사이트	회사	가상 임플란트 계획	가이드	드릴 가이드 제품	비고
Surgical guides(static)						
3D-Doctor®	www.ablesw.com	Able Software, USA	yes	Models	CDD	
Biodental Models®	www.biomo.com	BioMedical Modeling, USA	yes	Models	RP	
Implan 3D®	www.implant3d.com	Media Lab, Italy	yes	Models	RP	
CyrtinaGuide®	www.cyrtina.nl	Oratio, Netherlands	yes	Surgical guide	RP	
DentalSlice®	www.bioparts.com br	Bioparts, Brazil	yes			
EasyGuide®	www.keystonedental.com	Keystone Dental, USA	yes	Surgical guide	CDD	
GPIS®		GPIS Technology, Germany	Simplant/ IVS	Surgical guide	CDD	
ILS®	www.tactile-tech.com	Tactile Technologies, Israel	yes	Surgical guide drilling tubes	Custom	Under development
ILUMA DigiGuide®	www.imtec.com	IMTEC,USA	yes	Surgical guide	RP	Specific for MDI implants
Impla 3D®	www.sdginnmvation.com	Schutz Dental Group	yes	Surgical guide	CDD	
InVivoDental®	www.anatomage.com	Anatomage, USA	yes	Surgical guide		
AnatoModel®	www.anatomage.com	Anatomage, USA	yes	Surgical guide	CDD	See EasyGuide
Implant 3D®	www.med3d.de	Med3D, Switzerland	yes	Surgical guide	CDD	
Implant Master®	www.ident-surgical.com	I-Dent Imaging, USA	yes	Surgical guide	RP	
Scan2Guide Implant®	www.ident-surgical.com	I-Dent Imaging, USA	yes	Surgical guide	RP	"Light" version of Implant
OnDemand3D Implant®	www.cybermed.co.kr	Cybermed, Korea	yes	Surgical guide		
Oralim Oral Implant Planning System®	www.medicim.com	Medicim, Belgium	yes	Surgical guide	RP	Marketed by Nobel Biocare®
NobelGuide® (Medicim Oralim)	www.nobelguide.com	Nobel Biocare, USA	yes	Surgical guide	CDD	Specific for Nobel Biocare® implants
Simplant Master®	www.materialise.com	Materialise Dental, Belgium	yes	Surgical guide	RP	
Simplant Planner®	www.materialise.com	Materialise Dental, Belgium	yes	Surgical guide	RP	
Simplant Pro®	www.materialise.com	Materialise Dental, Belgium	yes	Surgical guide	RP	
VIP®	www.implantlogic.com	Implant Logic Systems, USA	yes	Surgical guide	CDD	Marketed by BioHorizons
Navigation systems(dynamic)						
VoNavix®	www.codiagnostix.de	IVS Solutions, Germany	yes	Navigation	None	
Mona-Dent®	www.imt-web.de	IMT, Germany	yes	Navigation	None	

표 1.1 (계속)

사용 제품	웹사이트	회사	가상 임플란트 계획	가이드	드릴 가이드 제품	비고
NaviBase, NaviDoc &NaviPad®	www.robodent.com	Robodent, Germany	yes	Navigation	None	
Treon® (medical) available	www.medtronicnavigation.com	Medtronic Navigation, USA	yes	Navigation	None	Not commercially
IGI DenX®, Inc	www.image-navigation.com	Image Navigation, Israel	yes	Navigation	None	Formerly
VISIT®		University of Vienna, Austria		Navigation	None	not commercially available

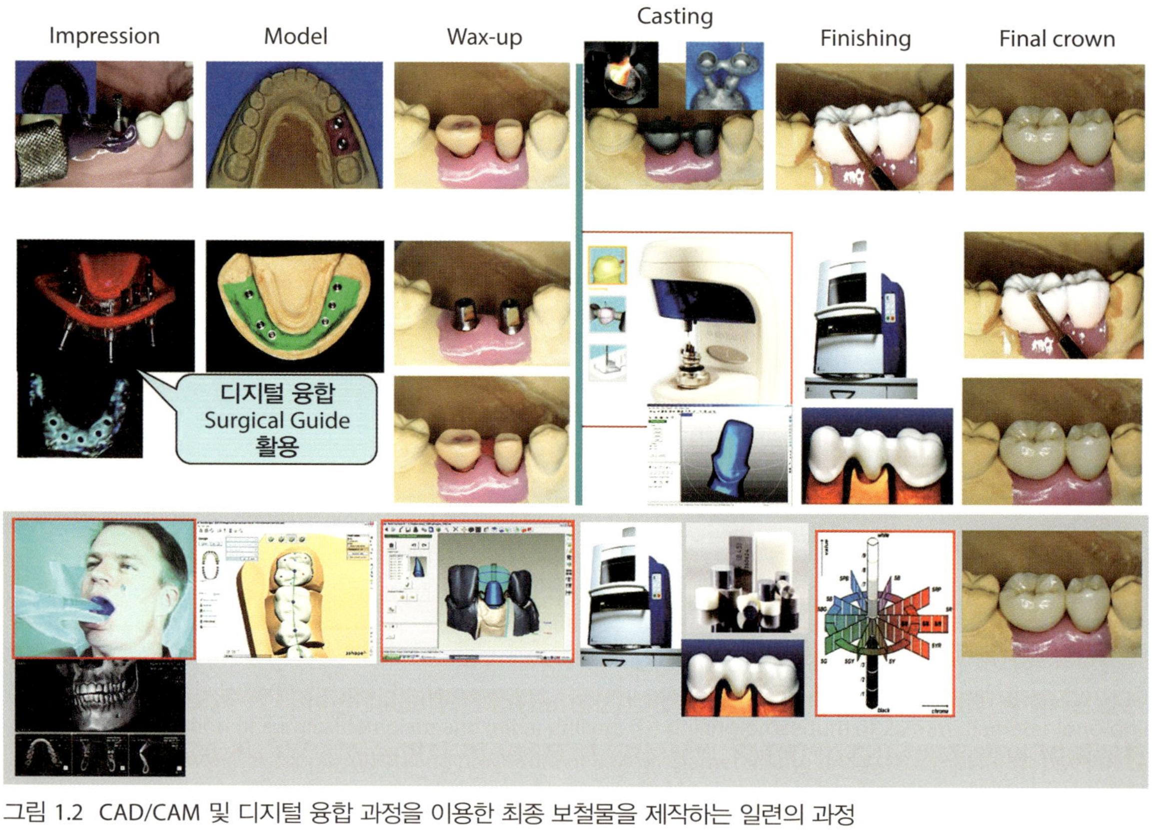

그림 1.2 CAD/CAM 및 디지털 융합 과정을 이용한 최종 보철물을 제작하는 일련의 과정

데, 이 외에도 수술 중 이전에 스캔 된 환자의 해부학적 구조와 삼차원적인 관계에서 드릴의 가상 영상을 볼 수 있기 때문에, 더 많은 정보를 얻을 수 있는 장점도 있다.

구강내 임플란트 식립은 높은 정확도를 요구하며 CT의 도입으로 기존보다 정확한 수술 전 진단은 가능해졌지만, 진단을 위한 데이터를 다시 수술장으로 옮겨서 계획대로 임플란트를 식립하는 데는 오차가 발생하여 그 오차를 최소한으로 줄이기 위하여 서지컬스텐트를 활용하는 여러 방법이 고안되었다. 그러나 기존의 서지컬스텐트는 다양한 두께의 구강점막, 하방골의 형태 및 해부학적인 구조물 등과 같은 여러 정보를 제공하지 못하고, 수술 시 연조직 변형으로 서지컬스텐트를 안정적으로 고정하기 어려운 단점이 있어, 이렇게 낮은 안정성으로 수술 시에 임플란트의 위치, 길이 및 직경의 변화를 야기하게 되어 수술 시간이 길어지고 궁극적으로는 보철물의 결과를 예측하기 어려운 한계점을 가진다.

이에 컴퓨터보조 임플란트 진단 및 계획 기술을 응용하여 급속조형모델 방법을 이용한 서지가이드는 임플란트 식립 시 정확도를 삼차원적으로 높여 기존의 서지컬스텐트의 단점들을 극복하기 위한 시도로서 정적인 가이드 시스템이 각광받는 것이라 볼 수 있다. 급속조형기술(stereolithgraphy)은 컴퓨터화시킨 조형모델 제작 방법인데, 레이저 빔 기술을 이용하여 ultraultra-sensitive liquid resin을 선택적으로 고착하여 삼차원적인 모델을 만들어 내는 것으로 아래와 같은 대표적인 장점이 있다.[12, 13]

① 수술 계획을 세움과 동시에 해부학적 구조물을 정확하게 평가함으로써 임플란트 시술 시에 추가 수술의 필요성을 예상할 수 있다.
② 수술 시간을 줄여 수술 시 합병증을 감소시킬 수 있다.
③ 계획된 임플란트 식립 위치를 서지가이드에 직접 적용함으로써 기존 방법에서 나타날 수 있는 guess work를 최소화할 수 있다.

이처럼 수술 계획을 위해 외과적 식립을 시뮬레이션하는 소프트웨어를 사용하여 임플란트 가상 이미지의 영상으로써 이상적인 식립 위치가 정해지면 CAD/CAM 기술을 활용하여 환자 맞춤형 서지가이드를 생산한다. 이는 제조사에 따라 이용 가능한 주변 치아, 점막 외형 및 골 외형에 연동하여 부가적으로 디지털 정보와 치과 보철물을 결합하여 보철물이 제작된다. 이러한 시스템의 장점으로는 오래전부터 행해진 모형에 기반을 둔 서지컬스텐트의 일반적인 친숙함을 들 수 있는데, 어떤 시스템은 근원심과 협설측의 이차원적인 가이드를 제공하는 반면, 다른 것들은 깊이를 조절하는 내용도 포함한다. 수술용 가이드의 정확성은 CT의 정확성과 사용 중인 기구의 정확성 모두에 의존하며, 어떤 제조사는 정확성을 보장하기 위해 환자의 악궁이나 치아 모형을 필요로 하며, 반면에 어떤 제조사들은 스캔된 이미지와 윤곽으로부터 서지가이드를 제작하게 된다.

이러한 서지가이드를 이용하여 식립한 임플란트의 정확도를 측정하는 방법은 다양하게 고려할 수 있는데, 해부학적인 구조물 혹은 방사선학적인 표지점들을 술전, 술후의 CT상에서 비교하는 것이 가장 대표적이라 할 수 있다(그림 1.3).[14]

이는 수술 전 계획하의 가상 임플란트와 식립 후 실제 임플란트의 위치를 단층촬영하여 '3D voxel registration' 도구로 가시화해 수술 전후의 데이터를 합성한 후 골량(bone volume) 혹은 치아량(tooth volume)을 지우고 임플란트양(implant volume)만을 중

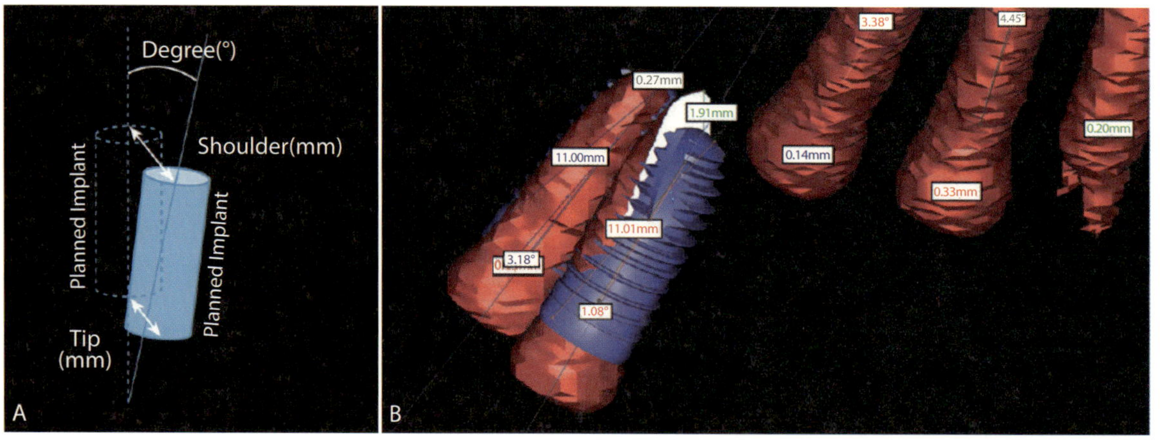

그림 1.3 Special image-processing software(Analyze 9.0®, AnalyzeDirect Co., Lenexa, KS)를 이용한 수술 전후의 영상융합(image fusion)의 예

첩(superimpose)한 것이다. 이러한 이미지를 소프트웨어에 전송하여 수술 전후 영상을 중첩하여 처음 계획에서 벗어난 양을 측정하게 된다. 벗어난 양은 각도 오차(angular deviation)인 계획된 임플란트와 실제 식립한 임플란트의 축이 이루는 각도와 선 오차(linear deviation)인 계획된 임플란트와 식립한 임플란트의 경부 및 첨부에서의 각각 변형 거리를 측정하여 비교하는 것이 대표적인 방법이다.[15-18]

II. 임플란트 치의학에서의 컴퓨터보조 항법시스템의 적용

저자는 지난 2008년부터 국내에서 처음으로 진행된 서지가이드를 체계적으로 제작하는 과정에 참여하여 다양한 실험적·임상적 내용을 경험한 바 있다. 제1장 2절에서는 비슷한 시기에 독일 슈투트가르트에서 개최된 제4회 국제임플란트학자모임(international team for implantology: ITI)에서 발표된 'Computer technology applications in surgical implant dentistry: a systemic review' 내용[10]을 재정리하였다. 컴퓨터보조 임플란트 시술과 관련된 여러 동적(dynamic)이거나 정적(static)인 내용을 파악하기 위해 기존에 발표된 문헌들을 바탕으로 관련 논문과 내용 등을 체계적으로 정리하였다.

최근까지 컴퓨터보조 임플란트학과 관련된 주제를 다루는 문헌의 수도 점차 많아져 왔는데, 기존에는 서로 다른 여러 유도 기술과 가상의 디지털 수술 계획과 비교하여 임플란트 위치의 정확성 및 임상적인 결과들에 대해 환자중심의 결과들을 정리

한 것이 대부분이었다. 이런 기술들 중 많은 수는 이미 임상술식에서 이용 가능하였고 일상적인 치료로 신택되었기에, 현재 이용 가능한 시스템들을 분석하는 것은 매우 중요한 일이라 할 수 있다. 따라서 컴퓨터보조 임플란트 치의학의 임상 적용의 가능성과 한계를 알아보기 위해 외과적 임플란트 치의학에서 컴퓨터 기술 적용의 정확성과 임상적 수행을 다루었던 문헌들을 체계적으로 평가해 보고자 한다.

1. 컴퓨터보조 임플란트 시스템의 종류

치과 임플란트의 골유착은 오늘날 예측 가능한 치료로써 치조골 위축을 가진 환자들이나 이전에 임플란트에 부적합하다고 생각되었던 악골 내 부위에서도 골재생유도술 등을 통한 임플란트 식립이 가능해졌다. 이러한 임플란트 기술의 예측성은 보철적인 요구를 충족시키는 임플란트 식립을 가능하게 하였는데, 통상적인 치과용 파노라마, 일반적인 단층촬영(tomography) 및 치근단 방사선 사진 등이 여러 수술 전 보철 디자인을 구현해 보고자 방사선용 템플레이트를 장착한 환자에게서 촬영되었다. 그러나 이러한 영상 기술은 환자의 해부학적 정보 및 완전한 삼차원적 정보를 제공하지 못하며, 통상적인 수술용 템플레이트는 진단모형상에서 제작되어 하부의 해부학적 구조를 참조하지도 못하여 결국 정확한 삼차원적인 임플란트 식립을 유도하지 못하였다.

치과용 임플란트 학계에서는 이러한 한계점을 극복하기 위해 현재에는 보철적이고 해부학적인 면을 모두 고려하여 최적의 삼차원적인 임플란트 위치를 확인하기 위한 연구가 진행되었다. CT, 삼차원 임플란트 계획 소프트웨어 및 CAD/CAM 등의 기술이 이러한 것으로 여기에서 파생된 콘빔 CT 및 콘빔 CT를 포함한 디지털 단층촬영 영상은 치료 영역에서부터 가상의 삼차원 모델로의 전환을 가능하게 하였다. 이는 술자에게 환자의 해부학적 골 상태의 실제적인 면을 제공하고, 이를 바탕으로 가장 이상적이고 정확한 보철적 방법으로 가상적인 수술을 시행하도록 하였다. 이런 계획된 디지털 정보를 임상적 시술로 적용하기 위해 다른 여러 접근 방법이 소개되었는데, 기계적인 위치 장치나 드릴링 기계가 컴퓨터변환 알고리듬을 통해 방사선 템플레이트를 수술용 템플레이트로 변환시킬 수 있으며, 신속조형기술을 이용한 템플레이트(stereolithographic template)를 생성하기 위한 CAD/CAM 기술이나 계획된 경로를 따라 드릴의 실시간 움직임을 인지 가능하게 하기 위한 버 추적(bur tracking) 등[12, 13]이 있다. 이는 네비게이션 시스템이 작동되어 시술 시 구체적인 실시간 모습이 수술체어 사이드의 스크린상에 환자의 재구성된 삼차원 영상자료 내의 수술 부위에서 실제로 버가 움직이는 모습을 시각화한 것이다. 이런 컴퓨터보조 기술의 사용은 현실적으로 임플란트 치료의 외과적인 시술에만 국한되고 있으며, 보철치료는 아직까지는 통상적인 프로토콜에 따라 수행되고 있다. 그러나 환자와 보철 정보를 연계하는 것은 매우 중요하며, 그러한 방식으로 미리 제작된 보철물이 정확한 연결을 이루기 위해서는 보다 정확한 참조점들이 임플란트를 수술하고 위치시키는 데 필수적이라 할 수 있다.

컴퓨터보조 임플란트 시스템의 정확성과 임상적 수행에 관한 적합한 정보를 수집하기 위해 PubMed 데이터베이스의 전자 문헌 조사를 수행하였다. 1966년부터 2007년 12월까지 출간된 치과 문헌들을 포함하였으며, 키워드 입력은 dental, implant, implants, implantation, implantology, compute*, guid* 및 navigat* 등의 용어를 사용하여 영어, 독일어, 이탈리아어, 프랑스어 등의 언어로 제한하여 2명의 독자적인 검토자에 의해 수행되었다. 각각의 연구는 선택된 문헌의 모든 참고문헌 목록을 조사하여 보완하였는데, 2004년 1월부터 2007년 12월 사이에 출간된 문헌고찰 논문의 전문을 조사하였다.

적용된 포함 범주는 정확성에 초점을 맞춘 연구와 임상적인 결과들에 초점을 맞춘 연구로 나누어 진행하였다. 정확성 연구에는 임상, 임상전 그리고 *ex vivo* 연구가 포함되었고, 실험의 주요 결과는 컴퓨터보조 임플란트 치의학의 정확성에 관한 것으로 정하였으며 임플란트의 수와 방향, 기구 변이 등에 대한 정확한 정보를 제공하는 연구들만을 포함하였다. 또한, 최소 5명 이상의 환자를 다룬 연구만을 포함하였고, 수술 중의 합병증이나 예측되지 않은 수술 기간 동안의 사고 평가에서의 추적검사 기간은 규정하지 않았으나, 임플란트와 보철물의 생존과 합병증 비율을 평가하기 위해 최소한의 추적검사 기간은 12개월로 정해 시행하였다. 보고된 치료 결과들은 최소한 사람에서의 컴퓨터보조 임플란트 치의학의 임상, 방사선 또는 환자중심의 결과와 같은 변수들 중의 하나를 포함하는 것으로 한정하였다. 포함 범주의 모두를 만족시키지 못한 연구들은 문헌고찰에서 배제하였는데, 5명이 안 되는 환자를 다룬 증례보고는 정확성 분석이나 임상연구에서 제외하였다. 관골(zygoma) 식립 임플란트와 익돌판(pterygoid) 식립 임플란트 및 교정을 목적으로 한 미니임플란트 내용도 배제하였고, 방사선 사진상에서 임플란트를 계획만 한 논문들도 배제하였다. 자료 추출은 2명의 검토자가 개별적으로 추출했는데, 합의되지 못한 여러 사항들은 토의에 의해 해결하였다. 자료 분석을 거쳐 2명의 검토자가 동의한 경우만을 포함하였다.

통계분석은 (1) 정확성 연구들로부터의 증거 요약과 (2) 임상적 연구들로부터 보고된 결과의 요약과 같이 두 부분으로 구성되었다. 정확성 연구들을 요약하기 위해서는 주어진 그룹 크기에서 관찰된 평균값의 메타분석에 적합한 방법이 사용되었으며, 이를 위해 이상적인 정보는 평균과 표준 오차를 지니고 가역분산 고정 혹은 임의효과 메타분석을 수행하여 얻도록 하였다. 표준 오차(standard error: SE)는 공식 SE=SD/÷n, n은 연구에서 관찰된 수를 사용하여 정확도 값의 관찰된 표준편차(standard deviation: SD)로부터 유도되었다. 평균이나 표준편차가 원문에 보고되지 않은 경우에는 이용 가능한 정보를 사용하여 Hozo 등의 조사방법의 내용을 참조하여 진행하였으며, 연구들 간의 이질성(heterogeneity)은 전체변이 비율의 측정으로서 I^2 통계로 평가하였는데, 25%, 50%, 75%의 I^2 값이 이질성의 낮음, 중간 및 높음의 값으로 고려하였다. 또한, 메타회귀분석이 연구의 그룹 분류에 따라 평균 정확도 내에서의 차이점의 정형적인 통계 시험을 수행하기 위해 행하였고, 임상연구로부터 보고된 결과물을 요약하기 위해, 고정성 국소의치에 관한 체계적인 문헌고찰에서 상세히 기술된 방법을 사용하였다. 즉, 각각의 보고서에 사건율은 실패 또는 수술 중의 합병증 등과 같은 사건들의 수를 분자로 하고 총노출 시간을 분모로 하여 나누어 계산하였으며, 총노출 시간은 연구 내에서 보고된 평균 추적검사 기간에 임플란트의 수를 곱하여 어림하였다. 또한, 추가적인 분석을 위해서 사건의 전체 수는 주어진 노출 시간의 합을 위한 푸아송 분포(Poisson distribution), 로그함수를 동반한 푸아송 회귀(Poisson regression)에 따르는 것으로 간주하였고 보상 변수로 전체 노출 시간이 사용되었다. 연구 관련 특이 사건율의 이질성을 평가하기 위해서 스퍼만 적합도 통계(Spearman goodness-of-fit statistics)와 관련된 p 값(p-value)을 계산하였으며 적합도 통계가 0.05 이하인 경우 이질성을 나타내고, g-분배 무작위 효과를 동반한 임의효과 푸아송 회귀를 사건율의 요약 평가를 얻기 위해 사용하였다. 요약 평가(95% CI)와 메타회귀에서 얻은 p 값 또는 연구그룹 간의 결과 차이를 평가하기 위해 푸아송 회귀를 보고하였고, 모든 분석은 Stata Ver. 10®(Stata Corp.)을 사용하여 수행하였다.

총 2,827편의 논문 제목을 2명의 검토요원이 1차로 개별적으로 확인하여 관련되지 않은 연구를 배제해 182편으로 줄이고, 논문의 요약 부분을 검토하여 전문평가에 필요한 79편으로 추려내는 작업을 하였다. 이 중 13편의 임상연구와 19편의 정확성 연구를 최종적으로 선택하여 문헌고찰을 시도하였다(그림 1.4).[10]

체계적인 문헌 검토를 통해 2001년에서 2007년 사이에 발표된 19편의 논문이 컴퓨터보조 임플란트 치의학에서 정확성에 관한 유용한 정보를 제공하였다. 여기에는 7개국의 12개 조사 그룹들이 포함되어 있다. 12편의 체외실험 논문 거의 대부분이 아크릴레이트 레진으로 만들어진 모델상에서 수행된 것이며, 남은 8편 중 4편은 인체 카데바를 사용하였다. 마지막 4편은 환자 45명의 임상연구로 진행한 것이며, 이 환자들 중 16명은 임플란트를 무치악 하악에 식립하였고, 20개의 증례에서는 더 이상의 상세한 언급 없이 단지 무치악 부위에 식립한 것으로 기술하였으며 남은 증례들은 식립 위치를 기술하지 않았다(표 1.2).

9개의 서로 다른 컴퓨터보조 임플란트 시스템을 조사한 결과(표 1.3), 시스템 중의 다수는 동적 시스템으로 적외선카메라를 설치한 핸드피스의 위치를 기록함으로써 생성되는 수술 중의 피드백을 확인한 것이 6개 시스템, 촉각 피드백(haptic feedback)을 조사한 것이 PHANToM® 시스템 1개가 있었다. 이러한 네비게이션 시스템들은 19개

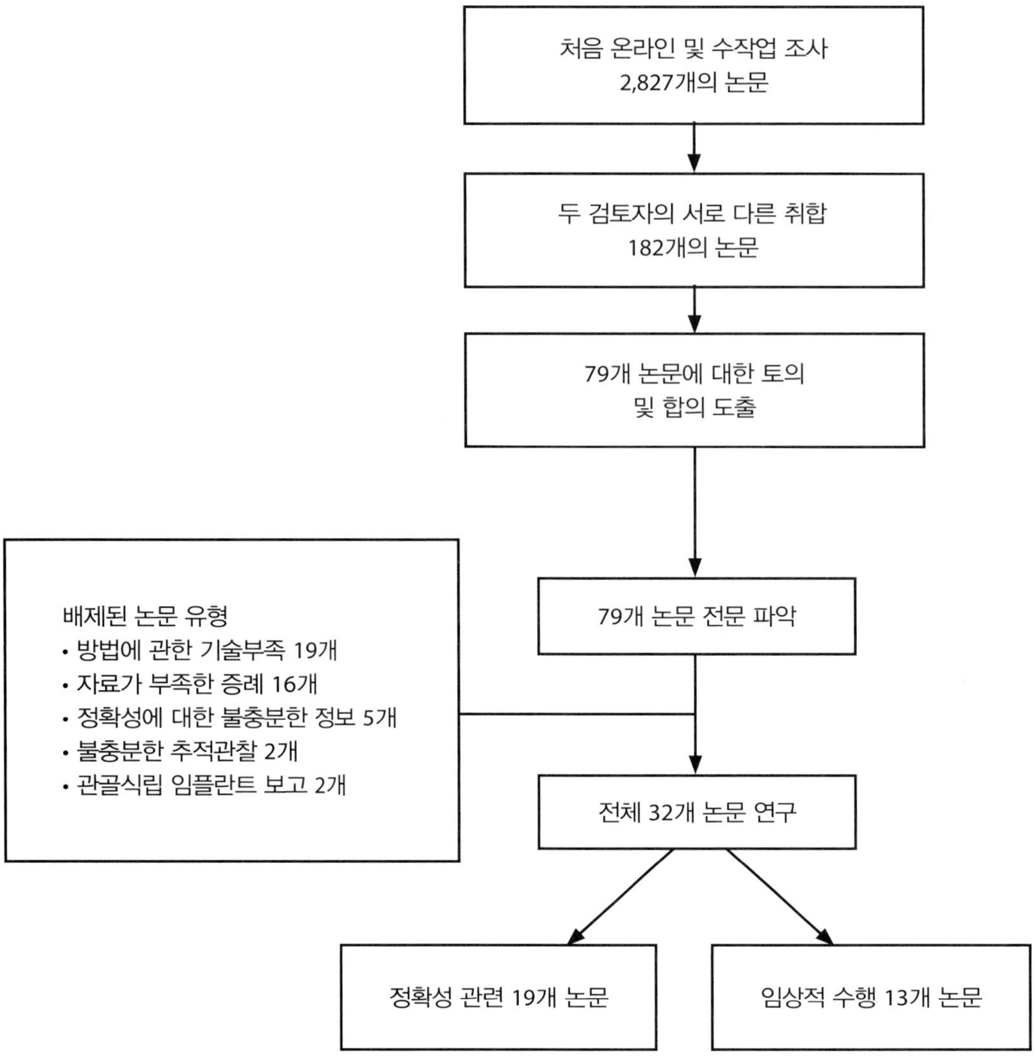

그림 1.4 문헌 조사와 논문 선택의 모식도

표 1.2 이 연구에서 확인된 위치와 치열에 따른 표본들의 분포 내용과 수

	상악					무치악				하악			
	표본	총계	무치악	부분 무치악	치열 미상	총계	무치악	부분 무치악	치열 미상	총계	미상	부분 무치악	치열 미상
모델	112	46		20	26	56	29	11	16	30	1	31	10
카데바	6	1			1	3			3				2
사람	33					29	21		8	41	20		4
총계	151	47		20	27	88	50	11	27	71	21	31	16

표 1.3 이 연구에서 정확도 관련하여 조사된 시스템 종류

정적(Static)		동적(Dynamic)	
시스템	연구논문 수	시스템	연구논문 수
SimPlant®	2	IGI, DenX®	5
Nobel Biocare®	2	VISIT®	4
		Treon®	4
		SMN, Zeiss®	2
		Vector Vision®	1
		Robodent®	1
		PHANToM®	1

표 1.4 시술방법에 따른 온라인 연구문헌 및 연구논문 수

	온라인 사이트 수	연구논문의 수
네비게이션(Navigation)	1,041	14
가이드(Guide)	261	5
모델(Model)	1,042	10
카데바(Cadaver)	63	4
사람(Human)	197	5
드릴(Drill)	942	10
임플란트(Implant)	360	9

연구에서 1,041개의 임플란트 위치 관련 연구에 사용되었다(표 1.4). 9개의 시스템 중 2개는 컴퓨터보조 임플란트 계획에 기반을 둔 드릴 유도장치를 사용하였고, 261개의 임플란트 위치들은 드릴 유도의 보조를 받아 드릴링되거나 임플란트 식립이 이루어졌다.

드릴링과 임플란트의 위치 평가에서 총 1,302개 임플란트 위치가 평가되었으며 360개의 위치는 임플란트상에서 측정되었는데, 이 중 100개는 모델상에서, 63개는 인체 카데바에서, 197개는 체내에서 측정되었다. 다른 942개 임플란트의 위치는 모델상에서 만들어진 드릴 구멍 위에서 평가되었고, 14개의 대부분 연구에서 CT 스캔의 정확도가 평가되었고 다른 3개의 연구에서는 모델상에서 직접 드릴 구멍이나 임플란트의 위치를 측정하였다. 핸드피스의 기록에 의하거나 드릴링 후의 삼차원 탐침자(probe) 위치, 그리고 좌표 측정에 의한 오차 계산을 2개의 연구에서 사용되었다.

임플란트 시스템의 정확성을 평가하기 위해 선택된 변수로는 (1) 드릴이나 임플란트 시작점에서 수평 방향으로의 변이오차(deviation error), (2) 드릴이나 임플란트 첨부에서 수평 방향으로의 변이오차, (3) 수직 방향 높이의 변이, (4) 드릴이나 임플란

트 축(axis)의 변이 등을 사용하였다. 앞의 두 변수에서는 도출된 자료의 통계분석을 시행하였으나 뒤의 두 변수를 같이 고려할 때 메타분석을 시행하기 위한 자료로는 불충분하였다. (1) 변수와 같이 시작점에서 전반적인 오차는 0.74(95% CI: 0.58~0.90)mm로 최대 4.5mm였으며, (2) 변수인 첨부에서의 오차는 0.85(95% CI: 0.72~0.99)mm로 최대 7.1mm였다. 수술용 가이드를 사용한 시스템에서의 평균 오차는 시작점에서 1.12(95% CI: 0.82~1.42)mm로 최대 4.5mm, 첨부에서는 1.2(95% CI: 0.55~0.80)mm로 최대 7.1mm였다. 동적 네비게이션을 이용한 14개 연구에서의 평균 오차는 시작점에서 0.62(95% CI: 0.43~0.81)mm로 최대 3.4mm였고, 첨부에서는 0.68(95% CI: 0.55~0.80)mm로 최대 3.5mm였다. 동적 시스템은 시작점에서 0.5mm(p=.0058), 첨부에서는 0.52mm(p=.0354)로 통계적으로 유의할 정도의 높은 정밀도를 보였다. 인체 내 식립된 임플란트들은 카데바 연구의 임플란트나 드릴과 비교 시 시작점=0.32mm(p=.0497), 첨부=0.02mm(p=.8546) 등과 같이 시작점과 첨부에서 더 높은 평균 편차를 보였으며, 모델상의 연구에서도 시작점=0.43mm(p=.1245), 첨부에서 0.33mm(p=.1245)의 값을 보였다. 평균 오차는 임플란트의 위치가 측정된 연구들에서 시작점이 0.3mm(p=.0103), 첨부가 0.33mm(p=.0578)과 같이 드릴 구멍의 위치가 측정된 연구들에 비해 유의할 정도로 높았다. (3) 변수인 높이에서의 평균 오차는 7개 연구에서 보고되었는데, 모두 동적인 임플란트 시스템을 사용하여 모델상에서 평가된 것이었다. 이들 7개의 연구 중 단지 1개만이 시스템의 정확도 평가를 위해 임플란트를 평가하고, 나머지 연구들은 모두 드릴 구멍을 사용하였다. 높이에서 오차의 중앙값은 0.23mm로 최댓값은 1.43mm였다. (4) 변수인 축의 각도(angulation) 오차는 9개 연구에서 조사되었는데, 각도 오차의 중앙값은 4.0°였고, 20.43°의 최댓값을 보였다.

2. 컴퓨터보조 항법시스템의 문헌 조사 결과

체계적인 문헌 연구를 통해 2001년에서 2007년 사이에 출간된 13개의 연구들이 컴퓨터보조 임플란트 치의학의 임상적·방사선학적 및 환자중심의 결과들을 제시하였는데, 이 중 무작위적으로 통제된 임상연구(randomized controlled clinical study)가 2개였고, 나머지 11개는 전향적(prospective) 연구였다. 총 580명의 환자에서 1,243개의 임플란트 치료가 컴퓨터보조 임플란트 치의학에 의해 수행된 것으로, 평균연령은 56.1세로 18세에서 89세까지의 범주를 보였고, 평균 추적검사 기간은 7.7개월로 26.4개월까지 다양하게 분포되었다. 대부분 연구는 상악과 하악의 무치악 환자들에 관한 것이었고, 단일 치아나 부분 무치악에 대한 연구도 있었다. 선택된 13개의 연구 중 6개 연구에서는 임플란트의 즉시 수복이 수행되었고 모두 피판형성없는(flapless) 방식으로 식립

표 1.5 임상 결과에 대한 문헌에서 사용된 시스템과 환자 및 임플란트의 수

정적(Static)				동적(Dynamic)			
시스템	연구논문 수	환자 수	임플란트 수	시스템	연구논문 수	환자 수	임플란트 수
SimPlant®	1	5	32	VISIT®	2	28	122
SurgiGuide®	1	29	71	Treon®	3	53	198
NobelGuide®	2	57	347	Vector®	2	23	82
coDiagnostiX®	2	123	325	Vision®			
CADimplant®	3	100	247	Robodent®	1	20	71
Med3D®	1	142	501				

표 1.6 임상 결과에 따른 임플란트 실패, 추적검사 기간과 연간 실패율[19-23]

연구	연도	원리	환자 수	시술 임플란트 수	실패 임플란트 수	연 실패율 (%)	관찰 기간 (개월)
Wittwer 외[19]	2007	네비게이션	25	88	2	2.27	24
Van Steenberghe 외[20]	2005	가이드	27	164	0	0.00	12
Fortin 외[21]	2004	가이드	10	NR	0	0.00	12
Sanna 외[21]	2007	가이드	30	183	9	4.92	26.4
Vrielinck 외[22]	2003	가이드	29	71	6	8.45	14
총계 요약률(95% CI)			121	506	17	3.36	

되었다. 선정된 연구들은 10개의 서로 다른 동적 시스템과 정적 시스템들로 조사되었으며(표 1.5), 수술 전 계획에 콘빔 CT 기술을 사용한 한 개의 연구를 제외한 모든 연구에서 CT 스캔을 사용하여 보고되었다.

치료 결과로는 대부분의 연구에서 수술 중의 합병증과 컴퓨터보조 임플란트 계획 후 임플란트 식립의 신뢰도를 기술하였는데, 일부 다른 연구에서는 환자가 느끼는 동통의 평가, 수술실에서의 시간, 변연골 리모델링 등을 다루었다. 짧은 관찰 기간 때문에 임플란트의 생존 및 성공률에 대한 내용은 평가하기 힘들었으나, 13개 중 5개의 연구에서 최소 12개월의 관찰 기간이 보고되었으며 이러한 연구들은 통계분석에 포함되었다(표 1.6).[19-23] 5개 연구 모두에서 평균 임플란트 실패율은 연간 3.36%로 0%에서 8.45%의 범주를 보였으며, 즉시 수복 증례의 경우 실패율은 5배수로 유의하게 낮았다(p=.0018). 지연 수복 프로토콜은 29명의 환자에서 71개의 임플란트를 식립한 한 개의 연구에서만 보고되었다. 13개 연구 중 10개는 임플란트 유도 식립이 제한을 받을 정도로 악간 거리, 식립된 임플란트의 제한적인 일차 안정성, 추가적인 이식과정의 필요성 등을 포함한 수술 중 합병증을 보고하였다. 수술 중 합병증이나 예상 밖

의 합병증은 임플란트 식립 중 4.6%(95% CI: 1.2%~16.5%)에서 보고되었으며, 동적 시스템에서 2.2배의 높은 합병증 발생을 보였으나 유의성은 없었다(p=.5282). 피판형성없는 술식에서는 합병증의 비율이 0.15(95% CI: 0.02~2.6, p=.237)로 절개 술식에 비해 7배 낮았고, 완전 무치악 환자에서의 합병증 비율은 0.23(95% CI: 0.02~2.6, p=.237)으로 부분무치악 환자보다 4, 5배 낮게 조사되었다. 한 개의 무작위적 임상연구에서는 임플란트 식립 후의 동통 경험을 피판형성 술식과 피판형성없는 술식에서 비교하였는데, 피판형성 술식에서 VAS(visual analog scale)상의 더 높은 스코어를 보이는 유의한 차이를 보였다. 보철상의 합병증 비율은 매우 제한된 검색만이 가능하였다.

이 연구에서는 체계적으로 컴퓨터보조 임플란트 치의학의 정확성이나 임상적 수행에 관련된 논문만을 평가하였으며 모두 28가지의 다른 영상유도 시스템들의 기술 내용을 확인하였다. 최소 12개월의 관찰 기간 후에 506개 임플란트의 평균적인 연간 실패율은 3.36%(0~8.45%)였고, 19개의 임상적 · 전임상적 연구로 평가할 때 첨부에서의 평균 오차는 0.85mm이고 최대 오차는 7.1mm인 반면에 식립 시작점에서의 정확성은 평균 오차가 0.74mm, 최댓값은 4.5mm였다.

동적 네비게이션 시스템과 정적 템플레이트에 기반한 유도 시스템을 보고한 임상연구를 서로 구별하여 정리하였으며, 임상적 연구논문의 대다수는 템플레이트 기반 유도 시스템에 관해 연구된 것들이었다. 1년 이후 96.6%의 전체적인 평균 생존율은 높다고 판단되나, 임플란트 유도 식립의 장기적인 데이터 부족으로 5년 이후 임플란트 생존율을 95.4%에서 96.8%로 보고한 다른 체계적인 문헌고찰과 직접 비교하는 것은 어려웠다. 관찰 기간이 2년 이상인 하나의 연구에서만 유용한 정보를 얻을 수 있었는데, 템플레이트 기반 유도 시스템과 즉시 장착될 수 있는 미리 제조된 고정성 보철물을 사용하는 임플란트의 생존율이 95.1%였음을 보여 주었다. 새로운 수술 기법을 평가하기 위해 임플란트 생존율을 파악하는 것뿐 아니라 임상과정에서 실질적인 방법을 파악하는 것도 중요하다. 또한, 합병증의 비율이 4.6%에서 예상치 못한 시술 중 부작용이 보고된 바 있다. 이러한 부작용은 (1) 교합면 간 거리가 너무 제한되어 임플란트 유도 식립을 수행할 수 없는 경우, (2) 삽입된 임플란트의 제한된 일차적 안정성 및 (3) 추가적인 이식 시술이 필요한 경우였다.

부작용이 항상 보고되는 것은 아니지만, 부작용 또는 예상하지 못한 합병증 등은 이에 대한 일관적인 정의가 부족하여 여러 정보를 항상 주의 깊게 해석해야 한다. 또한, 시술 중 부작용과 예상하지 못한 합병증의 발생 빈도는 피판형성없는 술식에서 6배 낮은 것으로 보고되었다. 임플란트 식립 위치 이상과 추가적인 이식 과정의 필요성 관점에서는 시각적인 접근 제한으로 합병증의 비율이 낮게 보고될 수 있으므로 이러한 보고들의 제한된 데이터는 향후 연구 설계에서는 좀 더 구체적으로 평가되어야 한다.

이 연구의 문헌고찰은 네비게이션과 템플레이트 기반 유도 시스템의 장단점을 비교하기 위한 목적에 있다. 그런데 의외로 한 연구(Mischkowski RA, Zinser MJ, Neugebauer J, Kuebler AC, Zoeller JE. Comparison of static and dynamic computer-assisted guidance methods in implantology. Int J Comput Dent. 2006;9:23-35)에서 두 시스템을 비교한 내용이 있다. 이 연구에서는 정적인 접근이 시술 중에 수술 템플레이트의 부작용 없는 조절이라는 측면과 장비의 비용이 더 저렴하다는 측면에서 확실한 장점을 지닌다고 하였으며,[24] 진행 및 준비 과정에서 외과의사와 관련 협력자에 의해 템플레이트를 제작하는 회사와 협력하여 계획될 수 있음을 보고하였다. 반면에 동적 시스템은 수술 전 셋업(setup)과 수술 중 적용에 상당히 긴 시간이 필요한 네비게이션 장치의 기본적인 단점을 극복하기 어려우며, 동적 시스템의 고가 및 유지 비용이 고려되는 단점을 지닌다고 보고되었다. 이에 현재까지는 일반적으로 정적 템플레이트에 기반한 유도 시스템 쪽이 중요시되어 가고 있다.

체계적인 문헌고찰에서 현재 많은 종류의 서로 다른 컴퓨터보조 임플란트 유도 시스템이 임상치료에서 유용하다고 결론지을 수 있다. 서로 다른 임상적 적응증에서 12개월 관찰 후 96.6%의 높은 평균 생존율을 보였으며 서로 다른 수준과 다양한 양의 자료들이 확인되었다. 수술 중 합병증이나 예상하지 못한 부작용은 평균 4.6%였는데, 이러한 시스템의 정확성은 모든 축적 데이터를 기반으로 하는 과정에서 실제의 수술 진행까지 모든 상호작용적인 오차에 의존하게 된다. 이러한 오차와 관련된 임상 전 및 임상적 연구의 메타분석은 식립 시 경부에서는 0.74mm의 평균 오차, 첨부에서는 0.85mm의 오차를 보였으며 이러한 자료는 신뢰할 만한 좋은 결과인 것으로 판단된다. 그러나 임상적 적응증의 고려와 환자에게 가해지는 추가 방사선 용량, 술자의 노력 및 기존 방법보다 고가인 비용 등을 결정하기 위해 향후 장기간의 임상자료가 축적되어야 하겠다. 동시에 컴퓨터보조 임플란트 수술법이 기존의 방법에 비해 보다 안전하고 효과적인지, 보다 나은 결과를 지니는지, 그리고 보다 우수한 성공률 등의 결과를 보장하는지에 대한 명백한 입증을 아직 하지 못했다.

향후 발전 방향에 대해서 고려해 보면, 아직까지는 장기간의 환자를 대상으로 한 임상적 연구 결과가 부족하고, 또한 기존의 전통적 방식에 비해 컴퓨터보조체계가 안전성, 성공률, 실패율 및 효용성에 있어 더 우월하다는 연구 증거들이 부족한 상태이다. 그리고 구강내 장치의 부피가 커서 임플란트 식립 시 약간 거리의 부족이 초래된다는 것과 초기 안정성이 떨어진다는 것, 그리고 추가적인 골 이식 수술이 필요한 경우의 증례 수가 많다는 점에서는 아직도 해결해야 할 문제들이 많이 존재하고 있음을 알 수 있다. 이러한 문제점들은 앞으로 해결해 나가야 할 연구 주제들이 될 것이다.

컴퓨터는 인류 역사를 좀 더 빠르고 편하게, 그리고 예측성 있게 바꾸었다. 이것은 임플란트 치의학 분야에서도 마찬가지로 적용되었다. 컴퓨터보조설계/컴퓨터보조 제작 체계를 이용하여 삼차원적으로 정확한 서지가이드를 만들어서 임상에 적용하는 기술은 이미 보편화되어 있다. 최근 컴퓨터보조 항법시스템을 이용하여 보다 어려운 증례들에서 실시간으로 예측성 있고 편리하게 수술을 진행하는 것에 대한 연구가 활발하게 진행되고 있다. 하지만 여러 가지 미흡한 점들로 인해 아직 임상에 보편적으로 적용되기에는 힘든 면이 있다. 이러한 문제점들을 연구를 통하여 해결할 때 새로운 단계의 임플란트 치의학으로 도약할 수 있을 것이다.

References

1. Jacobs R, Adriansens A, Naert I, Quirynen M, Hermans R, Van Steenberghe D. Predictability of reformatted computed tomography for pre-operative planning of endosseous implants. Dentomaxillofac Radiol. 1999;28(1):37-41.
2. Kraut RA. Interactive CT diagnostics, planning and preparation for dental implants. Implant Dent. 1998;7(1):19-25.
3. Jabero M, Sarment DP. Advanced surgical guidance technology: a review. Implant Dent. 2006;15(2):135-142.
4. 3D Accuitomo FPD–XYZ Slice View Tomography Clinical Report. J. MORITA Mfg. Corp. http://www.morita.com/usa/root/img/pool/pdf/articles/3dx_accuitomo_clinical_report.pdf
5. 이수열. 의료기기와 IT 기술. 전자통신동향분석. 2005;20:70-76.
6. 이수열. 의료용구 생산 및 수출입 규모. 한국의료기기공업협동조합. 2001.
7. http://medical.nema.org
8. http://www.infinitt.com
9. http://www.r2tech.com
10. Jung RE, Schneider D, Ganeles J, Wismeijer D, Zwahlen M, Hammerle CH, Tahmaseb A. Computer technology applications in surgical implant dentistry: a systematic review. Int J Oral Maxillofac Implants. 2009;24:92-109.
11. Laney WR. The glossary of oral and maxillofacial implants(GOMI). Berlin: Quintessence Publishing Co. 2007.
12. Sarment DP, Al-Shammari K, Kazor CE. Stereolithographic surgical templates for placement of dental implants in complex cases. Int J Peiodontics Restorative Dent. 2003;23(3):187-195.
13. Pettersson A, Kero T, Gillot L, Cannas B, Fäldt J, Söderberg R, Näsström K. Accuracy of CAD/CAM-guided surgical template implant surgery on human cadavers: Part I. J Prosthet Dent. 2010;103(6):334-342.
14. Ozan O, Turkyilmaz I, Ersoy AE, McGlumphy EA, Rosenstiel SF. Clinical accuracy of 3 different types of computed tomography-derived stereolithographic surgical guides in implant placement. J Oral Maxillofac Surg. 2009;67(2):394-401.
15. http://www.ident-surgical.com/asp/tec_01.asp
16. Chiu WK, Luk WK, Cheung LK. Three-dimensional accuracy of implant placement in a computer-assisted navigation system. Int J Oral Maxillofac Implants. 2006;21(3):465-470.
17. http://www.image-navigation.com/
18. http://www.freepatentsonline.com/
19. Wittwer G, Adeyemo WL, Wagner A, Enislidis G. Computer-guided flapless placement and

immediate loading of four conical screw-type implants in the edentulous mandible. Clin Oral Implants Res. 2007;18(4):534-539.

20. Van Steenberghe D, Glauser R, Blomback U, Andersson M, Schutyser F, Pettersson A, Wendelhag I. A computed tomographic scan-derived customized surgical template and fixed prosthesis for flapless surgery and immediate loading of implants in fully edentulous maxillae: a prospective multicenter study. Clin Implant Dent Relat Res. 2005;7(Suppl 1):S111-120.
21. Fortin T, Isidori M, Blanchet E, Perriat M, Bouchet H, Coudert JL. An image-guided system-drilled surgical template and trephine guide pin to make treatment of completely edentulous patients easier: a clinical report on immediate loading. Clin Implant Dent Relat Res. 2004;6(2):111-119.
22. Sanna AM, Molly L, Van Steenberghe D. Immediately loaded CAD-CAM manufactured fixed complete dentures using flapless implant placement procedures: a cohort study of consecutive patients. J Prosthet Dent. 2007;97(6):331-339.
23. Vrielinck L, Politis C, Schepers S, Pauwels M, Naert I. Image-based planning and clinical validation of zygoma and pterygoid implant placement in patients with severe bone atrophy using customized drill guides. Preliminary results from a prospective clinical follow-up study. Int J Oral Maxillofac Surg. 2003;32(1):7-14.
24. Mischkowski RA, Zinser MJ, Neugebauer J, Kuebler AC, Zoeller JE. Comparison of static and dynamic computer-assisted guidance methods in implantology. Int J Comput Dent. 2006;9(1):23-35.

2

증강현실과 가상현실의 의학적 적용

Medical applications of augmented reality and virtual reality

증강현실(augmented reality) 기술이란 실제 환경에서 가상의 정보를 확장, 증강하여 사용자가 그 정보들과 상호작용할 수 있도록 하는 기술을 총칭하는 표현이다. 최근 다양한 분야에서 적용되고 있는데, 엔터테인먼트인 온라인 게임과 온라인 교육 등에 실질적으로 적용되고 현대인들이 알게 모르게 이미 방송 등의 매체에서도 사용되고 있다.[1] 그 외 증강현실의 응용 분야로는 자동차 내비게이션, 제조, 방송 및 광고, 모바일, 건축 및 의료기술에도 적용되기 위한 시도가 있어 왔고, 향후 새로이 개발될 기술들에 의해 응용 분야의 폭은 계속 넓어지고 있다. 현실세계에 추가적인 정보를 사용자에게 보여 줌으로써 증강된 현실을 만들어 내는 증강현실은 현실세계 위에 정보가 추가로 융합된다는 점에서, 모든 정보가 가상으로 이루어지는 가상현실(virtual reality)과 구분될 수 있다. 미국의 시장조사 기관인 가트너 그룹에서는 미래를 이끌 10대 혁신 기술 중 하나로 증강현실 기술을 선별한 예[1]가 있었는데, 이 장에서는 항법시스템을 이해하기 위해 개념적이고 필수적으로 알아야 할 증강현실이 무엇인지 알아보고, 최근까지 의학 및 치의학 분야에서 어떻게 적용되고 있는지를 리뷰함으로써 컴퓨터 관련 기술을 이해하는 데 도움이 되도록 하였다.[2]

I. 증강현실의 정의 및 개론

증강현실 기술이란 사용자가 눈으로 보는 현실세계에 가상적인 물체를 겹쳐 보여 주는 기술로써 현실세계에 실시간으로 부가정보를 지니는 가상세계를 합쳐서 하나의 영상으로 보여 주는 모습이어서 혼합현실(mixed reality)이라고도 부른다(그림 2.1). 현실 환경과 가상환경을 융합하는 복합형 가상현실(hybrid virtual reality) 기술로도 이해되어 1990년대 후반부터 미국과 일본에서 주로 연구개발되어 왔다. 현실세계를 가상세계로 보완해 주는 개념인 증강현실은 컴퓨터 그래픽으로 만들어진 가상환경을 사용하지만, 실제 주역은 현실의 환경으로서 컴퓨터 그래픽은 현실 환경에 필요한 정보를 추가 제공하는 역할만을 담당한다. 사용자가 보고 있는 실제 영상에 삼차원 가상 영상을 중첩(overlapping)시킴으로써 현실 환경과 가상 화면과의 구분이 모호해지도록 구성하게 된다.

반면에 가상현실 기술은 가상환경에 사용자를 몰입하게 하여 실제 환경을 볼 수 없으나, 실제 환경과 가상의 객체가 혼합된 증강현실 기술은 사용자가 실제 환경을 볼 수 있게 하여 보다 나은 현실감과 부가적인 정보를 제공하게 한다(그림 2.2). 이는 정보의 사용성과 효용성을 극대화하는 정보처리 기술로써 넓이, 높이 및 깊이 등의 삼차원 내에서 시각적으로 경험될 수 있는 실제적이거나 상상 속 환경의 모의실험으로 설명될 수 있다. 교육훈련 목적으로 만들어진 빌딩이나 우주선의 인테리어와 같은 실제 환경의 모의실험 및 게임 등이 예가 될 수 있으며, 증강현실은 스마트폰 카메라로 주변을 비추면 인근에 있는 상점의 위치, 전화번호 등의 정보가 입체 영상으로 표기되는 것이 한 예가 된다. 이 외에도 원격의료 진단, 방송, 건축설계, 제조공정관리

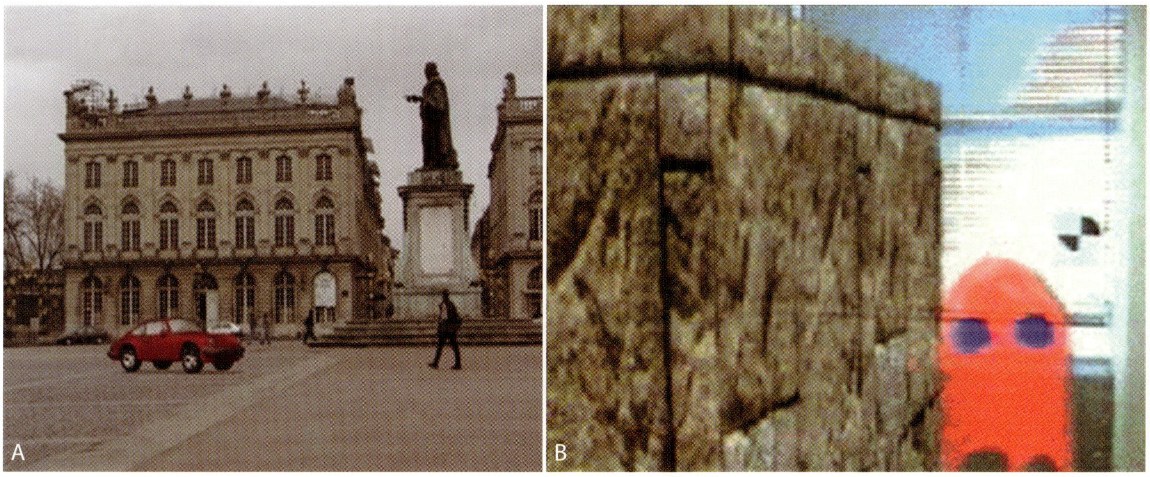

그림 2.1 증강현실의 예

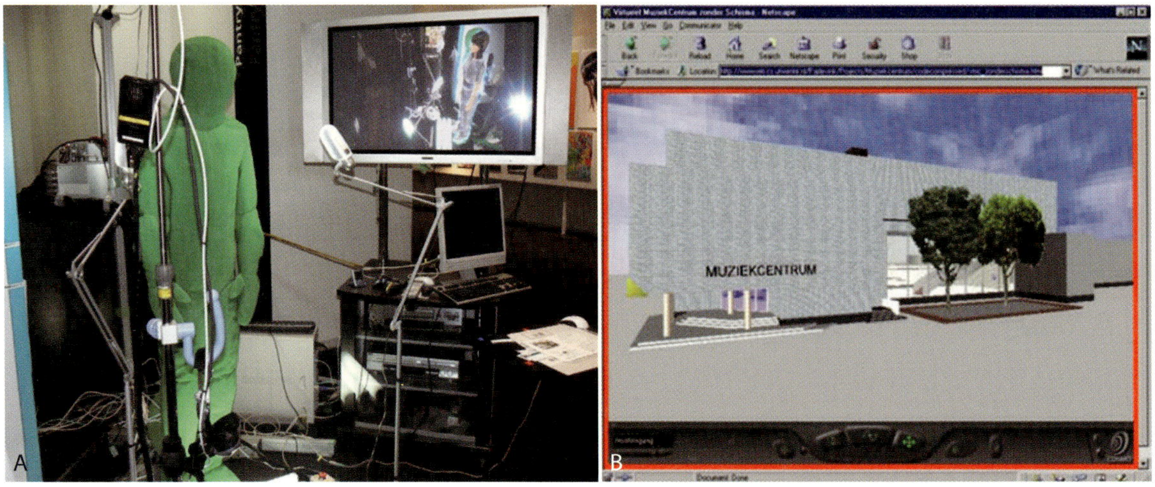

그림 2.2 가상현실의 예

등에 다양하게 활용될 수 있으며, 최근 스마트폰이 널리 보급되어 본격적인 상업화 단계에 들어섰으며, 온라인 게임 및 모바일 솔루션 업계 및 교육 분야 등에서도 다양한 제품이 개발되고 있다.

1997년 Azuma 등[1]은 증강현실의 목적에 대한 몇 가지 요소를 거론하고 이를 통해서 전체적인 증강현실의 의미를 파악할 수 있다고 보고한 바 있다. 이처럼 증강현실은 현실의 이미지와 가상의 이미지를 결합한 것으로써 실시간으로 상호작용(interaction)이 가능하며 삼차원적인 공간에 놓인 것 등으로 정의할 수 있다. 이러한 증강현실의 개념은 다음과 같은 역사에서도 찾아볼 수 있다. 일찍이 기원전 15000년에 Lascaux 동굴 벽화는 어두운 동굴 속에서도 현실세계의 의미를 덧붙이려는 가상의 이미지들을 보여 주었으며, 1849년 Richard Wagner[3]는 어두운 공연장 안에서의 이미지와 소리를 이용해 관객들에게 몰입의 경험을 소개하였고, 1938년 Konrad Zuse[4]는 Z1이라고 불리우는 첫 번째 디지털 컴퓨터를 개발한 바 있었다. 1948년 Novert Wiener[5]는 인간과 기계 간의 메시지 전달을 목적으로 사이버네틱스라는 과학 분야를 만들었고, 1962년 영화 촬영기사인 Morton heilig[6]는 Sensorama라고 불리는 오토바이 시뮬레이터를 개발하여 영상과 소리, 진동 및 냄새까지 이용하여 시뮬레이션이 가능한 것으로 소개한 바 있었다. 1966년 Sutherland[7]는 가상세계로 안내하는 창이 될 것이라고 제안하면서, HMD로 알려진 head mounted display를 개발하였고, 1975년 Myron Krueger는 처음으로 사용자로 하여금 가상의 물건들과 상호작용을 가능하게 했던 Videoplace를 만들었다. 1989년 Jaron Lanier[8]는 가상현실이라는 신조어를 만들고, 가상세계를 이용한 수익 창출 모델을 처음으로 고안하였으며, 1990년 Tom Caudell[9]은 보잉사가 작업자들에게 항공기의 전선을 조립하는 것을 돕기 위한 과정에서 증강현실이란 용어를 만든 바 있었다.

이처럼 1970년대 Sutherland 등에 의해 see-through HMD를 발전시킨 것을 시초로 연구되어 온 증강현실은, 가상현실의 한 분야로서 일반적으로 사용자가 가상환경에 몰입하게 하므로써 사용자는 실제 환경을 볼 수 없지만, 증강현실 기술에서는 사용자가 실제 환경을 볼 수 있고 실제 환경과 가상의 객체가 혼합된 형태를 띠게 되는 것으로 다시 정리할 수 있다. 즉, 가상현실은 현실세계를 대체하여 사용자에게 보여 주지만, 증강현실은 현실세계에 가상의 물체를 중첩함으로써 현실세계를 보충하여 사용자에게 보여 준다는 차별성을 가지게 되고, 가상현실에 비해 사용자에게 보다 나은 현실감을 제공한다는 특징도 지닌다. 중요한 것은 증강현실이 현실에는 존재하지 않는 속성을 가상현실을 통해서 현실 사물에 내재시킴으로써 증강된 현실을 보여 준다는 것으로 이해할 수 있다.

1. 증강현실과 가상현실의 구분

가상현실은 현실에서 존재하지 않는 정보를 디스플레이 및 렌더링 장비를 통해 사용자로 하여금 볼 수 있게 하며 이미 제작된 이차원, 삼차원적 가상환경을 투사함으로써 사용자가 현실감각을 느낄 수는 있지만, 현실과 다른 공간 안에 몰입하게 된다. 반면에 증강현실은 가상현실과는 달리 사용자가 현재 보고 있는 환경에 가상 정보를 부가해 준다는 형태로써 가상현실과 접목되어 실제 환경 내에서 가상의 정보 객체를 보게 된다. 따라서 디스플레이를 통해 모든 정보를 보는 것이라면 이는 가상현실이며, 반면에 음식점 간판에 외부 투영장치를 통해 현재 착석 가능한 자리 정보를 제공한다면 이는 증강현실이라 예를 들 수 있다. 증강현실과 가상현실의 공통점은 HMD를 사용하고, 빠른 real-time rendering 과정이 필요하며, 사용자의 추적이 필요한 점 등을 지닌다. 그러나 증강현실의 다른 점으로는 실제 보이는 화면을 증강하며 사용자로 하여금 실제 환경에서 존재한다는 확신을 주므로 영상정합기술에서 훨씬 더 정교한 기술을 필요로 하게 된다. 그림 2.3은 증강현실과 가상현실의 흐름을 보여 주기 위해 정리한 흐름도로 실제 환경(REs)에서 가상환경(VEs)에까지 다양한 혼합현실을 보여 주기 위한 기술적 요소들을 영문으로 정리한 것이다.[10]

이처럼 증강현실은 가상현실의 한 분야로서 실제 환경에 가상 사물이나 정보를 합성하여 원래의 환경에 존재하는 사물처럼 보이도록 하는 컴퓨터 그래픽 기법의 일환으로 이해할 수 있다. 즉, 기존의 가상현실이 가상의 공간과 사물만을 대상으로 하기 때문에 증강현실은 현실세계의 기반 위에서 가상의 사물을 합성하여 현실세계만으로는 얻기 어려운 부가적인 정보들을 보강해서 제공한다고 볼 수 있다. 따라서 물

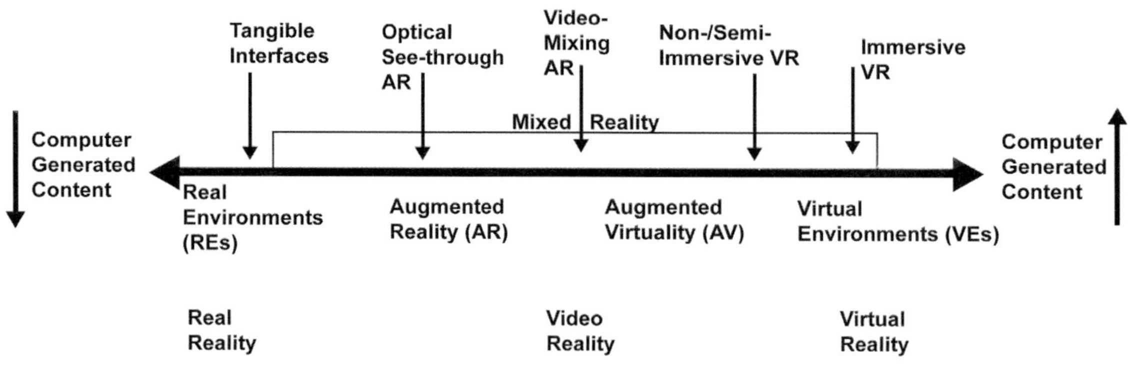

그림 2.3 증강현실 흐름도

리적 공간에 컴퓨터로 정보화된 인위적인 사물들을 채움으로써 물리적 공간의 성격 자체가 변화하게 된다. 이는 완전한 가상세계를 전제로 하는 가상현실과는 달리 현실세계의 환경 위에 가상의 대상을 결합시켜 현실의 효과를 더욱 증가시키는 장점을 지닌다. 이러한 특징은 단순히 게임과 같은 분야에만 적용되지 않고 다양한 현실 환경에 응용이 가능하다. 특히 유비쿼터스 환경에 적합한 차세대 디스플레이 기술로 각광받고 있다.

2. 증강현실의 기술적 요소

증강현실에 대한 실제적인 연구는 실외에서 착용하는 착용식 컴퓨터(wearable computer)의 개발로써 주로 이루어져 왔는데, 비디오 방식과 광학 방식 등의 HMD 시스템이 많이 개발되어 왔다. 특히 머리에 장착하는 형태의 컴퓨터 화면장치인 HMD는 사용자가 보는 실제 환경에 컴퓨터 그래픽과 문자 등을 겹쳐 실시간으로 보여 줌으로써 증강현실을 가능하게 해 왔다. 증강현실 기술에는 증강되는 가상적인 정보를 보여 주는 디스플레이 장치가 필요하며, 현실세계에서 컴퓨터로 생성한 이미지를 정합하기 위해서 정확한 위치추적과 영상정합 등이 반드시 필요하다. 이처럼 디스플레이 장치 기술에는 머리에 장착하는 형태인 HMD가 일반적으로 알려졌는데, 이는 앞서 기술한 바와 같이 head mount display의 약자로 머리에 착용하는 형식의 개인용 휴대 디스플레이 장치를 총칭한다. 그림 2.4는 HMD에 video까지 장착된 'Video see through augmented reality'의 모습을 보여 준다. 머리에 착용하여 삼차원적인 느낌을 만들어 내는 입체 영상 안경세트를 총칭하며 증강현실 이외의 가상현실 시스템에서도 기본 장치로써 사용자가 컴퓨터 시스템을 활용하여 만든 세계를 실제로 탐험하는

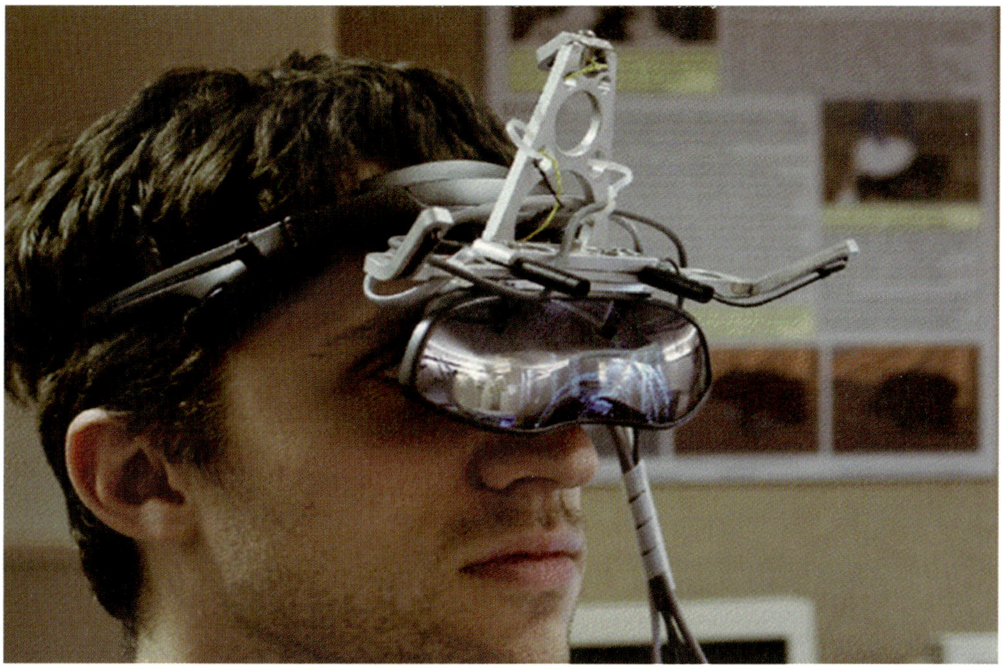

그림 2.4 'Video see through augmented reality'의 HMD 형태의 예

것처럼 느끼게 해 준다.

이러한 HMD는 최근에 차세대 디스플레이 장치로 초소형 LCD를 만들어 내는 고급 디스플레이 기술과 이를 눈앞에서 확대하여 볼 수 있게 해 주는 고도의 광학기술 발달에 따른 전자기 시장에서 유망한 제품으로 알려졌다. 이는 초소형 LCD 판넬을 눈 바로 앞에 위치시켜 볼록렌즈를 활용하여 크게 확대함으로써 눈 안에 상을 맺히게 하는 원리를 지닌다. HMD 안에는 각각의 눈 위치에 미세한 LCD가 들어가서 그 바로 앞에 위치하는 두꺼운 볼록렌즈가 상의 초점을 맞추게 되고, 그림 2.5는 이러한 HMD의 원리를 보여 주는 모식도로 가상현실을 중첩하여 보여 주는 기본 원리를 설명한다.[11]

가상 영상은 해상도의 영향을 많이 받게 되는데, 실제로 HMD는 'Optical see through HMD'의 형태로써 광학 합성기를 통해 실제 환경을 직접 보면서 광학 합성기로 투사되는 가상 영상을 동시에 보게 되는 것인데, 빛이 100% 투과되지 않아서 실제의 영상이 상대적으로 어둡게 보이고, 가상 영상도 선명하지 않은 단점이 있다. 반면에 'Video see through HMD'는 HMD에 한 개 이상의 카메라를 별도로 설치하여 비디오 합성기를 통해 실세계 영상과 컴퓨터에서 생성한 가상 영상을 합성함으로써 HMD에 부착된 LCD와 같은 디스플레이 장치로 출력하여 보는 것을 의미하며 이의 모식도는 그림 2.6과 같다.[11]

그 밖에 non-HMD(non-head mounted device)인 소형 디스플레이 장치로 의료 분야

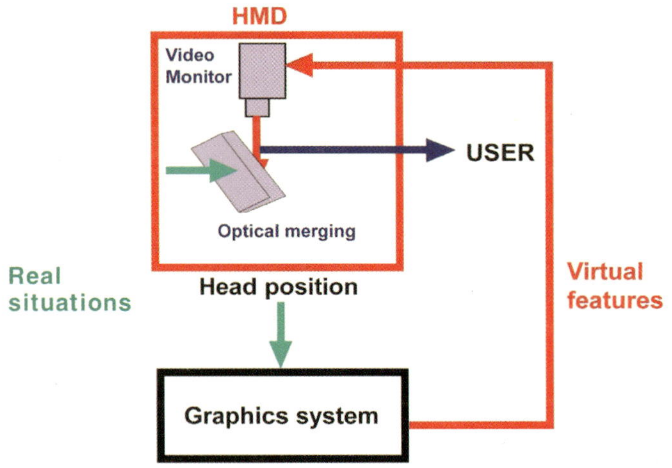

그림 2.5 HMD의 기본 원리인 'Optical see through AR'의 모식도

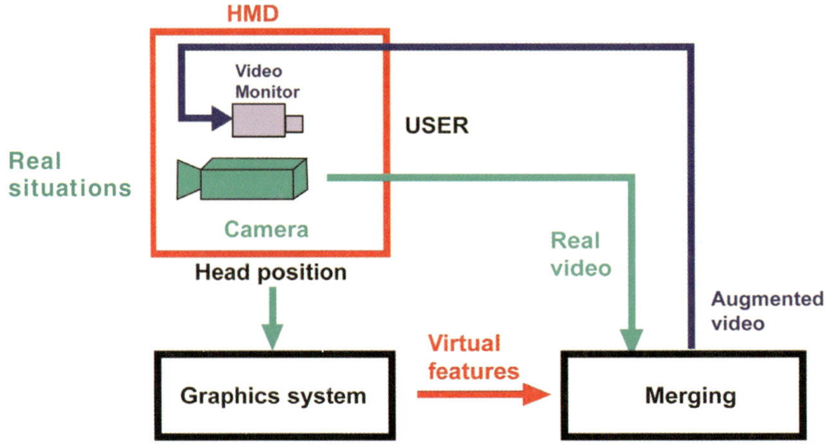

그림 2.6 'Video see through AR'의 모식도로 HMD에 부착된 카메라로부터 얻은 실제 환경에 대한 영상과 가상 정보를 함께 증강한 영상을 보여 주기 위해 불투명한 HMD를 이용한다.

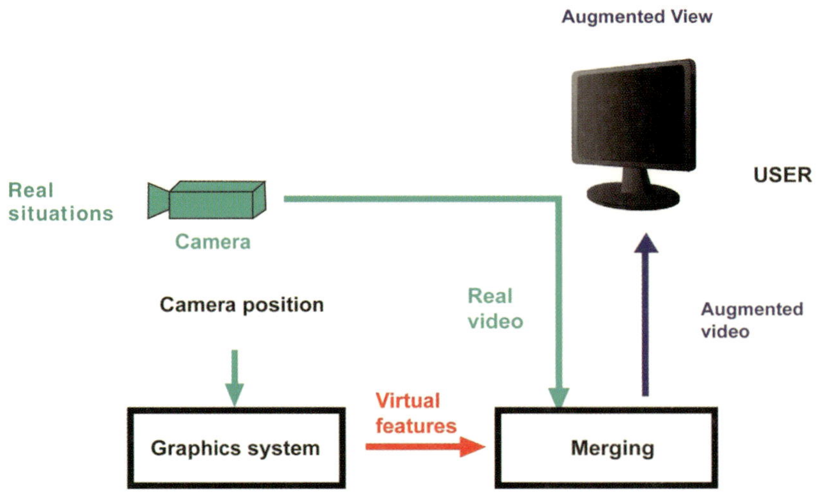

그림 2.7 'Monitor based AR'의 흐름을 보여 주는 모식도

와 같이 높은 해상도의 결과 영상이 필요하고 무거운 HMD를 착용할 수 없는 환경에서 사용할 수 있다. 대형 디스플레이 장치는 프로젝터나 CRT 모니터로 구성된 대형 스크린에 나타나는 삼차원 물체를 셔터 안경을 착용한 사용자가 보는 형태로써 비행 중인 시뮬레이터 및 다중 참여 사무실 등에 활용할 수 있다. 특히 'Projector based AR'은 실제 환경의 대상 위에 가상의 정보를 투사하여 보여 주기 위해 프로젝터를 사용하는 것으로 최근 복강경 수술 등과 같이 의료 분야에서 수술 부위 장기와 동시에 가상 정보를 보여 주기 위해 적용했다. Hand held 형은 디스플레이 대신 가볍고 이동성이 큰 장점이 있으며, 휴대폰, PMP, 휴대용 디지털 TV 수신기, 휴대용 게임기 및 PDA 등이 모두 해당된다. 현재는 HMD 및 대소형 디스플레이가 주로 사용되고 있지만, 향후에는 사용자들의 이동성 증가와 간편성 요구의 증가로 Hand held 형 디스플레이로 발전할 것으로 보인다. 그림 2.7은 'Monitor based AR'의 모식도를 보여 주며 카메라를 통해 들어온 실제 환경 영상과 가상 정보를 증강한 영상을 보여 주는 것으로 컴퓨터 모니터 또는 Hand held 디스플레이 장치를 사용하게 된다.[11]

증강현실에서는 추가적으로 위치인식 장치 및 영상융합 기술이 필수적이며 위치인식을 위해서는 여러 삼차원적인 좌표를 찾아서 인지하는 기술이 필수적인데, 구체적인 원리 및 기술은 제14~16장에 자세히 기술되어 있다. 또한, 영상융합 기술은 영상합성 기술로써 다양한 카메라 교정기술을 기반으로 의학용으로도 많은 시도가 이루어지고 있다.

II. 의학 및 치의학 분야에의 적용 (Applications in medical and dental fields)

1. 의학 분야에의 응용

이러한 증강현실 기술은 신경외과, 정형외과, 이비인후과 및 치의학 등의 많은 의료 분야에도 점차 활용되고 있다.[12] 그림 2.8은 복강경 수술에서 증강현실을 적용한 ProMis® 장치를 활용하는 과정을 보여 준다. 실제로 복강경 수술에서는 수술 과정을 익히기 위한 교육장치의 일환으로 'Box trainer'로 대변되는 실제 현실(physical reality: PR)과 ProMis®, Blue Dragon®, CELTS® 등의 프로그램 및 장치를 활용하는 증강현실 및 LapSim® 등의 프로그램 및 장치(그림 2.9)를 활용하는 가상현실 등을 서로 비교

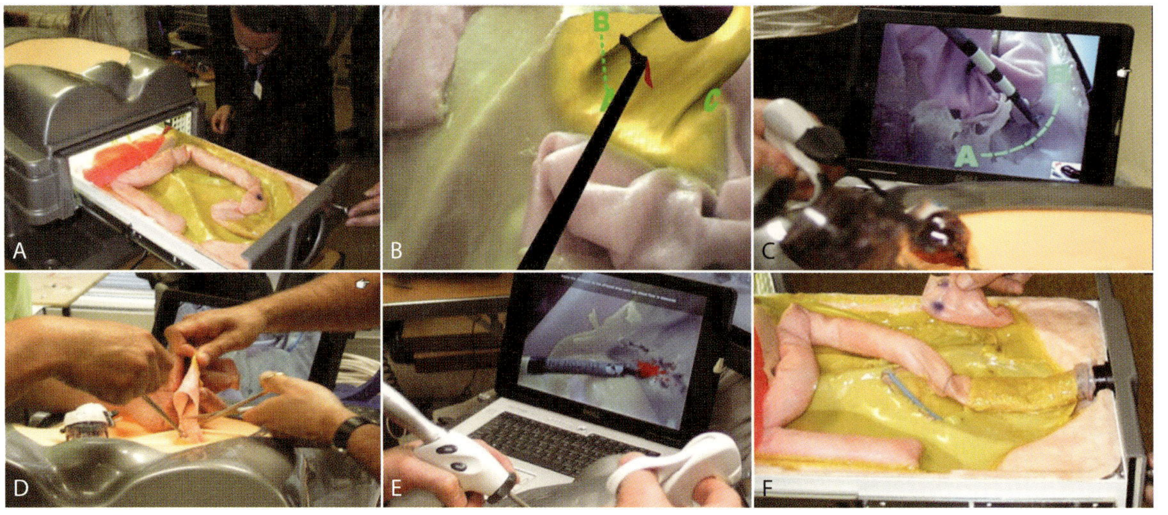

그림 2.8 ProMis® 증강현실을 이용한 복강경 수술의 training 과정

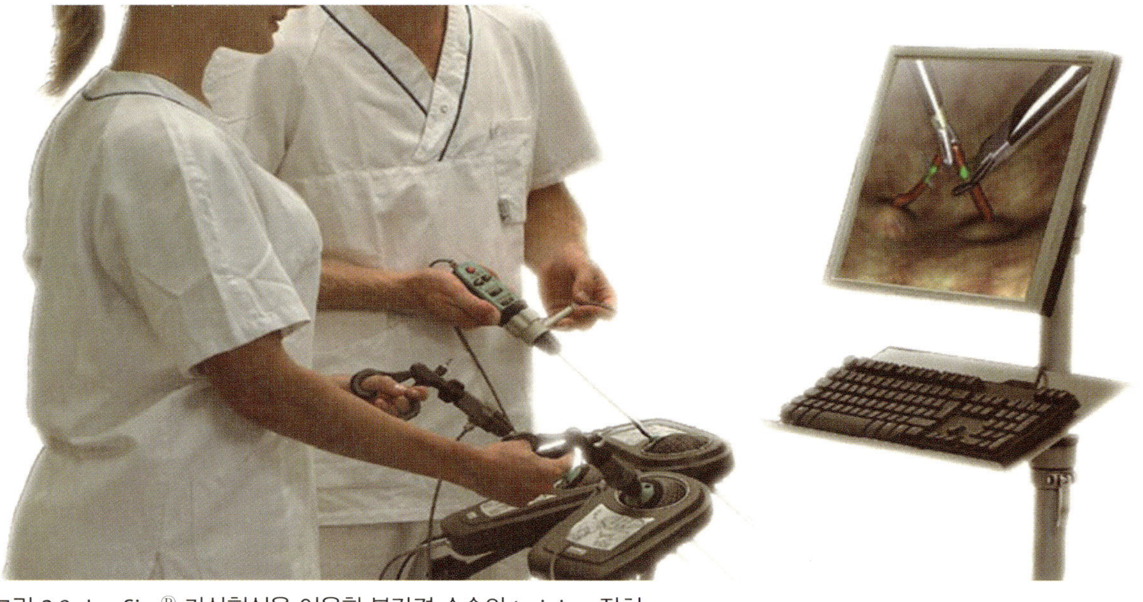

그림 2.9 LapSim® 가상현실을 이용한 복강경 수술의 training 장치

하고 장단점도 설명한 문헌이 보고되고 있다.[13, 14]

Sanne 등은 실제로 증강현실을 이용한 ProMis®와 가상현실을 이용한 LapSim®을 비교했을 때 ProMis®가 실제 환자에서의 수술과 같은 느낌 등의 이유로 보다 효과적인 training이 가능함을 보고하였으며, 그림 2.10은 이러한 세 가지 장치들의 장단점을 서로 비교하여 정리한 것이다.[15]

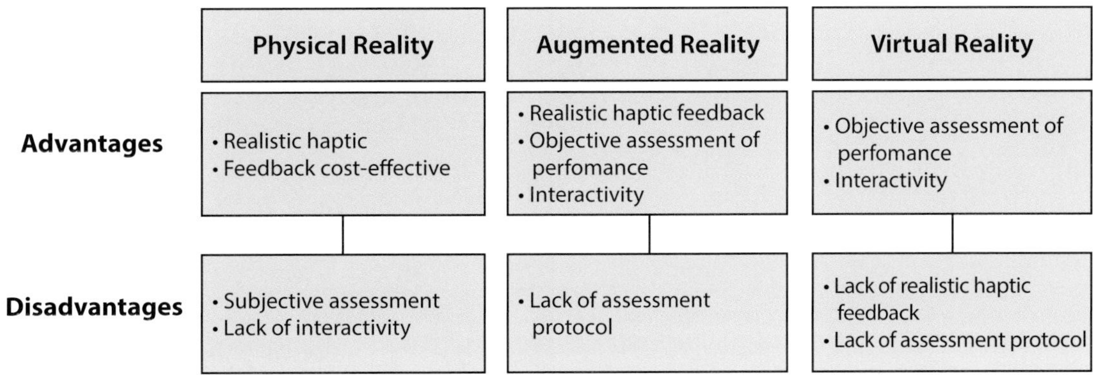

그림 2.10 복강경 수술에서의 실제 현실과 증강현실, 그리고 가상현실에서의 장치 비교

2. 치의학 분야에의 응용

치의학 분야에서도 증강현실에 대한 보고가 최근 조금씩 진행되고 있는데, 독일 쾰른 대학의 Mischkowski 등[16]은 악교정수술에서 증강현실 기술을 접목하여 실제로 수술 중 스크린을 통하여 환자의 얼굴에 상악골 영상을 중첩하여 가이드로 활용한 보고를 하였는데, 영상을 실시간으로 보면서 상악의 움직임과 이동량을 계획한 대로 시행하였는지 확인할 수 있음을 보고하였다(그림 2.11).

이렇게 확인하기 위해서는 'X-scope's See through screen'의 과정으로 설명될 수 있는 악골의 이동량을 실시간으로 스크린상에서 관찰함으로써 상악골이 최종 위치에 도달할 때까지 표시된 위치자가 움직이는 것을 볼 수 있게 된다(그림 2.12).

또한, 증강현실 기술은 미세바늘 조직검사(fine needle biopsy)에서도 가이드로 이용될 수 있는데 Rosenthal 등[17]은 기존의 초음파유도 미세바늘 조직검사(sono-guided needle biopsy)와 정확성을 비교하였을 때 증강현실 기술을 활용한 경우 보다 정확했음을 보고한 바 있었다(그림 2.13).

그러나 의료 부분에서의 증강현실의 활용은 보완해야 할 부분이 많은 것이 현실이며 경조직에서의 수술이 아닌 반고형적(semi-rigid)이거나 유동적인 조직을 수술할 때 발생하는 오차를 줄이기 위한 방법이 계속 강구되어야 한다. 또한, 기술적인 부분인 영상획득(image acquisition), 등록기술(registration technique), 소프트 인터페이스(software interface)의 개발, 실시간 연합(integration of real time) 및 국소화 정확도(localization accuracy) 등의 많은 기술에서 더욱 보완하여야 할 것이다.

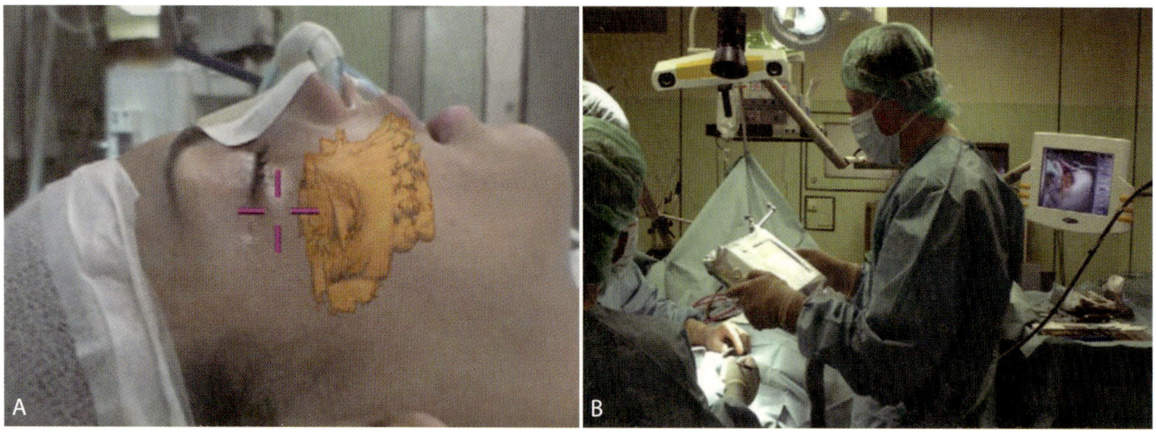

그림 2.11 증강현실을 악교정수술에 적용(A)하여 상악골을 중첩시켜 수술장에서 위치를 실시간으로 확인하는 모습(B)

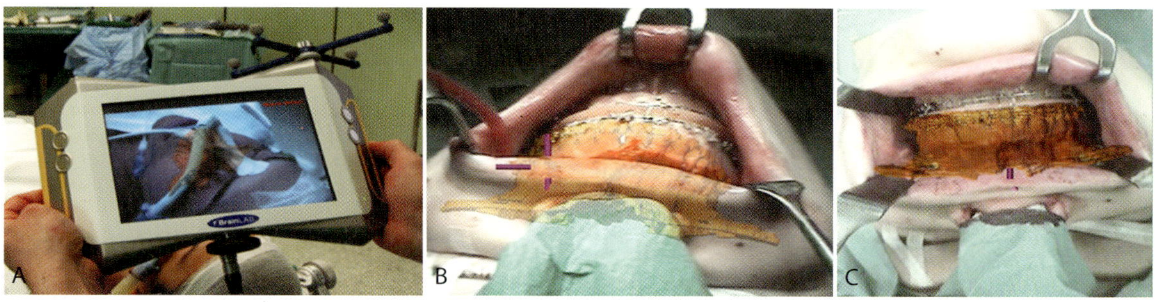

그림 2.12 'X-scope's See through screen'을 보여 주는 과정으로 스크린을 통해 악골의 이동량을 변화량에 따라 추가적으로 확인하게 된다.

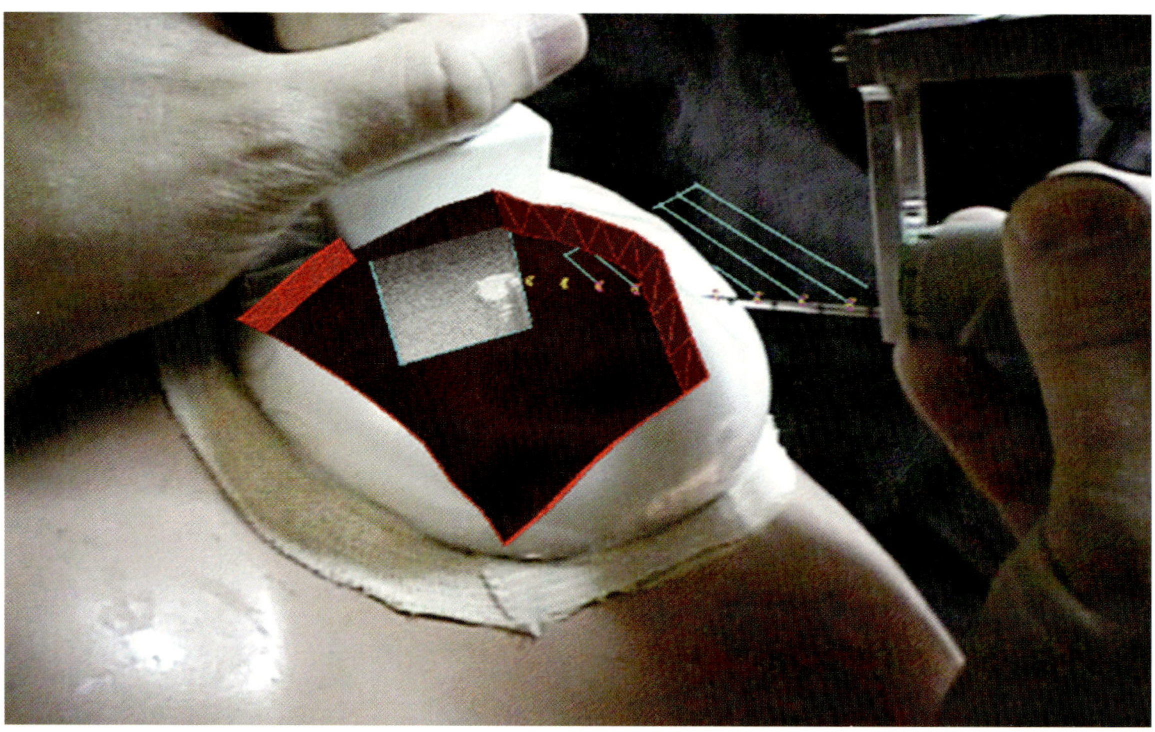

그림 2.13 HMD를 이용한 needle biopsy 과정

References

1. Azuma R. A survey of augmented reality. Teleoperators and Virtual Environments. 1997;6:355-385.
2. Lee S. Recent advances in augmented reality. Samsung Advanced Institute of Technology Technical Report. 2005:72-76.
3. Richard Wagner. The art-work of the future, and other works. Lincoln and London. 1993.
4. Konrad Zuse. The computer-my life. Springer Verlag. 1993.
5. Nobert W. Cybernetics: or control and communication in the animal and the machine. 1948.
6. Rheingold H. Virtual reality. New York: Simon & Schuster. 1992.
7. Sutherland IE. A head mounted three dimensional display. Am Federation of Information Processing Soc. 1968;757-764.
8. Lanier J. You are not a gadget: A manifesto. Paperback. 2011.
9. Lee K. Augmented reality in education and training. Linking Research & Practice To Improve Learning. 2012; Milgram P, Kisruno F. A taxonomy of mixed reality visual displays. IEICE Trans. Information Systems Series D. 1994;77:1321-1329.
10. Zlatanoza S. Augmented reality techonology. Report for SURFnet. 2002.
11. Shuhaiber JH. Augmented reality in surgery. Arch Surg. 2004;139:170-174.
12. www.haptica.com/promis
13. www.surgical-science.com
14. Botden SM1, Buzink SN, Schijven MP, Jakimowicz JJ. Augmented versus virtual reality laparoscopic simulation: what is the difference. World J Surg. 2007;31(4):764-772.
15. Botden SM1, Jakimowicz JJ. What is going on in augmented reality simulation in laparoscopic surgery. Surg Endosc. 2009;23(8):1693-1700.
16. Mischkowski RA, Zinser MJ, Kübler AC, Krug B, Seifert U, Zöller JE. Application of an augmented reality tool for maxillary, positioning in orthognathic surgery: a feasibility study. J CranioMaxillofacial Surg. 2006;34:(8)478-483.
17. Rosenthal M. Augmented reality guidance for needle biopsies: An initial, randomized, controlled trial in phantoms. Medical Image Analysis. 2002;6(3):313-320.

3

치과용 임플란트 식립을 위한 서지가이드 시스템

Surgical guide system
for the dental implant
fixture installation

21세기 치과 의료 환경은 인구, 경제 및 사회구조의 변화와 더불어 노인인구 증가 및 만성퇴행성 질환 위주의 질병 구조 변화로 인해 국민들의 치과 의료 수요가 지속적으로 증가하였고, 기술 수준 또한 비약적으로 발전하고 있어서 치과용 임플란트에 대한 국민들의 관심과 기대가 커지고 있는 상황이다. 최근 이러한 기대에 부응하기 위해 서지가이드(surgical guide)를 이용한 임플란트 시스템이 진행되고 있으며, 이는 이차원적인 단층촬영 영상을 의학용 디지털 영상통신(digital imaging and communications in medication: DICOM) 파일로 변환하여 삼차원적으로 전환시킴으로써 삼차원 가상 치료 계획 프로그램을 사용하고, 이를 통해 골량(bone quantity)과 주변 해부학적 구조를 미리 짐작하여 이상적인 임플란트를 선택할 수 있게 된다.

저자는 지난 2008년부터 국내 회사에서 처음으로 진행한 서지가이드 제작 과정에 참여하여 그간 다양한 경험을 경험하였기에, 이 장에서는 서지가이드를 이용한 임플란트 식립 시 시술자 및 보조자들이 기본적으로 알아야 할 준비 사항과 수술 키트의 구성 및 수술 절차에 대해 알아보고자 한다.

I. 임플란트 치의학에서의 컴퓨터 기술 (Computer technology in dental implantology)

1. 컴퓨터 기술의 최근 동향

임플란트 치의학의 최신 컴퓨터 기술은 컴퓨터보조설계/컴퓨터보조 제조인 CAD/CAM으로 이어져서 이는 임플란트 식립과 보철치료 이외의 다양한 영역에서 컴퓨터 기술을 이용하여 설계 및 제조하는 것을 총칭하는 의미로 활용된다.[1] 특별히 임플란트 서지가이드 제조에 사용되는 삼차원 인쇄술 및 컴퓨터주도 모형 천공술(computer-driven model drilling)에 컴퓨터보조 제조술의 사용이 증가하고 있는 추세인데,[2] 이 과정을 자세히 알아보면 첫째, 삼차원 인쇄 서지가이드의 경우, 레이저 중합 레진모형을 사용하여 서지가이드를 만드는 것으로 우선 환자의 CT 영상정보를 재구성하고, 임플란트 식립 계획 수립 소프트웨어 등을 이용하여 재구성한 영상 위에 임플란트 식립 계획을 세운다. CAD/CAM 치아 지지 서지가이드를 만들기 위해서는 환자의 치과용 경석고모형도 스캔하고, 이후 컴퓨터 주도 레이저(computer driven laser)를 이용하여 얇은 층의 액체 폴리머를 중합시키면, 반복적으로 얇은 층이 쌓이면서 삼차원 모형을 만들게 된다. 이 작업이 완료되면, 소매모양 금속(metal sleeves)을 제조된 가이드에 넣어 임플란트 식립을 가이드할 수 있도록 만든다(그림 3.1). 이러한 삼차원 인쇄 방법을 사용하여 서지가이드를 만드는 제품으로는 SurgiGuide™, iDent™ 등이 있다.[2, 3]

둘째, CAD/CAM 기술을 이용하여 서지가이드를 만드는 또 다른 방법은 삼차원 모형 재형성 없이 컴퓨터 주도 모형 천공술을 사용하여 만드는 방법이다. 우선 환자 모형으로 서지컬스텐트 주형을 만든다. 그리고 주형에 등록 장치를 부착하고, 환자에게는 이러한 스텐트를 장착한 후 CT를 시행한다. 위 영상정보를 소프트웨어를 이용해 임플란트 모의 식립을 시행하고, 이 모든 정보는 다시 서지가이드 제조회사로 보내진다. 계획한 정보와 모형을 등록 장치를 이용해 일치시키고 이후 컴퓨터 주도 드릴링 작업을 거쳐, 마지막으로 임플란트 식립 천공 위치에 소매모양 금속을 삽입

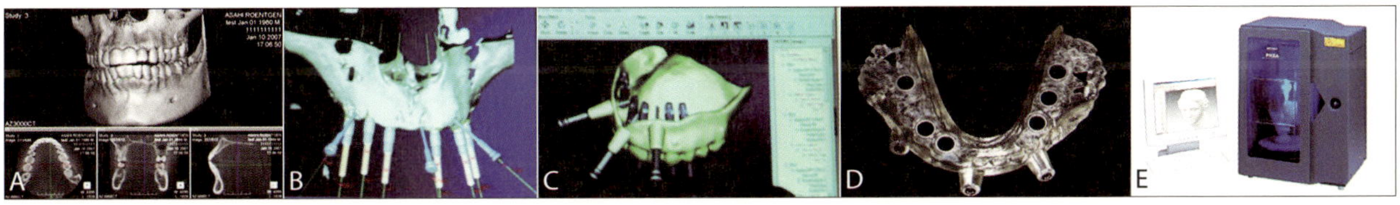

그림 3.1 삼차원 인쇄 방법을 이용한 서지가이드 제작의 모식도. 컴퓨터 주도 레이저를 이용하여 순차적으로 중합된 레진으로 삼차원 모형을 만든다.

하게 된다. 이러한 방법으로 서지가이드를 만드는 체계에는 CADImpant™, Implant Logics™ 등이 있다.[2,4]

이러한 임플란트 치의학에서의 컴퓨터보조 기술의 발전은 더 나아가서 컴퓨터보조 항법시스템의 임플란트 수술 적용으로 이어졌다. 특별히 삼차원적 적용을 위해 만들어진 아크릴릭 레진상은 CT로 영상을 획득할 수 있고, 적외선 방출체가 구비된 구강내 스플린트와 치과용 핸드피스는 추적 카메라를 통해 이들의 움직임을 감지할 수 있다. 구강내와 핸드피스가 실시간으로 움직이는 영상이 기존에 획득된 환자의 CT 영상과 이의 식립 계획에 중첩되어 계속해서 실시간으로 술자에게 정보를 제공하게 된다. IGI™, DenX™ 및 RobotDent™ 등이 이러한 항법보조장치를 사용하는 체계인데, 이에 대해서는 제7장에서 다루게 된다.[5]

2. 정적·동적 시스템

전술한 바와 같이, 최근 발전된 컴퓨터 기술을 이용한 임플란트 치의학 체계에는 크게 동적 시스템과 정적 시스템으로 나눌 수 있다.[1] 정적 시스템에 해당하는 컴퓨터보조 유도수술은 CT 자료를 통해 임플란트 식립 위치를 정할 때 만들어져 있는 서지가이드를 이용하는 것으로, 이 방법은 수술 중 임플란트 식립 위치를 실시간으로 변경하는 것이 불가능하기에 정적인 수술로 분류될 수 있다. 반면에 동적 시스템은 컴퓨터보조 항법수술의 의미로서 CT 자료를 통해 임플란트 식립 위치 재구성에서 외과적인 항법보조 시스템을 활용하는 것이다. 수술 중 임플란트의 위치를 조정할 수 있다는 점에서 동적 수술이라 할 수 있다.

두 종류의 컴퓨터보조체계를 분류해 보면, 정적 시스템에는 Simplant™, Nobel Biocare™, SurgiGuide™, DiagnostiX™, CADImplant™ 및 Med3D™ 등이 있으며, 동적 시스템에는 IGI™, VISIT™, Treon™, SMN™, Zeiss™, Vector Vision™, Robodent™ 및 PHANToM™ 등이 있다.[1]

정적 시스템의 대표적인 Nobel Biocare™의 임플란트 시술의 순차적 단계를 살펴보면, 우선 3D Accuitomo®를 사용하여 환자를 삼차원 영상 스캔하고, 이 영상정보를 이용하여, 앞서 언급한 대로 CAD/CAM 장비인 Procera®를 이용하여 서지가이드를 제작하여 이를 수술에 사용하는 것이다.[6] 또한, 다른 정적 시스템인 삼차원 인쇄 서지가이드를 사용하는 iDent™이 있는데, Scan2Guide™를 이용하여 진단 및 임플란트 식립 계획을 세우고, iDent™ 프로그램을 사용하여 서지가이드를 제작함으로써 추후 술자가 선호하는 임플란트 회사의 제품에 맞추어 핸드피스를 적용하는 iTools™를 사용하게 된다(그림 3.2).[7]

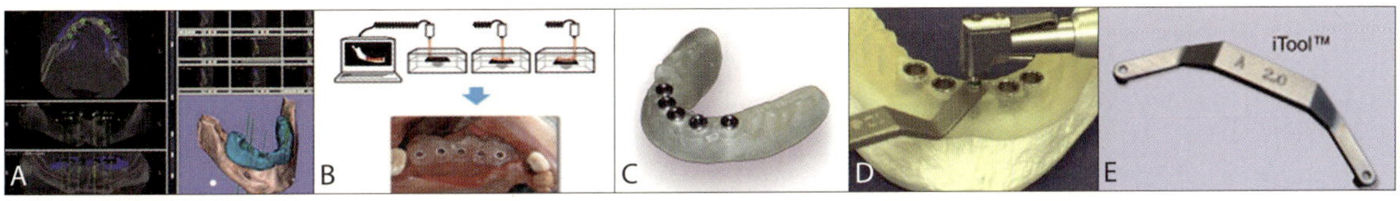

그림 3.2 iDent™를 이용한 컴퓨터보조 유도수술. (A) Scan2Guide™를 사용하여 임플란트 식립 계획을 세운다. (B) iDent™을 사용하여 서지가이드를 제작한다. (C) 삼차원 인쇄술을 통해서 제작이 완료된 서지가이드. (D) 서지가이드에 iTools™를 적용한 모습. (E) iTools™는 술자가 선호하는 임플란트 회사 제품에 맞추어 핸드피스를 가이드에 적용하도록 한다.

II. 서지가이드 또는 서지템플레이트의 정의 (Definition of surgical guide or template)

1. 서지가이드의 제작 과정과 시술 방법

서지가이드는 서지템플레이트(surgical template)라고도 하며, 이상적인 보철적 결과를 고려하여 기공실에서 제작되어(laboratory-fabricated) 수술 시 활용할 수 있는 유도장치(guide or template)라고 정의될 수 있다(그림 3.3). 또한, 영상유도법(image guidance)은 컴퓨터 기반 계획을 통해 수술과 보철치료를 유리하게 하기 위한 시술 전 진단 목적의 영상 이미지를 활용하는 일반적인 기술을 총칭하며, 영상유도화는 골량, 치조골의 경사와 형태 및 골높이와 폭경 등의 외과시술 부위를 결정하기 위해 스캔하는 것을 일컫는다.

국내 오스템사(Osstem)에서 제작한 Quick Guide Kit®(Osstem Implant Co., Seoul, Korea)와 사이버메드사(CyberMed)에서 제작한 In2Guide TM®(Cybermed Co., Seoul, Korea) surgical template가 국내에서는 처음으로 삼차원 영상을 기반으로 서지가이드를 활용하는 방법을 시도하여 현재 임플란트 관련 시장에서 판매 또는 안내되고 있으며, 진료 과정은 아래와 같이 대략 7단계로 나누어질 수 있다.[8]

1단계 - 환자에게서 방사선 가이드(radiographic guide)와 모형 제작
2단계 - 환자에게서 삼차원 단층촬영 시행(CT scanning)
3단계 - 모형과 방사선 가이드를 동시에 CT scanning 시행

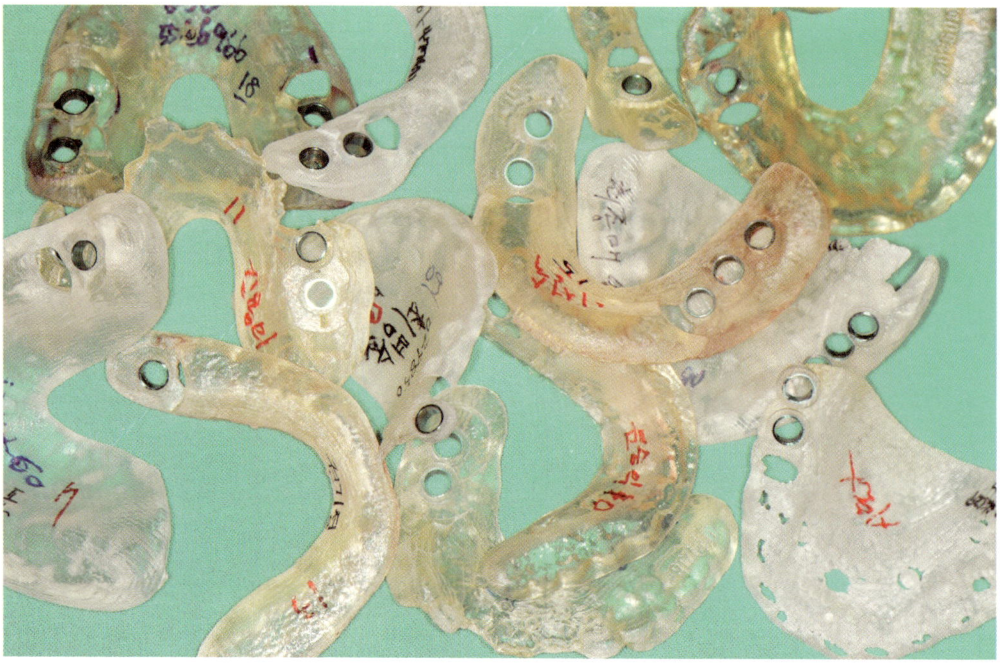

그림 3.3 다양한 서지가이드

4단계 - 컴퓨터상에서 소프트웨어에 기반한 임플란트 계획

5단계 - 담당 회사에서 서지가이드 제작(필요시 보철물 동시 제작)

6단계 - 제작된 서지가이드에 맞는 임플란트 키트의 구성 부품을 이용한 임플란트 식립

7단계 - 보철물 제작

서지가이드를 이용한 임플란트 시술 시 원장 및 치과 스텝이 준비해야 할 사항으로는 먼저 수술 전에 환자와 관련된 기본적인 질병력을 파악하고, 혈액 검사 및 방사선 사진 등의 검사 진행을 확인하며, 시술 동의서 작성이 이루어질 수 있도록 준비하는 것이며, 동시에 서지가이드 제작 후 변형되지 않도록 UV protect bag에 제습제와 함께 보관하는 것이 중요하다. 또한, 수술실 준비 과정에서는 임플란트 키트와 기구 소독 및 수술실 소독상태를 확인하고, 필요한 임플란트 fixture와 마운터, 커버스크류의 유무를 확인하고 준비해야 한다. 수술 과정과 키트 구성에 대해 미리 숙지함으로써 원활한 수술이 이루어지도록 하여 환자가 높은 양질의 진료를 받을 수 있도록 준비해야 한다. 오스템사의 Quick Guide Kit®는 그림 3.4에서처럼 모두 15개의 제품군과 76종의 제품으로 구성되어 있는데, Initial drill 3종, Tissue punch 4종, Anchor drill 1종, Anchor pin 1종 3개, Drill guide 13종, Twist drill 32종, Cortical drill 2형 4종, Cortical drill 3형 4종, Removal tool 1종, 1.2 Hex hand driver 2종, 1.2 hex torque driver 2종,

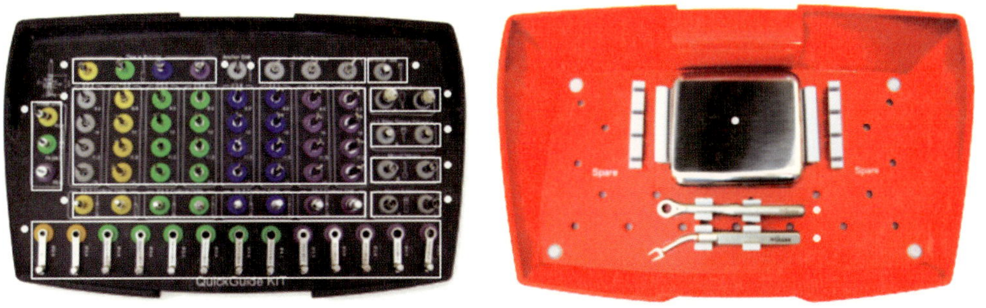

그림 3.4 Quick Guide Kit® system 모습으로 좌측의 키트 상반을 내리면 우측의 Wrench 종류가 들어 있다.

Mount driver 1형 2종, Mount driver 2형 2종, Kit Steel bowl 1종, Ratchet wrench 1종 및 Open wrench 1종 등으로 구성되어 있으며 오스템사의 임플란트 일부 제품 및 내부 마찰(internal friction)형의 임플란트 시술 시 활용되도록 제작되어 있다.

서지가이드를 구강내 체결하는 것부터 시술 과정은 시작되며 소프트웨어상에서 계획한 임플란트 위치를 재현하기 위해 구강내에 처음 고정한 위치가 움직이지 않도록 함으로써 실제 구강내에서 드릴링의 깊이(depth)와 방향(direction)의 일치성을 확보하는 것이 중요하다. 시술 과정은 크게 (1) 서지가이드 세팅, (2) Anchor 드릴링, (3) Anchoring, (4) Tissue punching, (5) Initial drill, (6) Drill guide 체결, (7) Guided 드릴링, (8) Countersink 등과 같이 8단계로 이루어진다.

위의 키트는 소량화하여 사용할 수도 있으나 그림 3.5, 3.6과 같이 일반적인 키트(Universal kit)를 기준으로 구성 부품별 내용을 알아보기로 한다.

그림 3.5.A는 일반적인 임플란트 수술 키트와 Quick Guide Kit® 및 서지가이드 및 수술용 핸드피스를 준비한 모습이고, 그림 3.5.B는 환자의 구강내에 서지가이드를 정확한 위치에 고정하기 위해 사용하는 Anchor drill로서 그림 3.5.C와 같이 핸드피스에 장착하여 고정할 곳에 드릴링을 시행하게 된다. 그림 3.5.D에 있는 Anchor screw 또는 Anchor pin을 그림 3.5.E와 같이 1.2 Hex hand driver에 연결하여 서지가이드를 환자 구강내에 고정하게 된다. Anchor pin 고정은 제작한 템플레이트가 움직이지 않도록 하는 가장 중요한 과정으로서 치아지지가 아닌 점막지지 템플레이트인 경우 매우 중요한 역할을 한다. 그림 3.5.F는 Tissue punch 모습으로 직경별로 4종의 Tissue punch가 준비되어 있어서 그림 3.5.G와 같이 서지가이드의 슬리브에 맞도록 고안되어 골 높이까지 연조직을 천공시키는 데 사용된다. Tissue punch는 Drill guide 없이 바로 슬리브에 맞게 사용할 수 있으며 천공된 연조직은 템플레이트를 잠시 탈착한 상태에서 제거하게 된다. 그림 3.5.H는 Initial drill의 모습으로 3종이 준비되어 3.5.I와 같이 슬리브에 맞도록 제작되어 초기 드릴링 시 방향성 확립과 미끄러짐 방지를 위해 사용된다. 그림 3.5.J는 3.0 및 3.3mm 직경의 Guided twist drill의 길이별 모

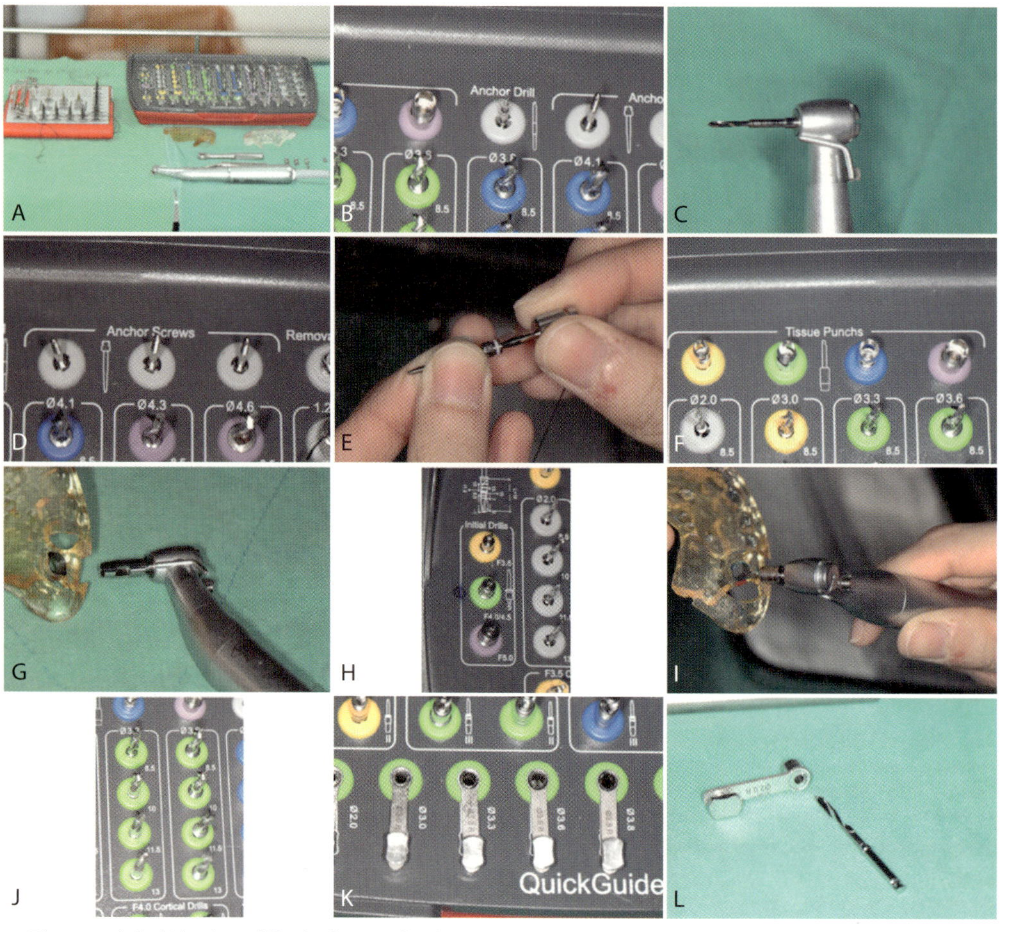

그림 3.5 전반적인 기구 사용 순서를 보여 주는 일련의 사진들

습으로 계획한 임플란트 fixture의 길이에 따라 선택적으로 사용하고, 그림 3.5.K와 같이 세 가지 다른 색깔을 지닌 Drill guide의 각각의 직경에 맞게 선택하여 그림 3.5.L과 같이 2.0, 2.8, 3.0, 3.3, 3.5, 3.8 및 4.3mm의 직경별로 드릴이 맞도록 설계되어 있다. 이때 서지가이드에 삽입된 슬리브의 색깔을 확인하고 슬리브와 드릴의 색깔이 반드시 일치하도록 한다. 이때 슬리브의 내경과 Drill guide의 외경은 항상 일치하게 진행하며, 단지 드릴 직경에 따라 변경되는 것은 단지 Drill guide의 내경이 드릴의 외경과 동일하게 변경되는 것이고, 서지가이드 내부에 위치하는 슬리브는 세 종류가 있으며 Drill guide는 슬리브 내에 정확히 수직 방향으로 위치하여야 한다.

그림 3.6.A와 같이 서지가이드에 Drill guide를 연결하고 2.0mm 직경의 Twist 드릴링을 시행하며, 그림 3.6.B와 같이 다음 직경인 3.0mm에 맞는 Drill guide와 드릴을 선택하여 3.6.C와 같이 다시 템플레이트에 연결하여 드릴링을 시행하게 된다. 이때 임플란트 fixture에 따른 드릴링 깊이가 달라지는데, 8.5mm 미만의 fixture인 경우는 보라색 드릴을 사용하고, 8.5mm 이상이고 11.5mm 이하인 경우는 노란색 드

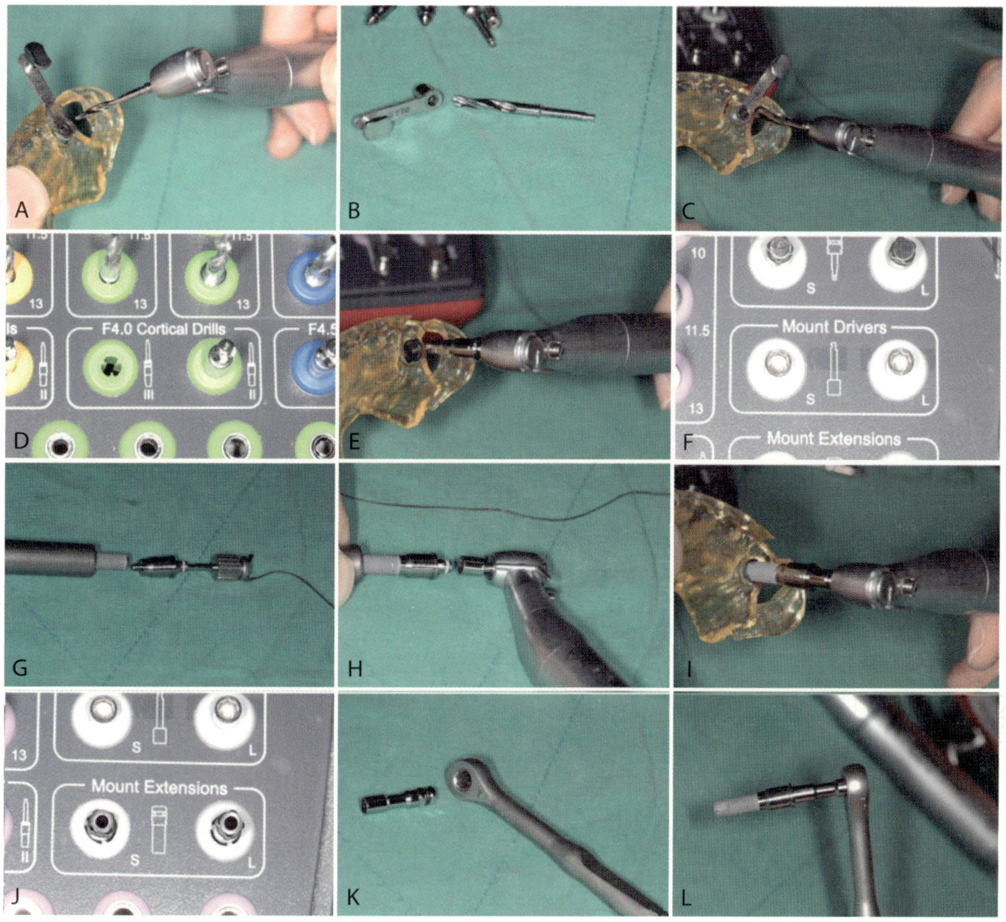

그림 3.6 전반적인 기구 사용 순서를 보여 주는 일련의 사진들(그림 3.5와 연속)

릴을 사용하며, 11.5mm 길이 이상인 경우는 파란색의 드릴을 사용하게 된다. 드릴링 시의 핸드피스 적정 회전속도로는 임플란트 식립 시 적정 회전속도에 맞추어 진행하면 무방하나 Tissue punch 사용 시는 30~100 RPM의 저속으로 진행하며, 그 밖에는 상악 또는 하악골의 골질에 따라 800~1,500 RPM의 회전속도를 사용하게 된다. 그림 3.6.D는 직경 4.0mm의 Cortical drill을 보여 주는데 임플란트 fixture의 플랫폼(platform) 형성을 위해 사용하며 그림 3.6.E와 같이 각 슬리브에 맞도록 디자인되어 있으며, 피질골이 단단한 경우와 단단하지 않은 경우에 맞추어 다른 종류를 사용하고, 1mm 간격으로 홈이 표시되어 있어서 식립하고자 하는 fixture의 플랫폼 높이에 맞추어 깊이를 조절하여 드릴링 과정을 마무리하게 된다. 그림 3.6.F는 Mount driver를 보여 주며 그림 3.6.G와 같이 식립하고자 하는 임플란트에 서지가이드용의 긴 마운터를 연결하여 그림 3.6.H와 같이 fixture와 Mounter 연결체에 핸드피스용 Mount driver를 연결하고 그림 3.6.I와 같이 템플레이트의 슬리브에 맞추어 식립하게 된다. 그림 3.6.J는 Mount extension을 보여 주며 짧거나 긴 Mount extension은 그림 3.6.K와 같이 일반적인 임플란트 키트의 핸드용 Ratchet wrench에 맞도록 제작되어 그림 3.6.L 과 같이 연결하여 임플란트 fixture를 식립할 수도 있게 준비되어 있다.

2. 기타 서지가이드의 사용 및 관리

서지가이드에는 군데군데 크고 작은 구멍들인 inspection window를 만들어서 수술 시 환자의 치아 및 점막이 템플레이트와 정확하게 체결되어 있는지를 확인하게 된다. 또한, 이러한 inspection window를 활용하여 드릴링 시 부족한 생리식염수 세척을 보완할 수 있어서 서지가이드에 가능한 여러 곳에 고르게 window를 형성하게 된다. 서지가이드의 보관은 UV protect bag에 제습제와 함께 보관하고, 오랜 기간 경과하면 변형될 수 있으므로 제작 후 보통 한 달 이내에 시술하는 것이 추천된다.

서지가이드는 기본 구성이 인체에 무해한 레진 성분으로 제작되어 있으므로 열에 약하고 고온 소독 시 변형될 위험이 많아서 수술 전 소독은 Povidione iodide 용액에 10분 이상 보관하여 사용전에 생리식염수로 세척하여 사용하게 된다(그림 3.7).

또한, 사용 전에 필요할 경우 서지가이드를 연마하여 사용하는데, 임플란트가 깊게 계획된 경우이거나 슬리브가 모형상의 굴곡 부분에 위치할 경우에는 점막을 뚫고 슬리브가 위치하도록 서지가이드가 제작되므로 슬리브 부분을 약간 조정하여 매끈하게 변경하여 사용하게 된다. 서지가이드를 구강내에 체결할 때 부분 무치악의 경우는 치아가 정확히 템플레이트를 지지하고 유지하는지 inspection windows를 통해 확인하고, 완전 무치악의 경우는 수술 전 제작해 놓은 외과적 인덱스(surgical index)를 통해 서지가이드의 위치를 맞추게 된다. 유지 방법에 따른 보다 자세한 사용방법은 제4장에서 다루기로 한다.

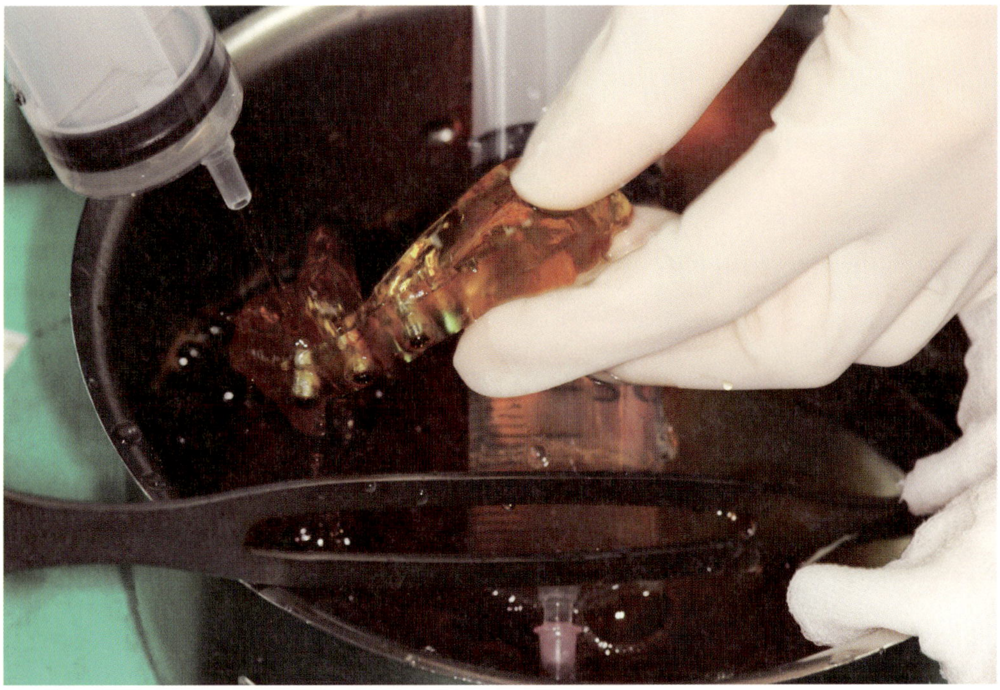
그림 3.7 서지가이드를 사용 전에 생리식염수로 세척하는 모습

References

1. Tahmaseb A, Wismeijer D, Coucke W, Derksen W. Computer technology applications in surgical implant dentistry: a systematic review. Int J Oral Maxillofac Implants. 2014;29(Suppl):25-42.
2. Jabero M, Sarment DP. Advanced surgical guidance technology: a review. Implant Dent. 2006;15(2):135-142.
3. Sammartino G, Della Valle A, Marenzi G, Gerbino S, Martorelli M, di Lauro AE, di Lauro F. Stereolithography in oral implantology: a comparison of surgical guides. Implant Dent. 2004;13(2):133-139.
4. Fortin T, Coudert JL, Champleboux G, Sautot P, Lavallee S. Computer-assisted dental implant surgery using computed tomography. J Image Guid Surg. 1995;1(1):53-58.
5. Watzinger F, Birkfellner W, Wanschitz F, Millesi W, Schopper C, Sinko K, Huber K, Bergmann H, Ewers R. Positioning of dental implants using computer-aided navigation and an optical tracking system: case report and presentation of a new method. J Craniomaxillofac Surg. 1999;27(2):77-81.
6. Van Assche N, Van Steenberghe D, Guerrero ME, Hirsch E, Schutyser F, Quirynen M, Jacobs R. Accuracy of implant placement based on pre-surgical planning of three-dimensional cone-beam images: a pilot study. J Clin Periodontol. 2007;34(9):816-821.
7. http://www.ident-surgical.com/asp/tec_01.asp
8. Kim SM, Oh JH, Eo MY, Kim MJ. Introduction of Quick Guide Kit¢ç System with surgical template. Dental Success. 2011;31:209-213.

4

서지가이드를 이용한 부위별 임플란트 식립

Case analyses of implant fixture installation by using of surgical guide

국내에서 삼차원 영상을 기반으로 서지가이드를 이용하는 방법은 일찍이 Teeth-in-an-Hour®™의 이름으로 Procera® Software 3D Planning(Nobel Biocare AB Co., Goeteborg, Sweden) 영상에 기반하여 Brånemark system®을 활용하여 소개되어 왔다. 이차원적인 CT상을 의학용 디지털 영상통신(digital imaging and communications in medicine: DICOM) 파일로 변환하여 삼차원적으로 전환시킴으로써 삼차원 가상 치료계획 프로그램에 사용한다. 이를 통해 골량(bone quantity)과 주변 해부학적 구조를 미리 짐작하여 이상적인 임플란트를 선택할 수 있기 때문에 최종 보철물의 이상적인 형태도 계획하고, 실제로 시술은 1시간 내로 이루어진다는 장점이 국내에 소개되었다. 그러나 서지가이드의 파절과 상부 구조물과의 연결이 적절하지 않을 수 있고, 대합치와의 교합 관계에 대한 고려가 부족하여 상부 구조물에 교합력이 과중하게 지속되며, 드릴링 이후 방사선상의 골 소실이 많고 이차 감염 등이 발생하는 등의 여러 단점이 동시에 지적되어 왔다.[1, 2]

제3장에서 소개한 바와 같이 저자 등이 오스템사에서 제작한 Quick Guide Kit®(Osstem Implant Co., Seoul, Korea)와 사이버메드사에서 제작 판매한 In2Guide®(CyberMed Co., Seoul, Korea) 서지가이드를 국내에서는 처음으로 삼차원 영상을 기반으로 활용하는 방법을 시도한 바 있었다. 또한, 국내 임상가에게 저렴한 가격으로 삼차원 영상의 해석과 서지가이드 제작을 진행해 주었으며, 국내 기업의 초기 개발에 참여하여 여러 진단계획 및 외과적인 고려 사항 등의 다양한 경험을 해 왔다. 이에 이 장에서는 치아지지(tooth anchored) 및 점막지지(mucosal supported)를 통해 서로 다른 부위의 서지가이드를 이용하는 술식의 전 과정을 4증례를 통해 살펴보고자 한다.[3-6]

I. 서지가이드를 이용한 하악구치부 임플란트 식립

먼저, 하악 무치악부에 4개의 임플란트를 식립한 증례로서, 하악 좌측 구치부가 결손인 53세 여성 환자에 대해 치아지지 서지가이드를 이용하여 임플란트 치료를 계획하였다. 환자는 지난 수년간 사용한 32, 33번에서 37번에 이르는 6개의 치아 브리지를 최근에 제거하고 임플란트 진료를 위해 내원하였다(그림 4.1). 환자는 전신적으로 다른 특이 사항이 없었으며 국소적인 구강내 소견에서 특별한 염증 반응 등은 관찰되지 않았다.

환자로부터 상악과 하악의 진단모형을 채득하여 임플란트 식립이 필요한 하악 좌측 대구치 부위의 보철적 수복을 고려한 외과적 왁스업을 진행하였다. 계획한 보철물에 맞추어 방사선용 스텐트(radiographic stent)를 제작하여 삼차원 컴퓨터 단층촬영(3D CT) 후, 촬영된 영상은 DICOM 파일로 저장하고 OnDemand3D®(Cybermed Co., Seoul, Korea) 소프트웨어상에서 삼차원 영상을 재편집하여 가상의 임플란트 시술을 계획하였다. 프로그램상에서는 4개의 임플란트를 계획하였는데, Brånemark system®의 MK III Groovy RP(Nobel Biocare AB Co., Goeteborg, Sweden) 임플란트를 선택하여 34번 자리에는 3.75mm 직경으로 11.5mm, 35번 자리에는 3.75mm 직경으로 10.0mm, 36번 자리에는 4.0mm 직경으로 10.0mm 그리고 37번 자리에는 4.0mm 직경으로 10.0mm의 임플란트를 계획하였다(그림 4.2). 이는 삼차원 영상에서 소구치 부위의 치조골 폭경이 대구치 부위보다 좁아서 3.75mm의 직경으로 계획하였으며 하치조신경(inferior

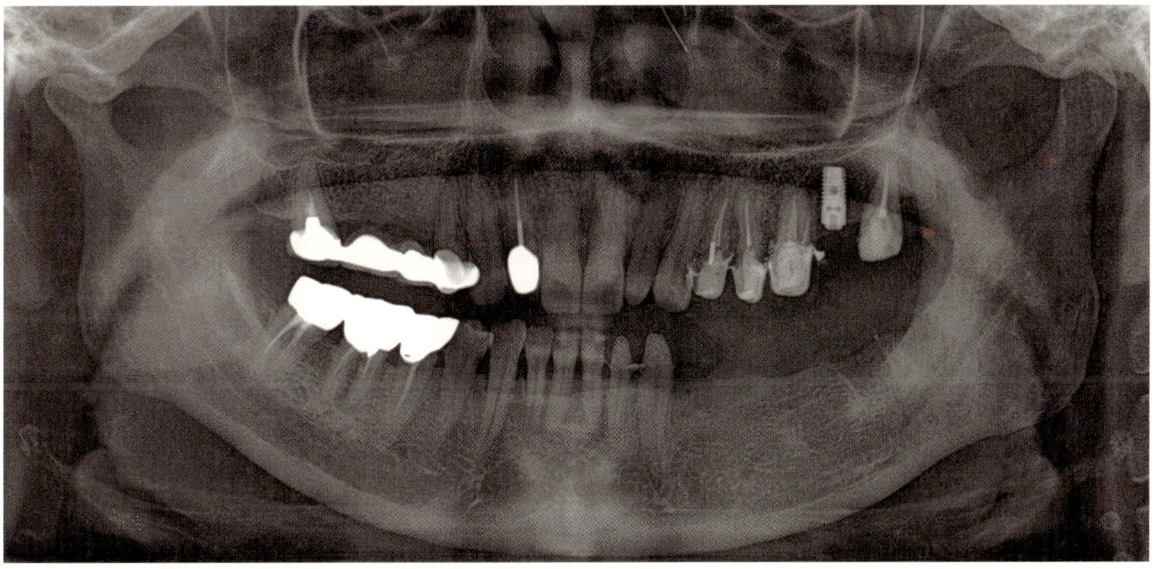

그림 4.1 Preoperative panoramic view

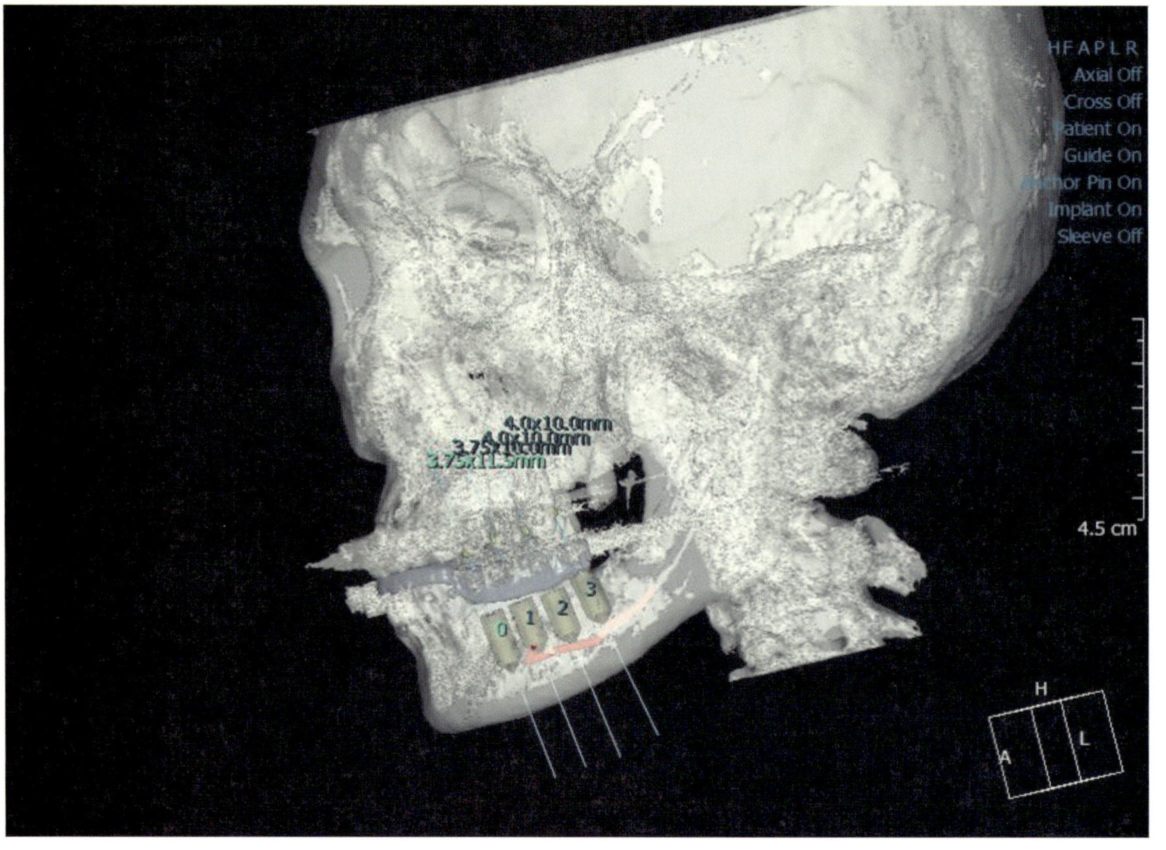

그림 4.2 Preoperative virtual planning and implant selection by using OnDemand3D® software program

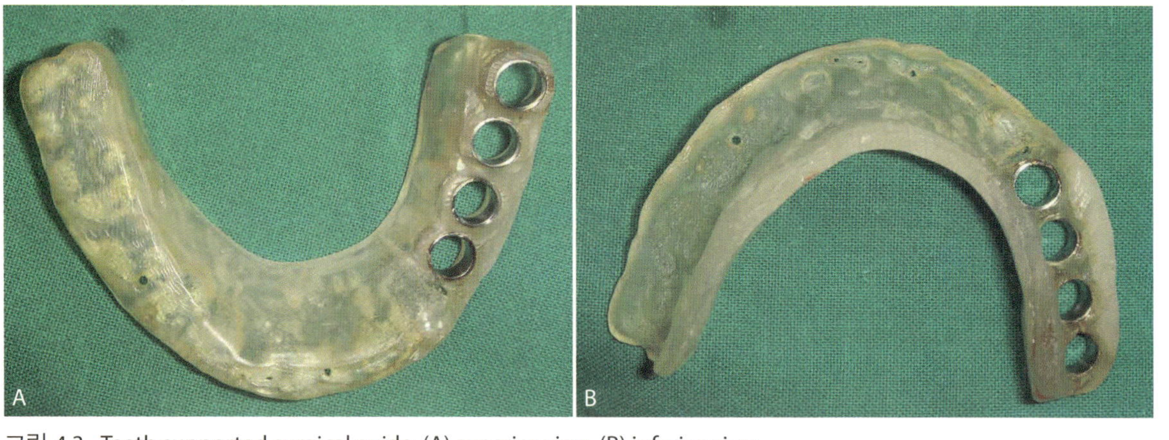

그림 4.3 Teeth supported surgical guide. (A) superior view, (B) inferior view

alveolar nerve)의 주행 범위를 확인하여 최소한 3mm 이상의 골이 하치조신경관으로 예상되는 부위의 상방에 남도록 계획하였다.

계획된 프로그램은 서지가이드 제작을 위하여 파일로 저장하여 In2Guide® surgical template로 진행하였다. 삼차원 출력기로는 Connex 350® 3-Dimensional

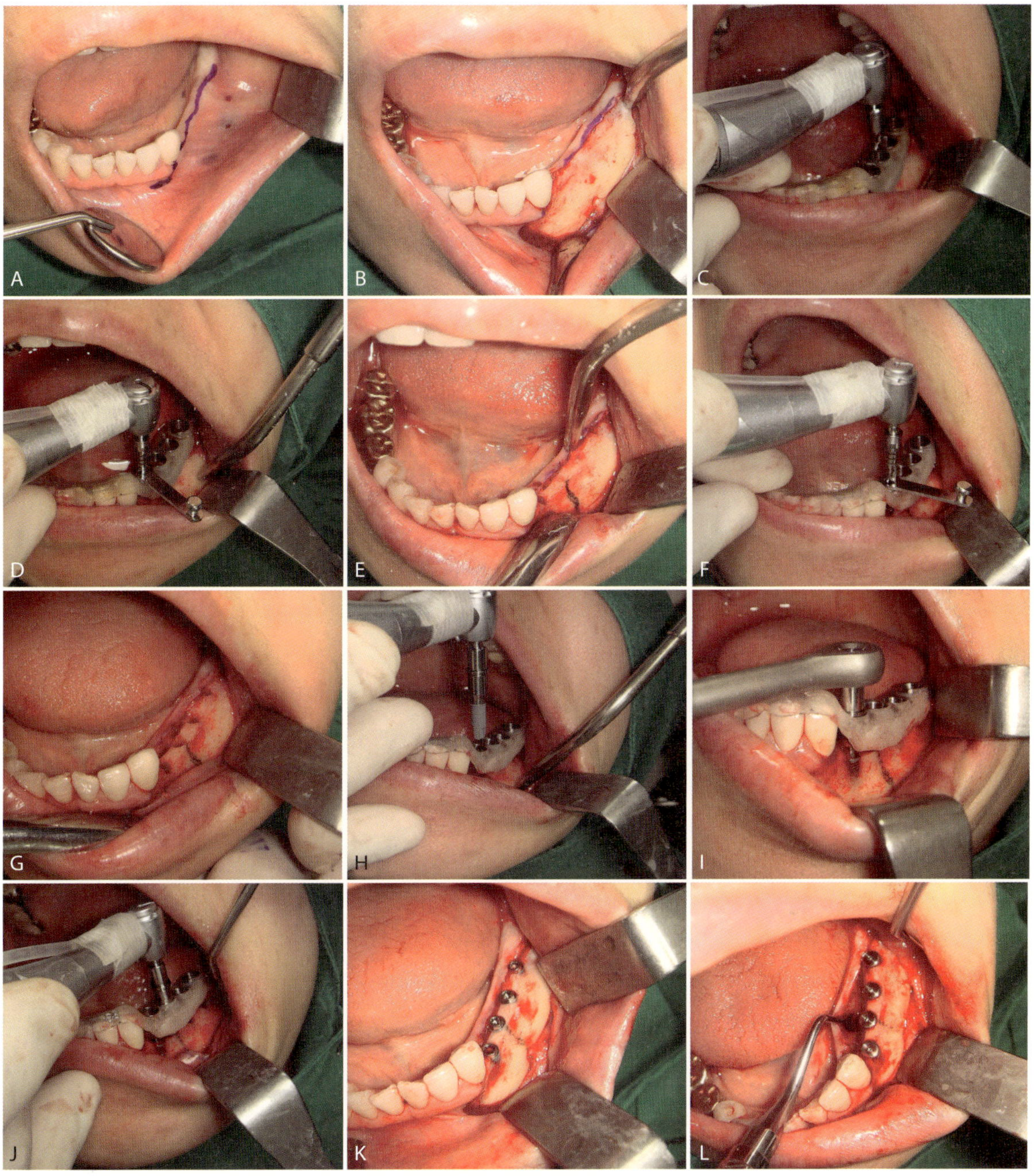

그림 4.4 Whole surgical procedures of implant fixture installation

Printing system(Object Geometries Inc., Billerica, USA)을 이용하였는데, 미리 입력한 소프트웨어의 사양대로 임플란트의 위치와 방향에 맞추어서 원통형의 공간을 남긴 채로 삼차원 레진모형을 출력하였다. 제작된 모형에 sleeve assembly를 장착하여 실제 임상에서 적용할 수 있도록 준비하고, 서지가이드의 유지력은 하악의 전치부와 40번대의 치아 절단면에서 얻도록 제작하였으며, 이때의 제작 오차는 0.3mm 이하로 진행하였다(그림 4.3).

통상적인 수술 전 준비를 하고 하악 좌측 부위의 전달마취 및 국소침윤마취를 시행하였다. 국소마취를 시행한 후에 무치악 구치부에 설측으로 치우친 치조정 절개를 시행하고 서지가이드를 장착하였다(그림 4.4.A, B). 구강내에 적합시킨 서지가이드에 미리 준비된 Quick Guide Kit® system에서 제공된 드릴 순서에 따라 Initial drill을 먼저 사용하고(그림 4.4.C), 직경 2.7mm 드릴을 사용하여 길이 11.5mm, 10.0mm에 맞는 stopper를 이용하여 해당 길이만큼 드릴링하였다(그림 4.4.D). 서지가이드를 제거하고 직경 2.7mm 드릴링의 위치 및 간격을 육안으로 재확인한 후에(그림 4.4.E), 직경 3.0mm 드릴을 이용한 드릴링을 진행하고, 연이어서 직경 3.3mm 드릴을 이용한 드릴링을 순차적으로 시행하였으며, 36번과 37번 자리에는 직경 3.6mm 드릴을 최종 드릴로 추가 드릴링하였다(그림 4.4.F). 임플란트를 식립하기 전에 다시 서지가이드를 제거하여 최종 드릴링 상태를 확인하고(그림 4.4.G), 다시 장착된 서지가이드 상에 계획된 임플란트를 식립하였다(그림 4.4.H). 식립 시 서지가이드용 long mounter를 이용하기 때문에 하악구치부에서는 상악대구치부에 기구가 걸릴 수 있어서 필요하면 핸드피스가 아닌 매뉴얼로 계획된 높이까지 추가적으로 식립하게 된다(그림 4.4.I). 식립된 임플란트 위의 마운터는 다른 임플란트가 식립될 때까지 유지함으로써 서지가이드의 유지력이 증진되는 효과를 얻을 수 있었으며(그림 4.4.J), 모두 식립하고 마운터를 제거한 후에 서지가이드를 제거하여 원하는 위치와 높이로 임플란트가 위치한 것을 확인할 수 있었다(그림 4.4.K). 마지막으로 cover screw를 식립된 임플란트에 위치시키고(그림 4.4.L), 동요도 측정을 위한 ISQ value를 추가로 측정하였다. Cover screw가 장착된 임플란트 위로 통상적인 방법의 점막 봉합을 시행하였으며 가능한 골막이 재위치되면서 각화치은이 퇴축되지 않도록 긴장감 없이 봉합하였다.

수술 후 촬영한 방사선 사진에서는 4개의 임플란트가 평행하게 처음에 계획한 높이와 방향으로 식립되어 있음을 확인할 수 있었다(그림 4.5).

이처럼 서지가이드에 의해 유도된 임플란트 위치의 정확성을 평가하기 위해 임플란트 시술 2개월 후에 3D CT를 시행하였는데, 촬영한 단층촬영 영상은 DICOM 파일로 저장하여 시술 전 계획하였었던 OnDemand3D® 소프트웨어상에서 영상융합(image fusion) 과정을 통해 시술 후 결과의 정확성을 평가하였다(그림 4.6).

4개의 임플란트에 대해 식립 각도의 오차를 먼저 평가하고 각각의 임플란트에 대해 경부(neck area)에서의 수평 및 수직 오차, 그리고 임플란트 첨부(apical area)에서의 수평 및 수직 오차 등을 확인함으로써 공간적 오차를 비교하였다(그림 4.7).[7] 34번 위치의 임플란트에서의 각도 오차는 0.77°, 경부에서의 수평 오차는 1.207mm, 수직 오차는 0.27mm였으며, 임플란트 첨부에서의 수평 오차는 1.207mm, 수직 오차도 0.27mm였다. 또한, 35번 위치의 임플란트에서의 각도 오차는 2.03°, 경부에서의 수평 오차는 1.076mm, 수직 오차는 0.25mm였으며, 임플란트 첨부에서의 수평 오차는 0.732mm,

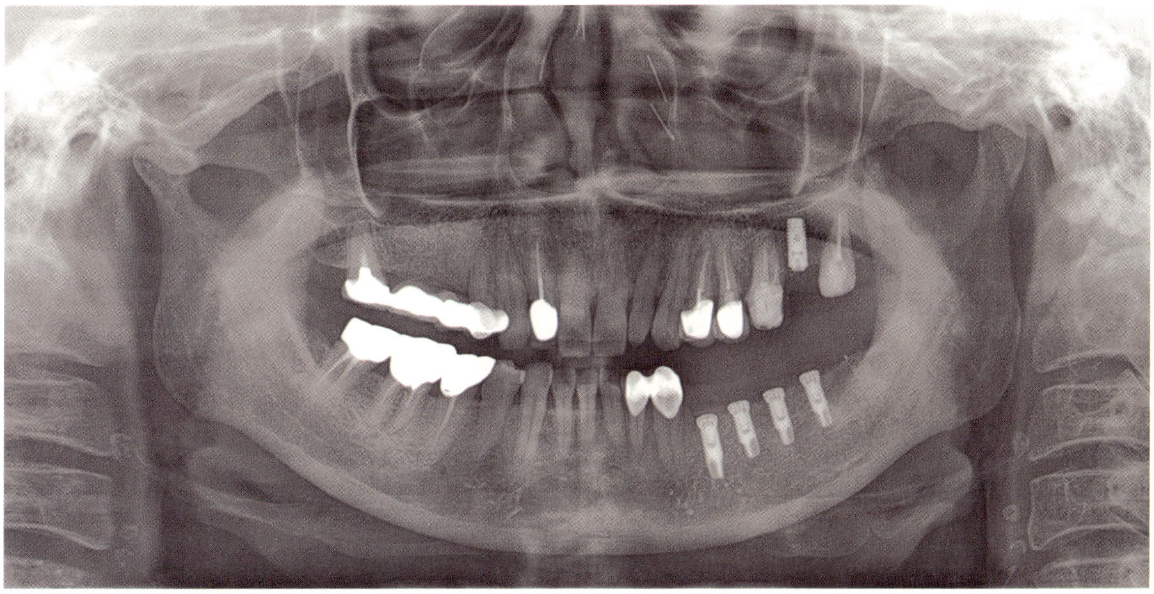

그림 4.5 Postoperative panoramic view

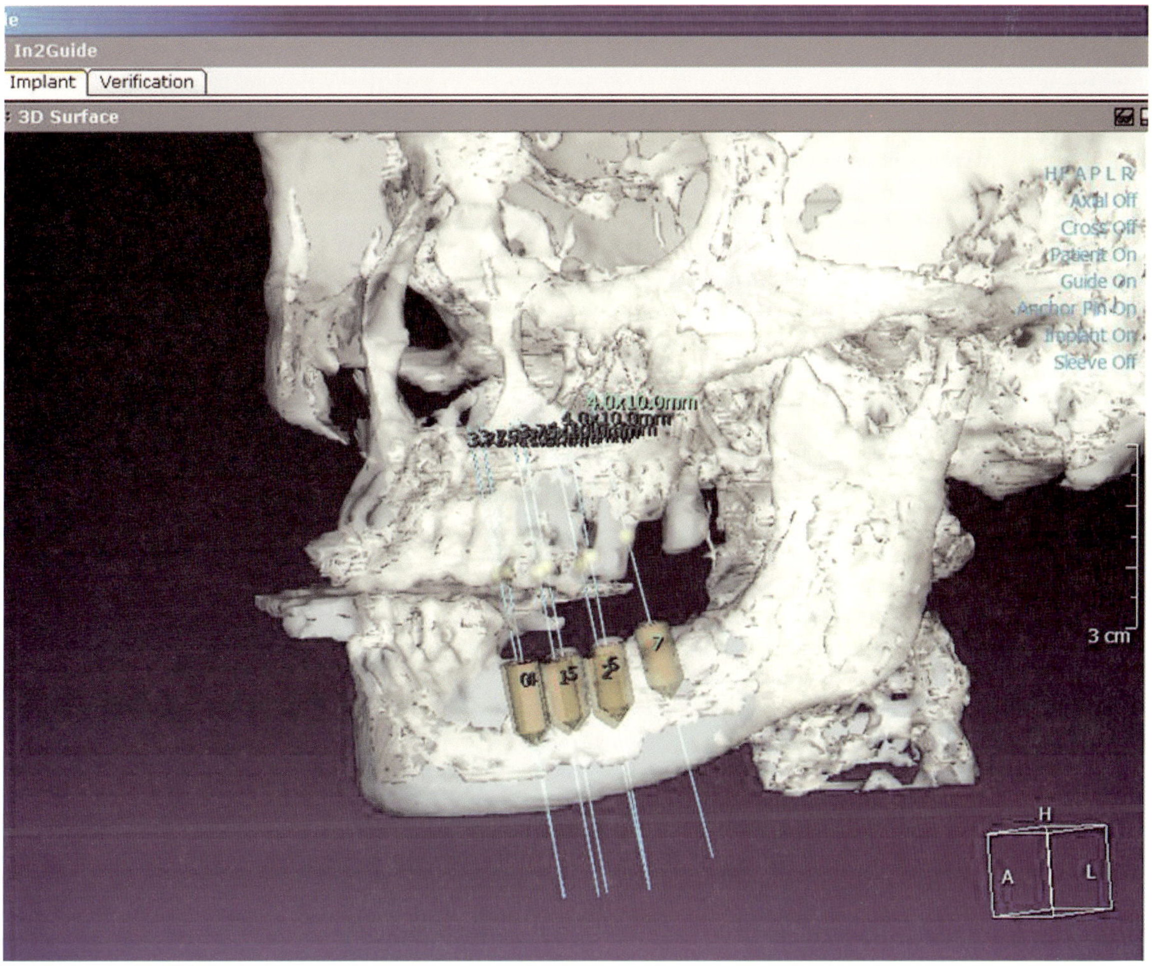

그림 4.6 Postoperative image fusion between preoperative planned image and postoperative actual image by using OnDemand3D® software program

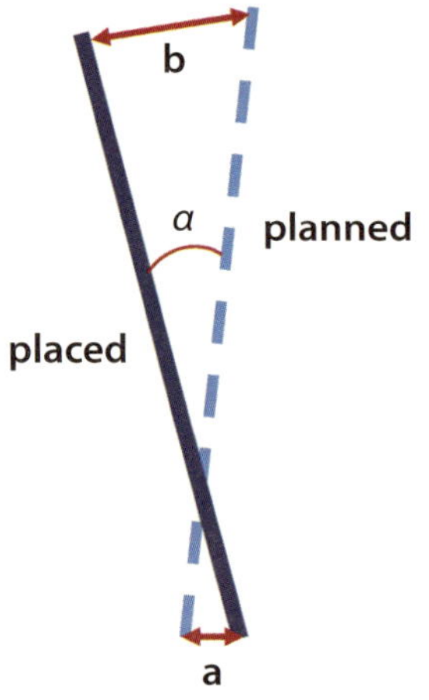

그림 4.7 Schematic image fusion drawing of matching procedure between planned and placed implant. α present the angular deviation, a is the distance in mm between planned and placed implant at apex, and b is the distance in mm between planned and placed implant at neck[7, 8]

수직 오차도 0.21mm였다. 36번 위치의 임플란트에서의 각도 오차는 5.30°, 경부에서의 수평 오차는 0.629mm, 수직 오차는 1.31mm였으며, 임플란트 첨부에서의 수평 오차는 0.288mm, 수직 오차도 1.22mm였다. 마지막으로 37번 위치의 임플란트에서의 각도 오차는 2.56°, 경부에서의 수평 오차는 0.988mm, 수직 오차는 0.78mm였으며, 임플란트 첨부에서의 수평 오차는 0.583mm, 수직 오차도 0.70mm였다. 수술 후 환자의 구순 및 치은부의 지각 이상이나 감염 등의 다른 합병증은 관찰되지 않았으며 통상적인 치유 과정을 거쳐서 임플란트 보철물을 장착하였다.

4개 임플란트의 평균 오차의 각도 오차는 2.665°±1.910°, 경부에서의 수평 오차는 0.975mm±0.247mm, 경부에서의 수직 오차는 0.652mm±0.502mm, 임플란트 첨부에서의 수평 오차는 0.700mm±0.383mm, 임플란트 첨부에서의 수직 오차는 0.600mm±0.467mm였다. 즉, 가장 오차가 작게 식립된 것은 34번과 37번 위치에서였으며 34번 위치의 각도 오차가 0.77°로 가장 작았고, 37번 위치에서는 임플란트 경부 및 첨부 모두에서 수평과 수직 오차 1.0mm 이하의 오차를 보였다(그림 4.6). 워낙 다양한 여러 가지 오차의 가능성을 생각할 수 있겠지만, 가장 큰 오차는 서지가이드를 제작하는 과정과 실제 환자에게 가이드를 고정하고 시술하는 과정에서 생기는 부정확성에 기인할 것으로 생각된다. 실제로 점막지지 가이드로서 골유지(bone anchored) 가이드가 아닌 인접치아 지지 가이드를 활용함으로써 처음 절개 후 재위치시키고 34번 위치를 먼저 식립하고 순차적으로 35, 36, 37번의 순서로 식립하였기 때문에 뒤쪽으로 갈수록 각도 및 거리의 오차는 커질 수 있을 것으로 생각된다.

삼차원 영상을 기반으로 한 서지가이드가 기존에 사용하던 서지컬스텐트에 비해 보다 우수한 정확성을 지니기 위해서는 이처럼 영상에서의 식립 계획과 실제 수술 간의 오차가 작아야 하는데, 이러한 연구 내용은 현재까지 충분히 진행되어 오지 못한 것이 현실이다.[8-11] Meta-regression analysis를 시행한 최근의 한 연구에서는 CAD/CAM 기술로 제작한 서지가이드의 정확도에 관한 논문을 정리하여 경부에서의 평균 오차가 1.07mm, 근첨부에서 1.63mm이고, 식립 각도에서는 5~6° 정도의 오차를 보인다고 보고한 바 있었다.[12, 13] 이에 반해 이 증례에서는 비록 단순한 비교이나 수치상으로는 기존의 여러 문헌에서의 통계치보다 우수한 결과를 가져온 것이라 평가된다. 하지만, 영상에서의 사전 계획을 충분히 숙지하고 발생 가능한 여러 오차를 최소한으로 줄이기 위한 다각도적인 노력이 반드시 동반되어야 할 것으로 생각된다.[14]

II. 점막지지 서지가이드를 이용한 하악전치부 임플란트 식립

하악의 완전 무치악부의 점막지지 서지가이드를 활용하여 5개의 임플란트를 식립한 증례로서, 하악 완전 무치악인 73세 여성 환자가 지난 수년간 상하악 의치를 사용 후 상대적으로 상악의치에 비해 유지력이 부족하여 많은 불편감을 주었던 하악의치를 개선하고자 임플란트 진료를 위해 내원하였다. 환자는 전신적으로 건강하였고 임상적으로나 파노라마 방사선 사진상에서도 두경부 및 구강내 소견에서도 특이한 소견은 관찰되지 않았기에 서지가이드를 이용한 임플란트 치료를 계획하였다(그림 4.8).

환자가 기존에 사용하던 상하악의 의치를 이용하여 예비 인상을 채득한 후 하악은 양측 이공 사이에 최대한 많은 개수의 임플란트를 식립 후 cantilver type의 고정성 보철물을 대합하여 총의치 상악과 교합시키기로 계획하였다. 방사선용 스텐트(radiographic stent)를 제작하여 3D CT를 시행하고, 촬영된 영상은 DICOM 파일로 저장하여 OnDemand3D® 소프트웨어상에서 삼차원 영상을 재편집하여서 가상의 임플란트 시술을 계획하였다. 프로그램상에서는 5개의 임플란트를 계획하였는데, Brånemark system®의 MK III Groovy RP 임플란트를 선택하여 43번 자리에는 3.75mm 직경으로 13mm, 42번 자리에는 4.0mm 직경으로 13mm, 41번 자리에는 4.0mm 직경으로 13mm 그리고 32번 자리에는 4.0mm 직경으로 11.5mm, 33번 자리에는 3.75mm 직경으로 7.0mm의 임플란트를 계획하였다(그림 4.9).

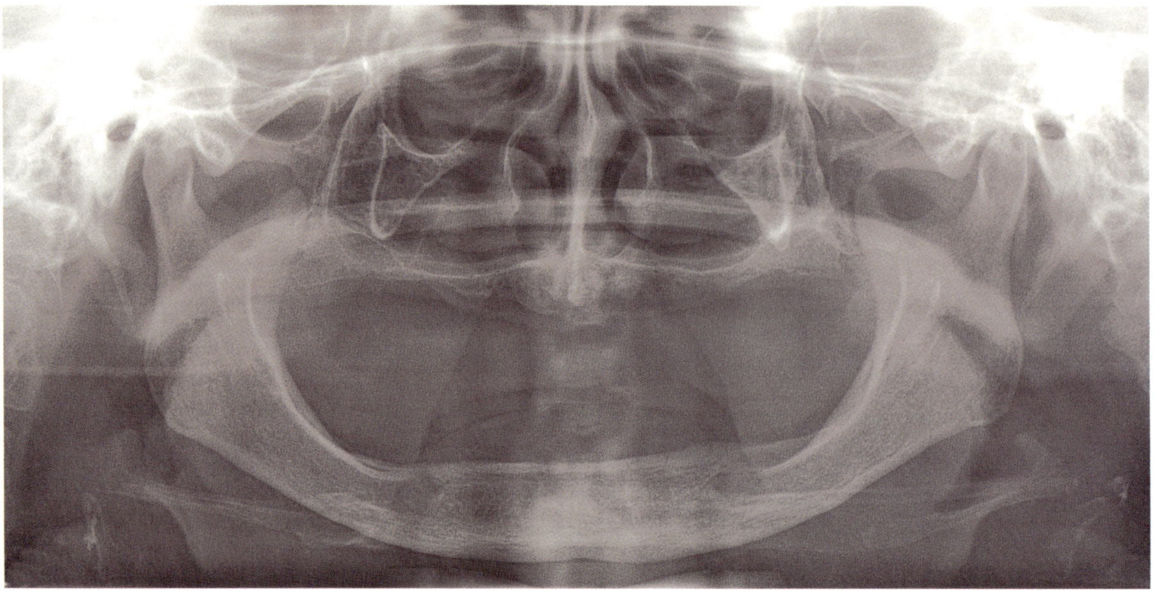

그림 4.8 Preoperative panoramic view

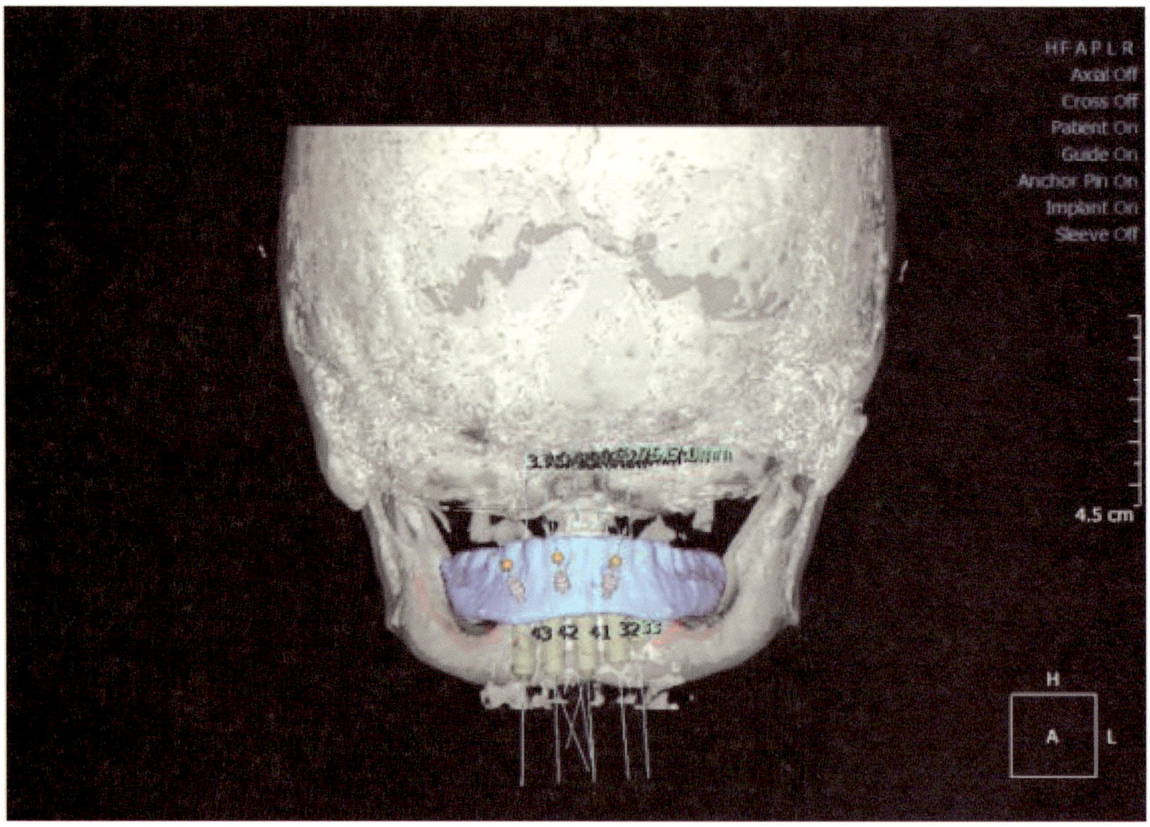

그림 4.9 Preoperative virtual planning and implant selection by using OnDemand3D® software program

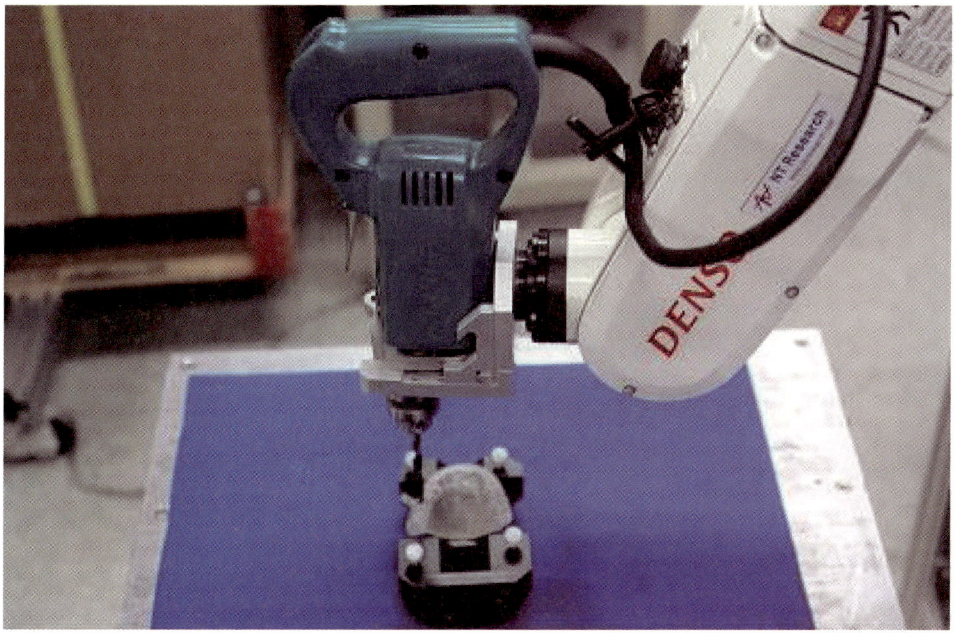

그림 4.10 Surgical template fabrication via Robot drilling process

이때 삼차원 영상에서 하치조 신경의 주행 범위를 확인하고 양측 이공(mental foramen)의 위치를 확인하여 43번과 33번 위치 임플란트의 후방으로 최소 4.0mm의 안전거리를 유지하도록 하였고, 특히 33번 위치에서는 이공의 위치를 피하고 심한 망상골 결손부를 피하기 위하여 짧은 임플란트를 계획하였다.

서지가이드 제작을 위하여 계획된 프로그램은 DICOM 파일로 저장하여 In2Guide® surgical template로 진행하였다. 삼차원 출력기로는 Connex 350® 3-Dimensional Printing system을 이용하였는데, 미리 입력된 DICOM 파일의 사양대로 임플란트의 위치와 방향에 맞추어서 표면등록(surface registration) 기반의 알고리듬 과정과 치아모델 스캐닝 과정을 거쳐서 삼차원 레진모형을 출력하였다. 임플란트 식립 과정상 필수적인 원통 구조를 포함한 레진모형에 로봇 구동 드릴링 시스템을 활용하여 sleeve assembly를 장착하였으며(그림 4.10), 이는 기존의 여러 시행착오를 거쳐 calibration 과정으로 제작 오차를 0.3mm 이하의 공정으로 진행하여 서지가이드를 완성한 것이다(그림 4.11).

통상적인 수술 전 준비를 하고 하악의 국소침윤마취를 시행하였다. 서지가이드를 하악에 장착하고 유지력과 지지력을 확인하여 재현성 있는 위치에 있도록 확인하였다(그림 4.12.A). 이 증례에서는 인접치아에서 안정성을 얻을 수 있는 치아지지 유지력을 얻을 수 없으므로 첫 위치에서 움직이지 않는지를 신중히 확인하고 고정력을 얻기 위하여 고정핀(anchor pin) 위치에 드릴링(그림 4.12.B) 후에 3개의 미니나사로 서지가이드를 고정시켰다(그림 4.12.C). 미니나사와 서지가이드를 제거한 후, 무치악 전치

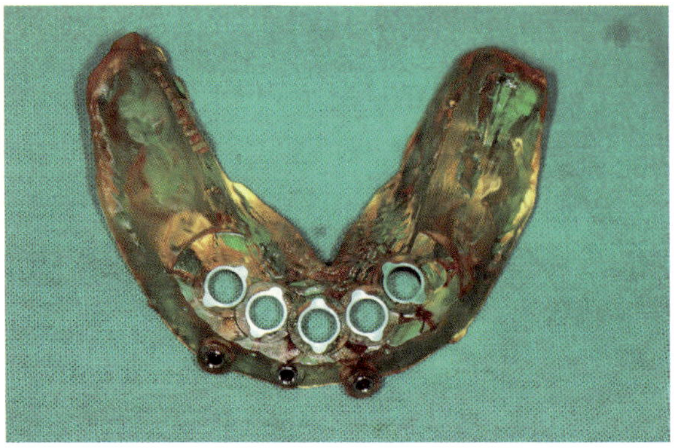

그림 4.11 Sterilized surgical template prepared for five fixtures in the anterior mandible

부에 설측으로 치우친 치조정 절개선을 계획하고(그림 4.12.D), 절개 및 골막하 박리를 시행하여 식립 부위의 치조골을 노출시켰다(그림 4.12.E). 서지가이드를 다시 장착하고 미리 드릴링한 위치에 고정핀을 재위치시킴으로써 서지가이드는 스크류에 의한 주 고정력과 유지력을 얻고, 동시에 구치부 점막에서 주된 지지력을 얻을 수 있도록 고정하였다(그림 4.12.F). Quick Guide Kit® system에서 제공된 드릴 순서에 따라 드릴링을 진행하였는데, Initial drill을 먼저 사용하고 직경 2.7mm 드릴을 사용하여 길이 13mm, 11.5mm, 7mm에 맞는 stopper를 이용하여 해당 길이만큼 드릴링하였다(그림 4.12.G). 직경 3.0mm 드릴을 이용한 드릴링을 진행하고, 연이어서 직경 3.3mm 드릴을 이용한 드릴링을 순차적으로 시행하였으며, 4.0mm 직경의 임플란트를 계획한 32, 41, 42번 자리에는 직경 3.6mm 드릴을 추가로 최종 드릴링하였다. 임플란트를 식립하기 전에 최종 드릴링 상태를 확인하고(그림 4.12.H), 서지가이드 상에서 41번부터 계획된 임플란트를 식립하였다(그림 4.12.I). 식립 시 서지가이드용 long mounter를 이용하게 되는데, 최종 위치까지는 핸드피스가 아닌 매뉴얼로 계획된 높이까지 식립하는 것이 추천된다(그림 4.12.J). 식립된 임플란트 위의 마운터는 다른 임플란트가 식립될 때까지 유지함으로써 서지가이드의 유지력이 증진되는 효과를 얻을 수 있으며, 모두 식립하고 마운터를 제거한 후에 서지가이드를 제거하여 원하는 위치와 높이로 임플란트가 위치한 것을 확인하게 된다(그림 4.12.K). 동요도 측정을 위한 ISQ value를 측정하고 cover screw를 연결하여 시술을 완료하였다(그림 4.12.L). Cover screw가 장착된 임플란트 위로 각화치은이 퇴축되지 않도록 점막 봉합을 시행하였으며, 골막이 재위치되면서 긴장감이 생기지 않도록 가능한 장력 없이 봉합하게 된다.

3개월 경과 후 부착치은을 최대한 보존하는 절개 후 높이 4.0mm의 healing abutment를 동일하게 연결하여 치은연상 임플란트의 모습을 확보하였으며, 수술 후 촬영한 방사선 사진에서는 5개의 임플란트가 평행하게 처음에 계획한 높이와 방향으로 식립되어 있음을 확인할 수 있었다(그림 4.13).

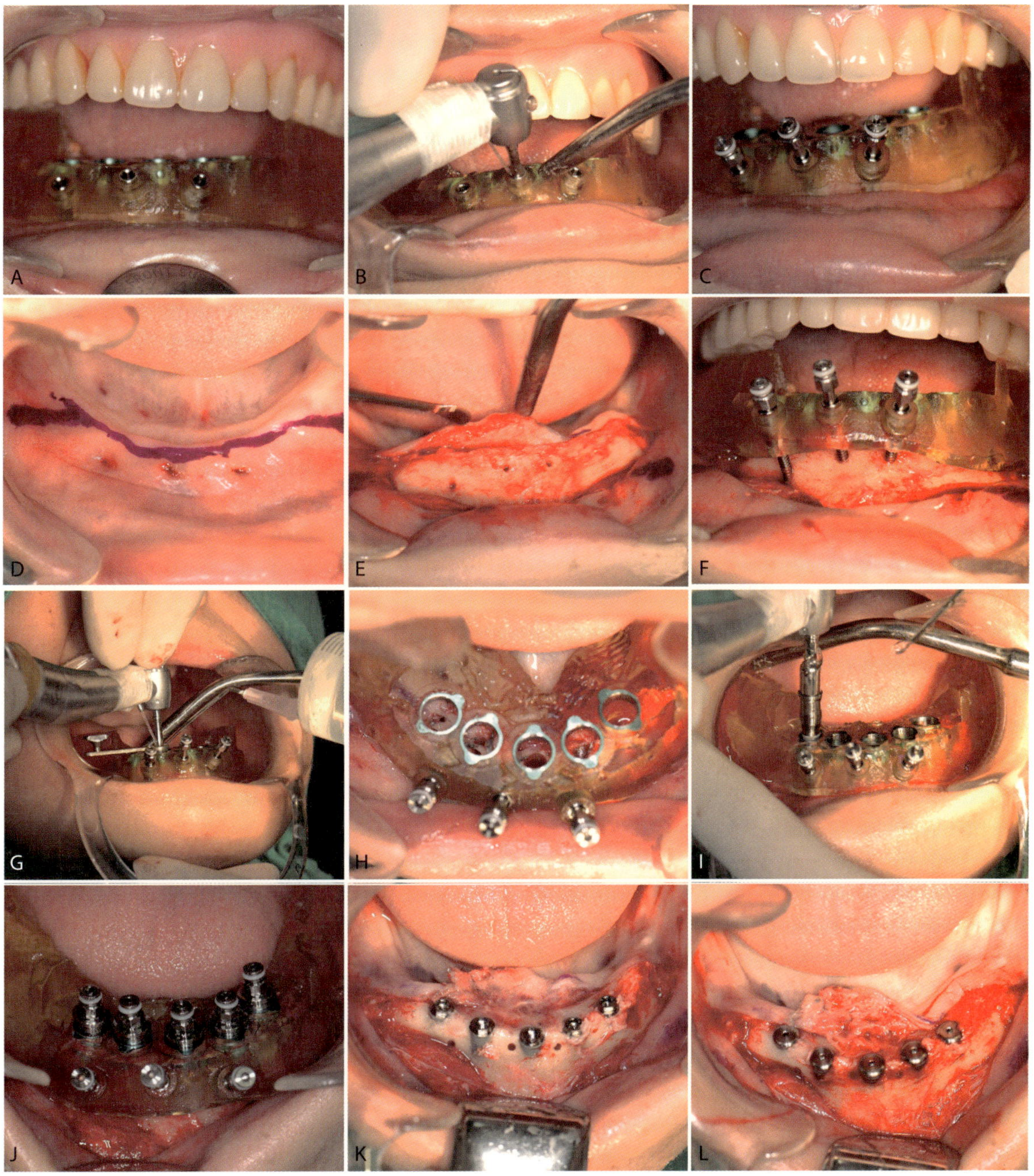

그림 4.12 Surgical procedures of implant fixture installation by using of surgical template

서지가이드에 의해 유도 식립된 임플란트 위치의 정확성을 평가하기 위해 임플란트 시술 2개월 후에 3D CT 촬영을 IRB 규정하에 진행하였으며, 촬영한 CT 영상은 DICOM 파일로 저장하여 시술 전 계획하였었던 OnDemand3D® 소프트웨어상에서 영상융합 과정을 통해 시술 후 결과의 정확성을 평가하였다. 5개의 임플란트에 대해 식립 각도의 오차를 먼저 평가하고 각각의 임플란트에 대해 경부에서의 수평 및 수직 오차, 그리고 임플란트 첨부에서의 수평 및 수직 오차 등을 확인하여 공간적 오

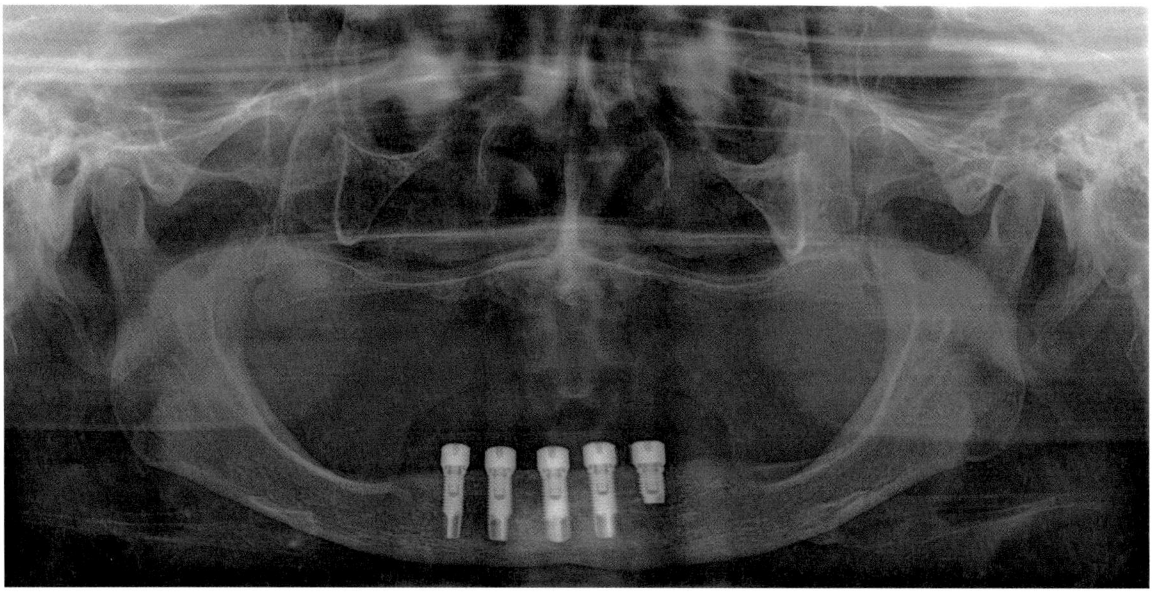

그림 4.13 Postoperative panoramic view after healing abutment connection

차를 비교하였다.[7] 43번 위치 임플란트의 각도 오차는 2.54°, 경부에서의 수평 오차는 0.15mm, 수직 오차는 0.16mm였으며, 임플란트 첨부에서의 수평 오차는 0.42mm, 수직 오차도 0.13mm였다. 또한, 42번 위치 임플란트의 각도 오차는 4.36°, 경부에서의 수평 오차는 0.94mm, 수직 오차는 0.19mm였으며, 임플란트 첨부에서의 수평 오차는 1.93mm, 수직 오차도 0.26mm였다. 41번 위치 임플란트의 각도 오차는 1.92°, 경부에서의 수평 오차는 0.63mm, 수직 오차는 0.17mm였으며, 임플란트 첨부에서의 수평 오차는 1.06mm, 수직 오차도 0.19mm였다. 32번 위치 임플란트의 각도 오차는 5.19°, 경부에서의 수평 오차는 0.42mm, 수직 오차는 0.01mm였으며, 임플란트 첨부에서의 수평 오차는 1.46mm, 수직 오차도 0.02mm였다. 마지막으로, 33번 위치 임플란트의 각도 오차는 3.1°, 경부에서의 수평 오차는 0.58mm, 수직 오차는 0.06mm, 임플란트 첨부에서의 수평 오차는 0.96mm, 수직 오차는 0.1mm였다(그림 4.14). 수술 후 환자의 구순 및 치은부의 지각 이상이나 감염 등의 다른 합병증은 관찰되지 않았으며 통상적인 치유 과정을 거쳐서 최종적인 임플란트 보철물을 장착하였다.

앞서 기술한 바와 같이 이 증례에서 5개 임플란트 평균 오차의 각도 오차는 3.422°±1.336°, 경부에서의 수평 오차는 0.544mm±0.290mm, 수직 오차는 0.118mm±0.079mm, 임플란트 첨부에서의 수평 오차는 1.166mm±0.566mm, 수직 오차는 0.14mm±0.091mm였다.

가장 오차가 작은 것은 상대적으로 41번과 43번 위치에서였는데, 41번 위치에서 각도 오차가 1.92°로 가장 작았고, 43번 위치에서는 임플란트 경부 및 첨부 모두에서 수평과 수직 오차가 0.5mm 이하의 오차를 보였다(그림 4.14). 이는 가장 처음에 서지

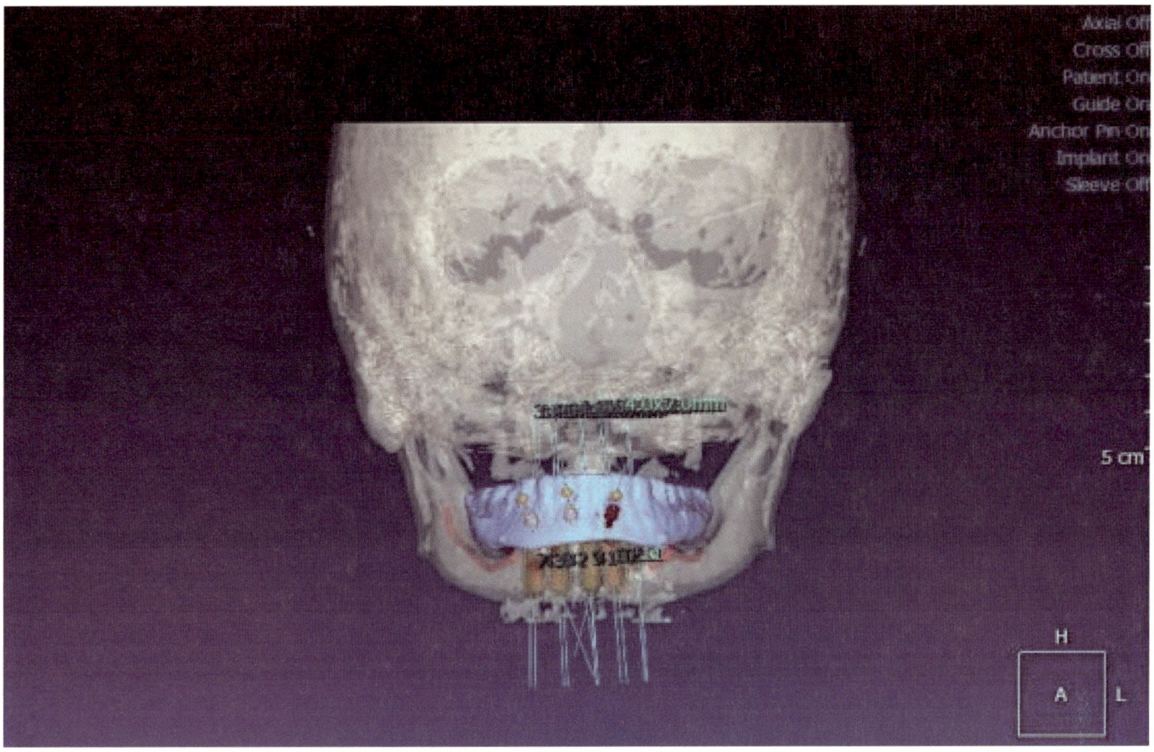

그림 4.14 Postoperative image fusion between preoperative planned image and postoperative actual image by using OnDemand3D® software program

가이드를 고정하고 시술하였던 43번의 위치에서 거리 오차가 가장 작았음을 시사하고, 동시에 두 번째로 식립하였던 41번의 위치에서 각도 차가 가장 작았음을 의미한다. 실제로 서지가이드를 고정하는 3개의 고정핀 이후에도 점막지지 서지가이드는 미세하게 움직이는 미세운동이 발생하며 이 미세운동 시 최소한 2개의 임플란트가 식립된 이후에 마운터를 제거하지 않은 상태에서 가장 안정적인 위치를 지닌다고 생각할 수 있다. 서지가이드를 구강내에 고정하기 위해서는 최소 3점 이상의 고정점이 필요한데 이는 최소한의 의미이며 3개의 점이면 충분하다는 의미는 아닌 것으로 해석된다.[15, 16] 이러한 경우는 이번 증례와 같이 비교적 시야가 좋고 접근도가 용이한 하악 전치부에서는 큰 오차가 나지 않을 수 있었으나, 상하악의 구치부와 같이 점막의 움직임이 많고 접근도가 쉽지 않은 부위에서는 처음 식립한 임플란트와 두 번째, 세 번째 식립한 임플란트 사이에 많은 오차가 발생하는 경우는 고려하여 유추할 수 있다.[3, 4]

서지가이드를 이용한 시술에서의 시술 전후 오차의 발생 원인 중 가장 큰 오차는 서지가이드를 제작하는 과정과 실제 환자에게 템플레이트를 고정하고 시술하는 과정에서 생기는 부정확성에 기인한다고 넓게 해석될 수 있다. 정확한 인상채득과 석고모형의 제작, 그리고 연조직인 점막이 재현되는 석고모형상에서의 정확한 삼차원 인쇄를 통한 서지가이드 제작기술은 현재 국내외의 회사별 차이는 거의 없음이 보고되어 왔다. 서지가이드를 제작한 이후부터의 시술 시 술자에 의한 오차를 줄이기 위한 다각도의 노력이 오차를 줄이기 위해 필수적이며, 위에서 언급된 고정핀의 역할과 동시에 버 튜브(bur tube)에 해당하는 드릴 가이드의 정확한 위치와 이에 정확히 맞는 가이드 드릴의 정확성이 선행되어야 한다. 드릴 가이드와 가이드 드릴 간의 유격에서 발생하는 오차는 결국 각도 오차를 가져오며 이는 여러 개의 임플란트를 동시에 식립할 경우 전체적인 각도 오차와 거리 오차를 유발하게 된다.[13, 17]

앞서 기술한 바와 같이 meta-regression analysis를 시행한 최근의 한 연구에서는 CAD/CAM 기술로 제작한 서지가이드의 정확도에 관한 논문을 정리하여 경부에서의 평균 오차가 1.07mm, 근첨부에서 1.63mm이고, 식립 각도에서는 5~6° 정도의 각도 오차를 보인다고 보고한 바 있었다.[8-11] 이 증례는 수치상으로 기존의 여러 문헌에서의 통계치에 비해 상대적으로 우수한 결과를 가져온 것이라 자체 평가할 수 있으나 전치부의 접근이 용이한 부위이고, 완전 무치악이면서 고정핀의 위치가 쉽게 고정할 수 있는 부위였던 것을 감안하면 오차를 보다 줄일 수 있었을 것으로도 생각된다. 시술 전 계획한 영상에서의 골질 및 점막 두께 등을 충분히 숙지하여 발생 가능한 여러 오차를 최소한으로 줄이기 위한 과정에서부터 술자는 보다 구체적인 접근 노력이 필요할 것으로 생각된다.[7, 18]

앞서 인용한 여러 문헌에서 점막지지 템플레이트 이외의 치아지지 및 골지지 템플레이트 간의 시술 전후 오차는 통계학적으로 큰 차이가 없는 것으로 보고되어 왔다. 이번 증례에서와 같이 완전 무치악일 때 전치부에만 최적의 위치에 식립할 경우 점막지지형 서지가이드를 제작하고 고정핀의 위치와 깊이를 확인한 이후에, 다시 시술할 부위에 점막을 거상함으로써 피판거상 없는 술식에서의 단점을 배제할 수 있다면, 보다 나은 접근법이 되리라 예상된다. 즉, 고정핀에서 대부분의 유지력을 얻고 동시에 구치부의 점막에서 지지력를 얻음으로써 완전 무치악에서의 서지가이드 움직임을 최소화한다. 동시에 피판거상이 없는 방법을 피함으로써 피판을 거상하고도 좋은 결과를 얻을 수 있다면, 이를 점막 반지지(mucosa half-supported) 서지가이드로 고안하여 활용할 수 있을 것이다.

III. 치아지지 서지가이드를 이용한 상악동거상술 동반 임플란트 식립

세 번째는 치아지지 서지가이드 제작을 통해 상악동거상술을 동반한 임플란트 식립 증례로서 우측 상악 구치부 결손인 57세 여성 환자에서 상악동거상술과 서지가이드를 이용한 임플란트 식립을 계획하였다. 환자는 전신적으로 건강하였고, 시술 전 촬영한 파노라마 및 워터스 방사선 사진에서 특별한 상악동 내 질환은 관찰되지 않았다(그림 4.15.A, B). 구강내 특별한 치과치료 병력이 없었고, 비흡연가로서 가정주부였기에 통상적인 임플란트 시술을 설명하고, 시술 및 경과 관찰 그리고 보철물 제작을 진행하였다.

먼저 방사선용 스텐트를 제작하여 3D CT를 촬영하여 DICOM 파일로 저장하여 OnDemand3D® 소프트웨어상에서 삼차원 영상을 재편집하여서 가상의 임플란트(virtual implant) 시술을 계획하였다. 프로그램상에서는 Brånemark system®의 MK III Groovy RP 4.0mm 직경의 임플란트를 선택하여 상악동거상술을 시술하면서 13mm 길이의 임플란트를 계획하였다(그림 4.16). 가상의 임플란트로 계획된 프로그램은 다시 DICOM 파일로 저장하여 In2Guide® surgical template 제작을 진행하였는데, 삼차원 출력기로는 Connex 350® 3-Dimensional Printing system을 이용하여 기존에

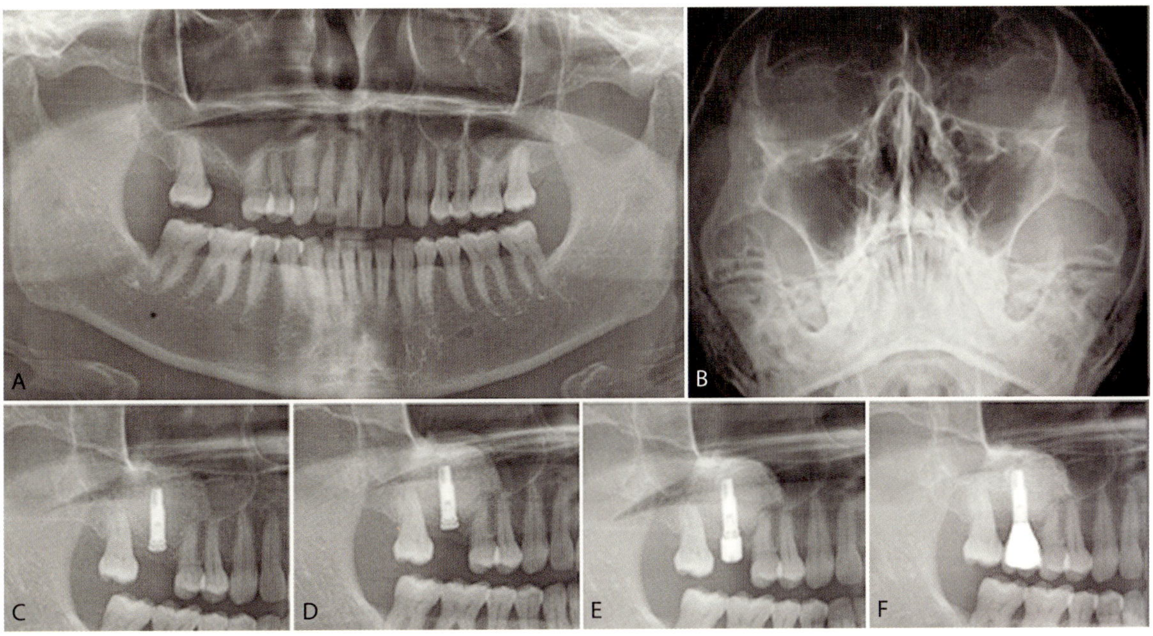

그림 4.15 Radiological findings of case 1 patient showing preoperative and bony regeneration processes in the right upper posterior maxilla, (A) preoperative panoramic view, (B) preoperative Water's view, (C) postoperative 1 day, (D) postoperative 3 months, (E) postoperative 6 months, (F) postoperative 2 years

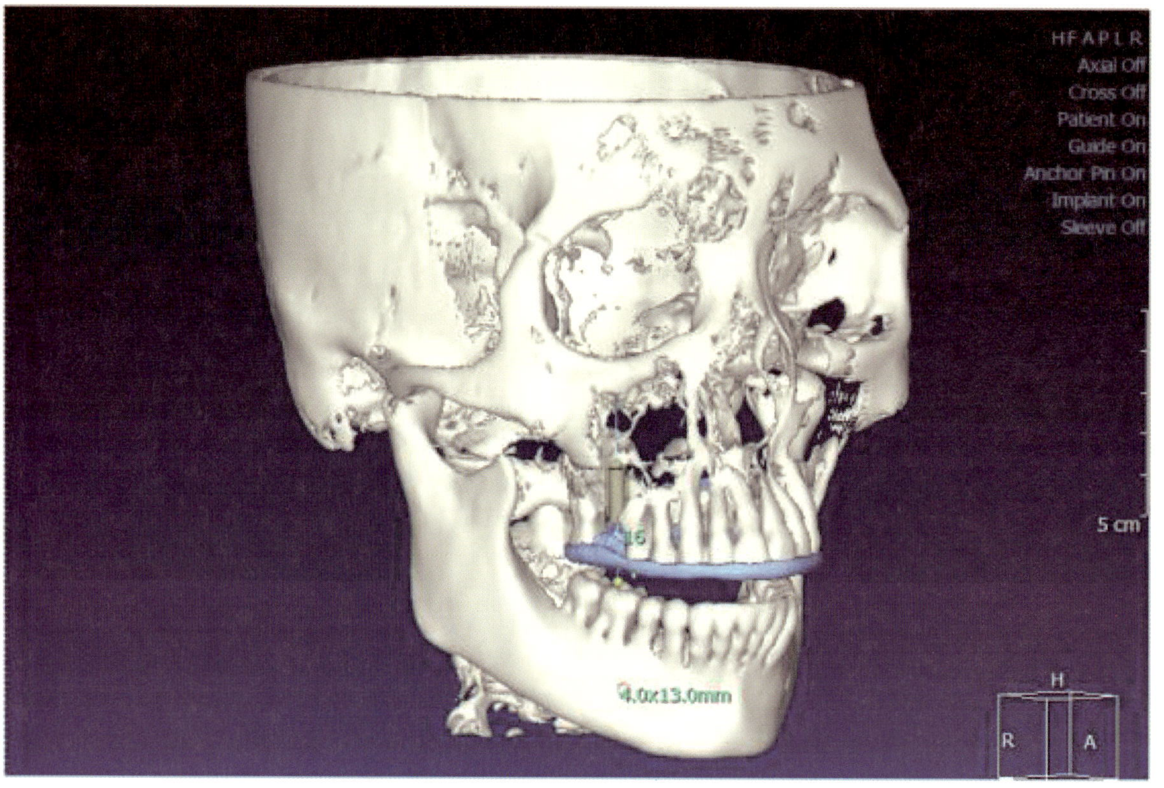

그림 4.16 Preoperative virtual planning and implant selection in the right posterior maxilla on the OnDemand3D® software program

미리 입력해 둔 DICOM 파일의 사양대로 임플란트의 위치와 방향에 맞추어서 표면 등록(surface registration) 기반의 알고리듬 과정과 치아모델 스캐닝 과정을 거쳐서 삼차원 레진모형을 출력하였다. 삼차원 레진모형을 다듬기 전에 로봇 구동 드릴링 시스템을 활용하여 원통 구조의 슬리브 결합체(sleeve assembly)를 장착하였는데(그림 4.17), 이는 저자 등이 기존에 여러 시행착오를 거쳐 계측 조정(calibration)한 과정을 통하여 제작 오차를 0.3mm 이하의 공정으로 진행되도록 하였다.

통상적인 수술 전 준비 및 국소침윤마취를 시행하고, Bio-Oss® bovine mineral bone(Geistlich Pharma, Wolhusen, Switzerland)으로 상악동 내에 골을 이식하여 상악동거상술을 시행하였다(그림 4.18.C). 치아 지지 서지가이드를 상악 치아에 유지력과 지지력을 확인하여 재현성 있는 위치에 있도록 확인, 장착하였다(그림 4.18.D). Quick Guide Kit® system에서 제공된 드릴 순서에 따라 드릴링을 진행하였는데, Initial drill을 먼저 사용하고 직경 2.7mm 드릴을 사용하여 길이 13mm에 맞는 stopper를 이용하여 해당 길이만큼 드릴링하였다(그림 4.18.E). 직경 3.0mm 드릴을 이용한 드릴링을 진행하고, 연이어서 직경 3.3mm 드릴을 이용한 드릴링을 순차적으로 시행하였다(그림 4.18.F). 4.0mm 직경의 임플란트를 계획하였으므로 직경 3.6mm 드릴을 최종 드릴

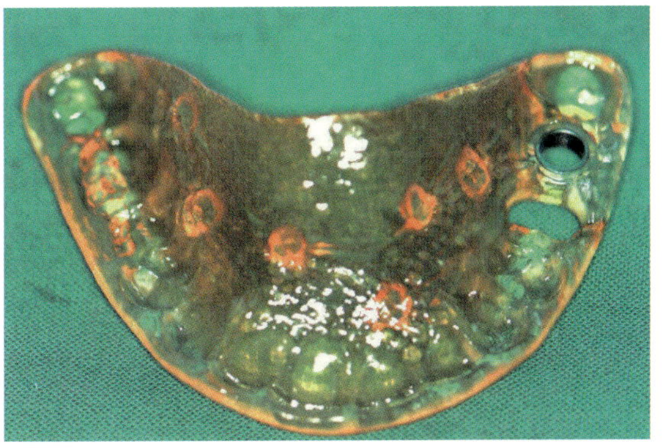

그림 4.17 Sterilized surgical template prepared for the posterior maxilla of case 1 patient

로 추가 드릴링하였다(그림 4.18.G). 상악동거상술에 의한 골이식을 진행하였으므로 그대로 임플란트를 식립하지 않고, 재현성 있는 서지가이드를 제거하고 상악동의 측방 부위를 재관찰하여 드릴링에 의해 밀리거나 파편화된 이식골편을 다시 밀접시켜서 다져 주고 길이 13mm에 맞도록 골이식량이 모자란 부위는 추가로 이식하였다. 다시 서지가이드를 장착하여 계획된 임플란트를 식립하였다(그림 4.18.H). 이때 서지가이드용 마운터를 이용하여 식립할 때 최종 위치까지는 핸드피스가 아닌 매뉴얼로 계획된 높이까지 식립하도록 하였다(그림 4.18.I). 식립된 임플란트 위의 마운터와 서지가이드를 제거하기 전에 원하는 위치와 높이로 임플란트가 위치한 것을 확인하고(그림 4.18.J), 임플란트 위의 마운터와 서지가이드를 제거한 후에 동요도 측정을 하여 협측 74, 구개측 73 값의 ISQ value를 측정하고 cover screw를 연결하여 시술을 완료하였다(그림 4.18.K).

Cover screw가 장착된 임플란트 위로 각화치은이 퇴축되지 않도록 점막 봉합을 시행하였으며, 가능한 골막이 재위치되면서 긴장감이 생기지 않도록 장력 없이 봉합하였다(그림 4.18.L). 수술 후 비강 출혈이나 협측 부종, 감염 등의 다른 합병증은 관찰되지 않았으며, 수술 다음 날 촬영한 방사선 사진에서 계획한 위치에 임플란트 식립을 확인하였다(그림 4.15.C). 3개월 경과 후 촬영한 사진에서도 이식한 골이식재의 방사선 불투과성이 미세하게 증가된 것을 확인할 수 있었다(그림 4.15.D).

시술 2개월 후에 3D CT로 취득한 영상은 다시 DICOM 파일로 저장하여 시술 전 계획하였던 OnDemand3D® 소프트웨어상에서 영상융합 과정을 통해 시술 후 식립 위치의 정확성을 평가하였다. 수술 후 단층촬영상을 재절단(reslicing)하여 시술 전 계획된 임플란트의 좌표를 같이 올리는 반출(export) 과정을 거쳐서 단층촬영상 위에 시술 전 임플란트를 재배치하고, 재배치된 데이터를 다시 소프트웨어상으로 입력하는 반입(import) 과정을 거쳐 프로그램상에서 자동적으로 각도 오차(angle difference)와 경부 오차(neck difference) 및 첨부 오차(apical difference) 등의 거리 오차를 계산하였다.[7]

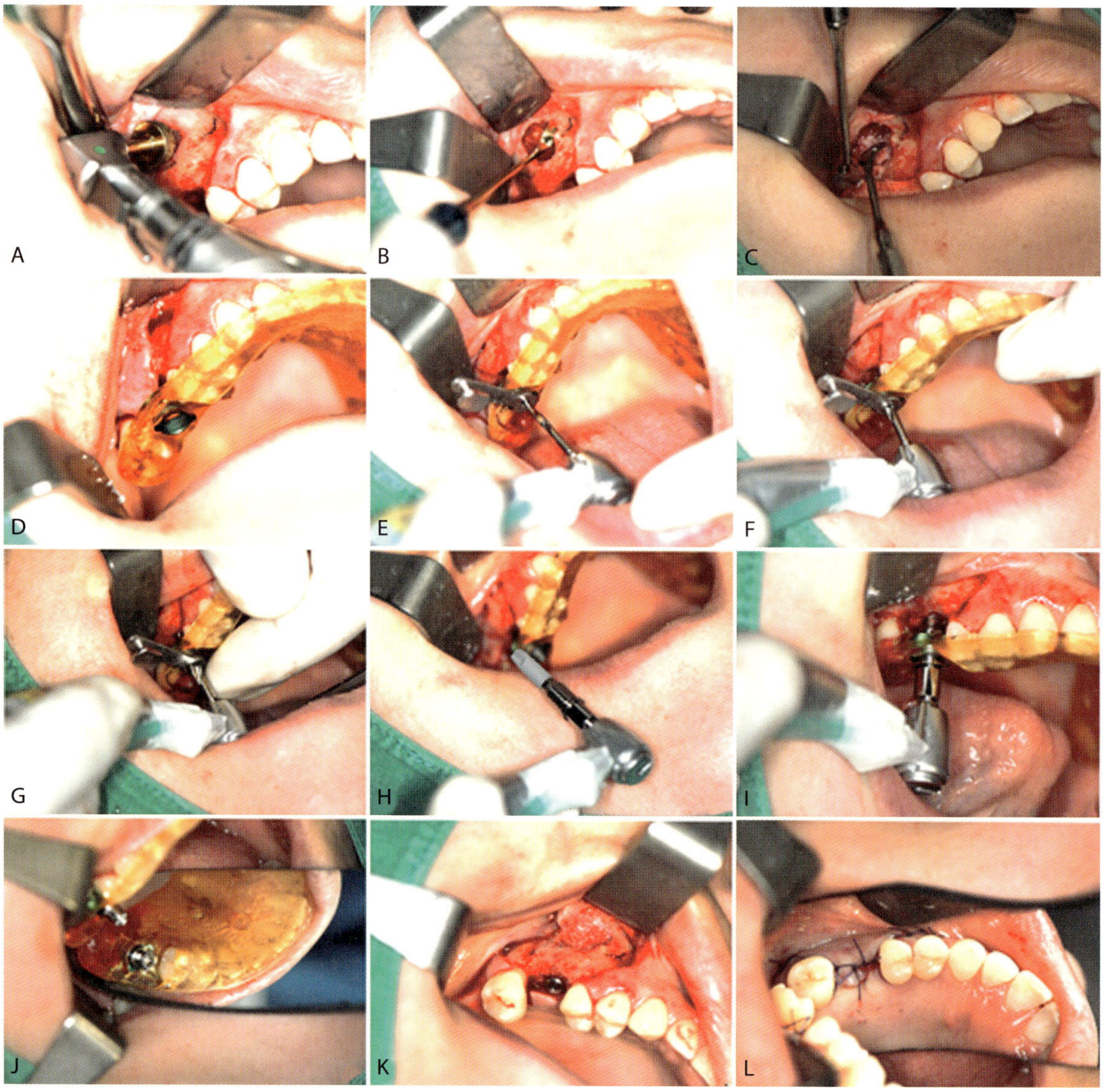

그림 4.18 Surgical procedures of implant fixture installation in the posterior maxilla by using of surgical template, (A) lateral approach for the bony window in the right maxillary sinus, (B) sinus membrane lifting procedure, (C) bone graft with Bio-Oss® bovine mineral bone and condensation procedure in the sinus, (D) application of surgical template, (E) drilling procedure of 2.7mm diameter long drill with template stopper, (F) drilling procedure of 3.0mm diameter long drill with template stopper, (G) drilling procedure of 3.6mm diameter long drill with template stopper, (H, I) 4.0mm diameter and 13mm length MK III Groovy RP implant fixture installation by using of template mounter, (J) confirmation of planned height and position between implant and inner sleeve after removal of fixute mounter, (K) installation state after removal of surgical template, (L) mucosal approximation and sutured state

계산된 임플란트의 각도 오차는 0.16°, 경부에서의 수평 오차는 0.66mm, 수직 오차는 0.05mm였으며, 임플란트 첨부에서의 수평 오차는 0.67mm, 수직 오차는 0.05mm였다(그림 4.19).

6개월 경과 후 부착치은을 최대한 보존하도록 점막 절개 후 높이 4.0mm의

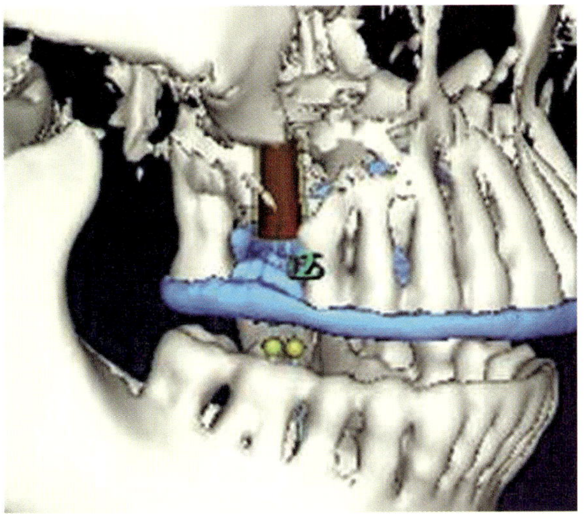

그림 4.19 Postoperative image fusion between preoperative planned image and postoperative actual image by using OnDemand3D® software program

healing abutment를 동일하게 연결하여 치은연상 임플란트의 모습을 확보하였으며, 수술 후 촬영한 방사선 사진에서는 식립한 임플란트가 평행하게 처음에 계획한 높이와 방향으로 골융합되어 있음을 확인할 수 있었다(그림 4.15.E). 시술 6개월 경과 후에 최종적인 임플란트 보철물을 장착해 주었으며, 2년이 경과한 현재까지 잘 유지되고 있었다(그림 4.15.F).

IV. 치아지지 서지가이드를 이용한 상악구치부 임플란트 식립

네 번째는 치아지지 서지가이드를 이용하나 상악동거상술을 동반하지 않은 상악 제1대구치의 임플란트 식립 증례이다. 좌측 상악 제1대구치의 임플란트 식립을 주소로 내원한 59세 남성 환자에게 서지가이드를 이용한 임플란트 치료를 계획하였다. 환자는 전신적인 질환이 없고 비흡연가인 직장인으로서 건강하였고 임상적으로나 파노라마 방사선 사진상에서도 상악동 인접 치조골에 병적 소견은 관찰되지 않았다(그림 4.20.A).

방사선용 스텐트를 제작하여 3D CT 후 전술한 환자의 경우와 같이 가상의 임플란트 시술을 계획하였는데, 가용 치조골의 높이가 근심 쪽으로 12.0mm, 원심 쪽으로 9.5mm 정도로 관찰되어 상악동거상술을 동반하지 않고 약간 근심측으로 식립하는 것으로 고려하였다. 프로그램상에서 Brånemark system®의 MK III Groovy RP 직경 4.0mm, 길이 11.5mm의 임플란트를 계획하고 전술한 방법으로 진행하여 서지가이드를 완성하였다(그림 4.21).

통상적인 수술 전 준비를 하고 상악의 국소침윤마취를 시행한 후(그림 4.22.A)에 점막 절개 및 골막하 박리를 시행하여 치조골을 노출시켰다(그림 4.22.B). 서지가이드를 상악에 장착하고 유지력과 지지력을 확인하였으며, 인접된 상악의 치아에서 안정성을 얻을 수 있는 치아지지 유지력을 얻어 서지가이드를 고정시켰다. Quick Guide Kit® system의 드릴 순서에 따라 Initial drill을 먼저 사용하고 직경 2.7mm 드릴로 길이 11.5mm에 맞는 stopper를 이용하여 해당 길이만큼 드릴링하고, 연이어서 직경 3.0mm, 3.3mm 및 직경 3.6mm 드릴을 최종 드릴로 순차적으로 드릴링하였다(그림 4.22.C, E). 임플란트를 식립하기 전에 최종 드릴링 상태를 확인하기 위해 템플레이트를 제거하여 드릴링의 위치 및 주변 연조직과 경조직을 확인하고, 재장착한 후에 서지가이드 상에서 계획된 임플란트를 식립하였다(그림 4.22.F). 서지가이드용 마운터를 이용하여 식립 시 임플란트 모터의 과부하가 걸리지 않도록 모터의 속도를 높이지 말고 식립 시 저항을 느끼게 되면(그림 4.22.G), 최종 위치까지는 핸드피스가 아닌 매뉴얼로 계획된 높이까지 식립하였다. 원하는 위치와 높이로 임플란트가 위치한 것을 확인(그림 4.22.H)하고, 마운터와 서지가이드를 같이 제거한 후에 측정한 ISQ value에서 협측 및 구개측 모두 80으로 확인하고, cover screw를 연결하여 시술을 완료하였다(그림 4.22.I-K). Cover screw가 장착된 임플란트 위로 각화치은이 퇴축되지 않고 골막이 재위치되면서 장력이 생기지 않도록 점막 봉합을 시행하였다(그림 4.22.L).

수술 후 비강 출혈이나 협측 부종, 감염 등의 다른 합병증은 관찰되지 않았으며, 수술 다음 날 촬영한 방사선 사진에서 계획한 위치에 식립된 임플란트를 확인할 수 있었다(그림 4.20.B). 상악동거상술 및 부가적인 골이식 없이 진행하였으므로 3개월 경과 후 이차수술을 진행하여 부착치은을 보존하면서 높이 4.0mm의 healing abutment를 연결하고 촬영한 방사선 사진(그림 4.20.C) 및 6개월 경과 후 촬영한 사진(그림 4.20.D)에서도 골유착이 잘 되어 있었으며 수술 후 7개월에 보철물을 완성하였다. 이 증례도 2년 이상 경과한 현재까지 다른 임플란트 주변 합병증 없이 잘 유지되고 있었다(그림 4.20.E).

제1장에서 기술한 바와 같이 2009년 국제임플란트학자모임(International team for implantology: ITI)의 합의문 도출 회의에서는 컴퓨터보조 임플란트 치의학과 관련하여 크게 세 가지 주제에 대해 포괄적인 리뷰를 진행하여 보고한 바 있었다.[19] 이 리뷰에서는 영상유도법을 이용해 컴퓨터 기반 계획으로 수술과 보철치료를 유리하게 하기

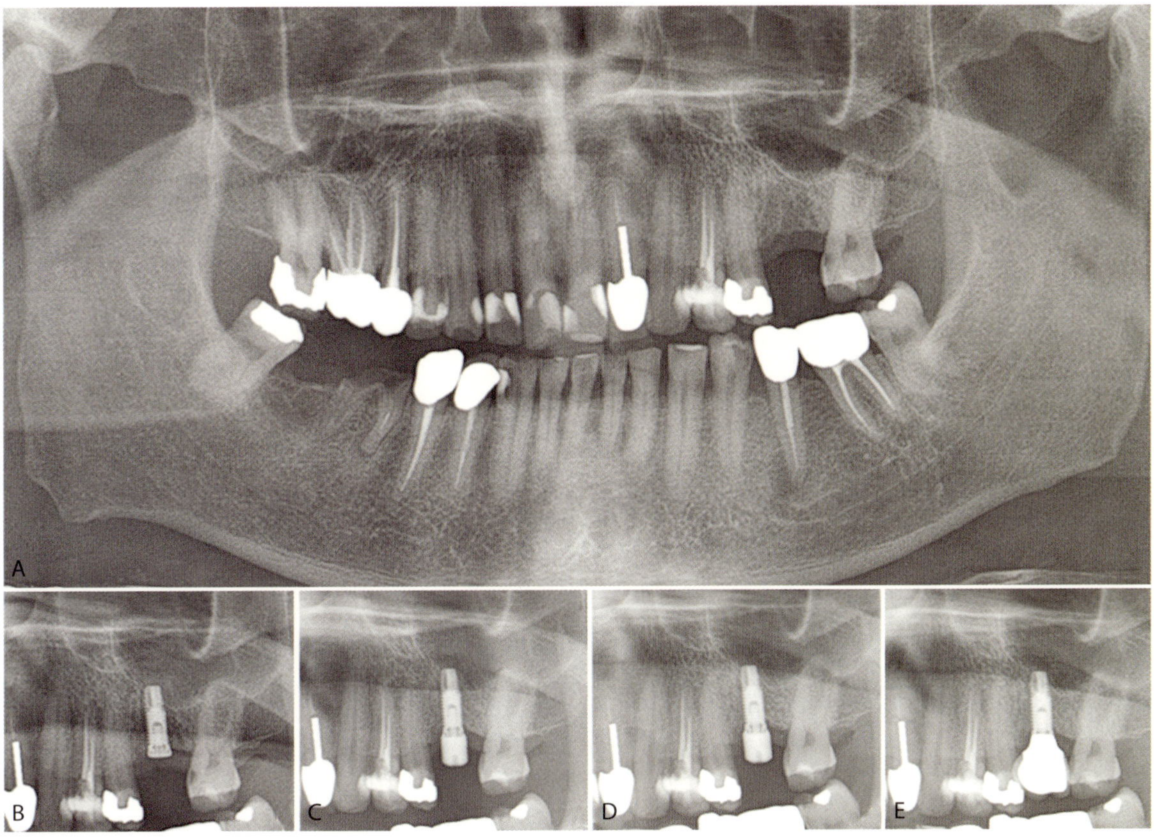

그림 4.20 Radiological findings of the left upper posterior maxilla, (A) preoperative panoramic view, (B) postoperative 1 day, (C) postoperative 3 months, (D) postoperative 6 months, (E) postoperative 2 years

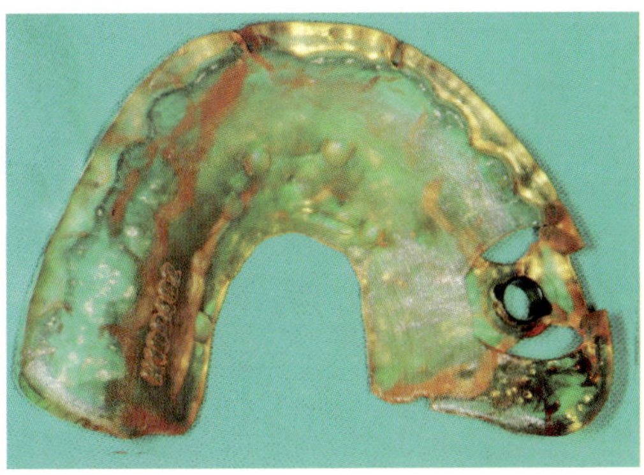

그림 4.21 Sterilized surgical template prepared for the posterior maxilla

위한 시술 전 진단 목적의 영상 이미지를 활용하는 일반적인 기술을 총칭하는 것으로 정의하였다. 영상화 유도(imaging guide)는 골량, 치조골의 경사 및 형태 및 골 높이와 폭경 등의 외과시술 부위를 결정하기 위해 스캔하는 것으로 정의하였다. 또한, 외과적 임플란트 치의학에서의 컴퓨터 적용 기술, 임플란트 보철물의 컴퓨터보조 디자인 및 제작, 그리고 피판형성없는(flapless) 수술 등과 같이 3개의 주제로 나누어 주제별로

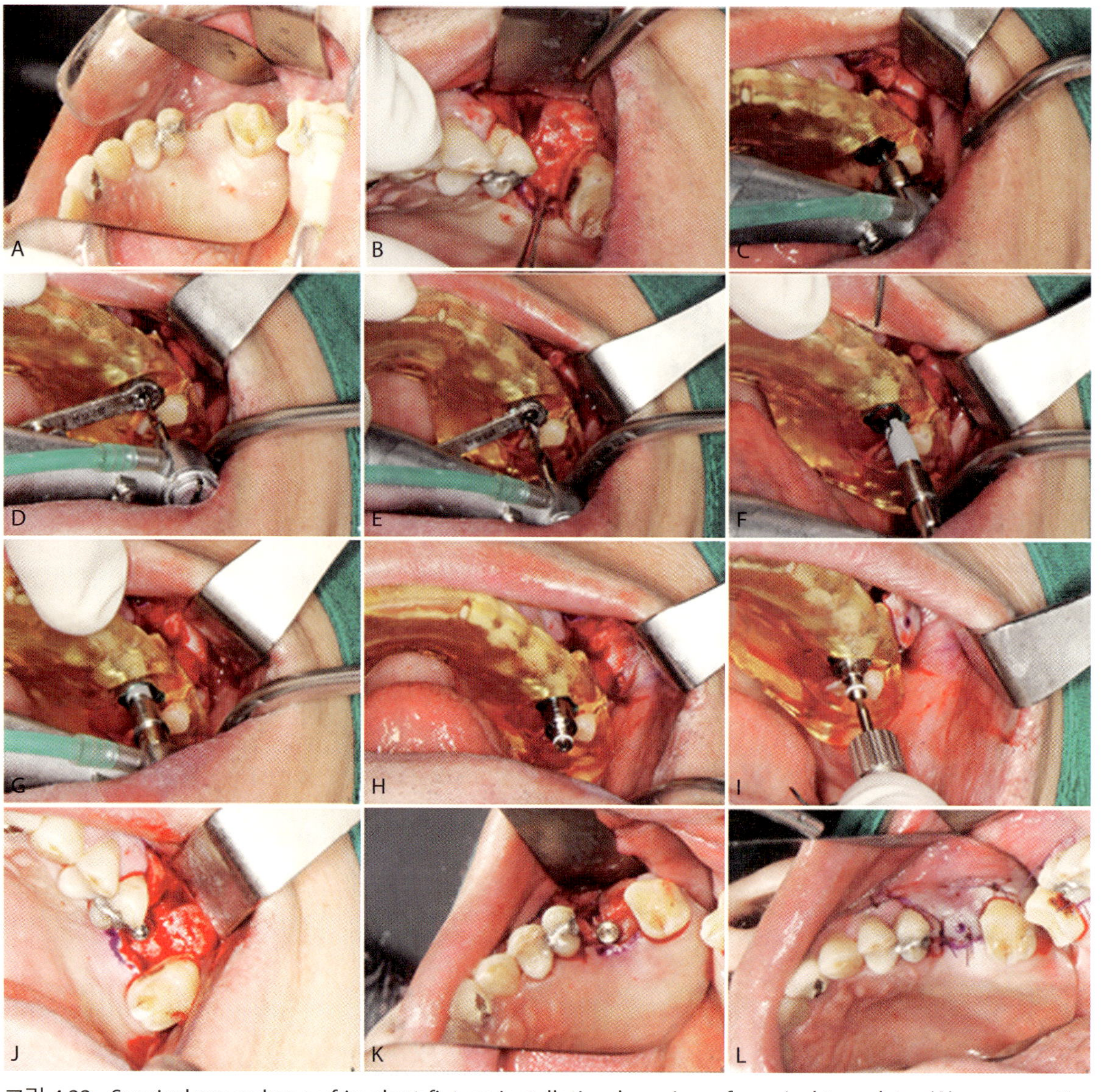

그림 4.22 Surgical procedures of implant fixture installation by using of surgical template. (A) preoperative occlusal view, (B) alveolar bone exposure after mucosal incision with subperiosteal dissection, (C) application of surgical template and initial drilling, (D) drilling procedure of 2.7mm diameter long drill with template stopper, (E) drilling procedure of 3.0mm diameter long drill with template stopper, (F, G) 4.0mm diameter and 13mm length MK III Groovy

합의성명서와 임상적 권고사항을 도출한 바 있었다. 이 중 서지가이드를 활용한 술식은 고정적(static)인 방법으로 민감한 기술적 과정의 습득과 상품화에 있어 상업적 논리로 의료시장에서 비현실적인 기대치를 가져올 수 있음이 지적된 바 있었으며, 동시에 컴퓨터 기술을 광고하는 업체들의 주장을 학문적으로 해석하는 데에는 충분한 주의가 필요하다고 언급된 바 있었다.

국내에서 여러 수입회사를 통해 서지가이드에 대한 소개가 지속되어 올 때, 2008년 국내 시장에서는 오스템사가 처음으로 삼차원 영상을 기반으로 서지가이드를 활용하는 방법을 소개하였다. 최근에는 사이버메드사와의 협력으로 국내 임상가에게 삼차원 영상의 해석과 서지가이드 제작을 활발히 진행해 주고 있다. 서지가이드를 이용한 시술의 제한점은 무엇보다 수술 도중, 원래의 계획과는 다른 위치와 방향으로의 식립 조절이 어려워 시술 전의 계획을 시술 도중에 변경하는 것이 어렵다는 것이었다. 이에 따라 저자 등은 그 효용성과 과학적인 장점을 얻어내기 위한 노력을 지속하였다. 이 중 임플란트의 위치와 방향 등에 대한 시술 전후의 비교 분석은 가능한 시행하여야 하며, 이러한 과정이 번거롭거나 어려운 과정은 아닐 수 있으나, 환자 입장에서는 수술 후 한 번 더 단층촬영을 해야 하는 과정이 필요하기에 술자는 이러한 내용에 대해 윤리적으로나 비용적으로 충분히 검토하여 진행해야 할 것으로 생각된다.[19-22]

References

1. Komiyama A, Klinge B, Hultin M. Treatment outcome of immediately loaded implants installed in edentulous jaws following computer-assisted virtual treatment planning and flapless surgery. Clin Oral Impl Res. 2008;19(7):677-685.
2. Komiyama A, Pettersson A, Hultin M, Näsström K, Klinge B. Virtually planned and template-guided implant surgery: an experimental model matching approach. Clin Oral Impl Res. 2011;22(3):308-313.
3. Lee JH, Kim SM, Kim MJ, Park JM, Seo MH, Myoung H, Lee JH, Kim MJ. Implant fixture installation in the anterior mandible by use of a mucosa supported surgical template based on computer assisted treatment planning. J Korean Assoc Maxillofac Plast Reconstr Surg. 2011;33(2):158-165.
4. Kim SM, Kim MJ, Lee JH, Eo MY, Paeng JY, Kim MJ. Case analysis of implant fixture installation in the posterior mandible by using of surgical template. J Korean Academy Implant Dentistry. 2010;29:26-32.
5. Kim SM, Kim MJ, Lee JH, Myoung H, Lee JH, Kim MJ. Implant fixture installation in the posterior maxilla using a tooth-supported surgical template based on computer assisted treatment planning. J Korean Assoc Maxillofac Plast Reconstr Surg. 2013;35(6):381-389.
6. KIM SM, Oh JH, Eo MY, Kim MJ. Introduction of Quick Guide Kit¢ç System with surgical template. Dental Success. 2011;31:209-213.
7. Ozan O, Turkyilmaz I, Ersoy AE, McGlumphy EA, Rosenstiel SF. Clinical accuracy of 3 different types of computed tomography-derived stereolithographic surgical guides in implant placement. J Oral Maxillofac Surg. 2009;6(2)7:394-401.
8. Pettersson A, Kero T, Gillot L, Cannas B, Fäldt J, Söderberg R, Näsström K. Accuracy of CAD/CAM-guided surgical template implant surgery on human cadavers: Part I. J Prosthet Dent. 2010;103(6):334-342.
9. Widmann G, Bale RJ. Accuracy in computer-aided implant surgery-a review. Int J Oral Maxillofac Implants. 2006;21(2):305-313.
10. Sarment DP, Al-Shammari K, Kazor CE. Stereolithographic surgical templates for placement of dental implants in complex cases. Int J Peiodontics Restorative Dent. 2003;23(2):287-295.
11. Sarment DP, Sukovic P, Clinthorne N. Accuracy of implant placement with a stereolithographic surgical guide. Int J Oral Maxillofac Implants. 2003;18(4):571-577.
12. Lee JH, Kim SM, Paeng JY, Kim MJ. Implant surgery based on computer simulation surgical stent and the assessment with the image fusion technique. J Korean Assoc Oral Maxillofac Surg. 2010;36(5):402-407.
13. Schneider D, Marquardt P, Zwahlen M, Jung RE. A systemic review on the accuracy and the clinical outcome of computer-guided template-based implant dentistry. Clin Oral Impl Res. 2009;20(4):73-86.

14. Jabero M, Sarment DP. Advanced surgical guidance technology: a review. Implant Dentistry. 2006;15(2):135-142.
15. Besimo CE, Lambrecht JT, Guindy JS. Accuracy of implant treatment planning utilizing templateguided reformatted computed tomography. Dentomaxillofac Radiol. 2000;29(1):46-51.
16. Tardieu PB, Vrielinck L, Escolano E. Coumpter-assisted implant placement. A case report: treatment of the mandible. Int J Oral Maxillofac Implants. 2003;18(4):599-604.
17. Jabero M, Sarment DP. Advanced surgical guidance technology: a review. Implant Dentistry. 2006;15(2):135-142.
18. Ersoy AE, Turkyilmaz I, Ozan O, McGlumphy EA. Reliability of implant placement with stereolithographic surgical guides generated from computed tomography: clinical data from 94 implants. J Periodontol. 2008;79(8):1339-1345.
19. Jung RE, Schneider D, Ganeles J, Wismeijer D, Zwahlen M, Hämmerle CH, Tahmaseb A. Computer technology application in surgical implant dentistry: a systemic review. Int J Oral Maxillofac Surg. 2009;24:92-109.
20. Valente F, Schiroli G, Sbrenna A. Accuracy of computer-aided oral implant surgery: a clinical and radiographic study. Int J Oral Maxillofac Implants. 2009;24(2):234-242.
21. Tahmaseb A, De Clerck R, Wismeijer D. Computer-guided implant placement: 3D planning software, fixed intraoral reference points, and CAD/CAM technology. a case report. Int J Oral Maxillofac Implants. 2009;24(3):541-546.
22. Di Giacomo GA, Cury PR, de Araujo NS, Sendyk WR, Sendyk CL. Clinical application of stereolithographic surgical guides for implant placement: preliminary results. J Periodontol. 2005;76(4):503-507.

5

영상융합 기술을 이용한 컴퓨터 유도수술 평가

Assessment of computer-guided surgery by using of image fusion technique

I. 컴퓨터 유도수술을 위한 SLA 서지가이드 제작

성공적인 임플란트 시술을 위해서는 증례에 따라 보철치료와 해부학적인 사항을 함께 고려하여야 한다. 기본적으로 치료 계획을 위해 파노라마와 치근단 방사선 사진을 사용하지만 중요한 해부학적 구조물인 하치조신경, 상악동저 등을 더 정확하게 파악하고 보철을 고려한 위치와 방향을 계획하기 위해서는 CT 영상이 필수적이다.[1] CT 영상은 해부학적인 구조물을 다양한 방향에서 관찰할 수 있게 하고 식립을 위한 적절한 위치 및 방향을 결정할 수 있게 한다. 시술 계획을 수립할 때에 설정한 임플란트의 식립 위치를 실제 수술에 적용하기 위해 일반적으로 서지컬스텐트를 사용하지만 CT 영상에서 얻은 정보를 기반으로 결정한 식립 위치를 직접적으로 옮겨 주는 것은 아니다. 실제 수술에서 술자가 피판을 거상하고 치조골을 노출시키게 되면 서지컬스텐트로 식립 깊이와 위치를 파악하기 어렵고 미리 제작한 서지컬스텐트의 역할은 direction indicator에 국한된다.[2] 최근 삼차원 컴퓨터 단층촬영(3D CT) 스캔의 발전으로 이차원적인 CT 영상의 한계를 벗어나 정확한 진단과 다각도에서 얻은 정보를 기반으로 치료 계획을 수립하는 것이 가능해졌다.[3] 3D CT 영상은 컴퓨터 소프트웨어상에서 재구성되어 가상으로 임플란트를 식립하고 보철까지 완성된 상황을 예측하는 것이 가능하고 실제 이러한 용도의 상업용 소프트웨어들이 출시되었다.

1. 컴퓨터 유도수술의 의미와 경향

컴퓨터 소프트웨어 기반의 stereolithographic(SLA) 서지가이드는 기존의 서지컬스텐트와 다른 방식으로 제작된다. SLA 서지가이드가 컴퓨터 소프트웨어에서 수립된 계획을 실제 수술에서 정확하게 재현할 수 있어야 기존의 방법으로 제작된 스텐트에 비해 유용하다고 할 수 있다. 이미 임플란트 수술에서 3D CT 및 컴퓨터 소프트웨어를 기반으로 제작된 SLA 서지가이드의 정확성 및 재현성에 대한 연구 결과들이 발표되었다.[2, 4, 5] 그러나 컴퓨터 소프트웨어가 일부 개발 회사들의 것에 국한되어 있고, 모두 외국에서 연구한 결과들이다. 또한, 정확성 및 재현성에 관한 평가에서도 일관성 있는 결과를 제시해 주고 있지는 않다. 현재 국내에서도 3D CT와 컴퓨터 소프트웨어를 기반으로 한 SLA 서지가이드가 개발되어 시판되고 있으나 초기 단계이며 정확도와 재현성에 관한 구체적인 연구는 아직 실행되지 않은 상태이다. 따라서 컴퓨터 유도수술은 전술한 바와 같이 서지가이드에 의한 식립을 의미하며, 이는 기존에 개발되어 온 경향에 비추어 컴퓨터 유도로 진행됨을 알 수 있다.

이 장에서는 3D CT와 국내에서 개발된 컴퓨터 소프트웨어 기반의 SLA 서지가이드를 이용한 임플란트 시술을 시행한 결과에 대해 정확성 및 재현성에 관한 결과를 비교 분석하고자 하였다. 부분 무치악을 주소로 내원한 환자 15명을 대상으로 시행하였으며, 심각한 전신질환을 가졌거나 협조도가 떨어지는 환자 및 심한 고령의 환자는 제외하였다. 남성이 9명, 여성이 6명이었고, 연령은 43세에서 67세까지 분포하여 평균 54.2±9.01세였다.

식립한 임플란트는 총 30개였으며 모두 구치부에 식립하였다. Brånemark MKIII Groovy®(Nobel Biocare Co., Kloten, Switzerland)와 Superline®(Dentium Co., Seoul, Korea) 임플란트 중에서 환자의 여건과 보철적 환경에 따라 선택하여 시술하였다.

2. SLA 서지가이드 제작 및 적용

3D CT 영상을 획득하고 컴퓨터 소프트웨어를 이용한 식립 위치를 결정하는 과정은 제4장의 부위별 내용과 같다. 즉, 개별 환자의 상하악 인상을 채득하여 진단모형을 제작하고, 모형상에서 임플란트 식립이 필요한 부위를 결정하고 보철 계획을 수립하였다. 컴퓨터 시뮬레이션과 SLA 서지가이드를 제작하기 위해 3D CT를 촬영하였다. 촬영된 영상은 DICOM 파일로 저장하여 컴퓨터 소프트웨어가 설치된 컴퓨터로 전송하였다. 컴퓨터 소프트웨어는 국내에서 개발된 OnDemand3D In2Guide®(CyberMed Co., Seoul, Korea)를 사용하였다. 전송받은 DICOM 파일을 재구성하여 삼차원 영상으로 만들고 프로그램으로 가상의 임플란트 시술에 대한 시뮬레이션을 시행하였다. 시행된 시뮬레이션은 데이터 파일로 저장하였다(그림 5.1).

시뮬레이션 파일은 급속조형모델(rapid prototyping: RP) 장치에 입력되어 RP 장치에서는 mm 이하 단위로 레진을 중합시켜 컴퓨터상에서 가상으로 만든 물체를 같은 크기와 형태의 실물로 만들어 낼 수 있다. 컴퓨터 프로그램에 저장된 임플란트의 식립 위치와 방향을 읽어서 해당 부위에 임플란트와 각종 드릴이 통과할 수 있도록 선택적으로 원통형의 공간을 만들어 준다. 이 부위에 실제 수술에서 가이드 기능을 할 수 있도록 metal sleeve를 장착한다(그림 5.2).

식립할 부위를 절개하여 피판을 거상하고 미리 제작한 SLA 서지가이드를 구강내에 적합시켰다. 외과수술 기구는 소프트웨어와 스텐트를 사용한 술식이 모두 가능하도록 제작된 Quick Guide system®(Osstem Co., Seoul, Korea)을 사용하였다(그림 5.3). 임플란트 식립 위치 드릴링은 컴퓨터 시뮬레이션으로 결정한 임플란트에 따라 surgical kit에 미리 정해진 순서대로 시행하였다. SLA 서지가이드의 metal sleeve에 의해 드릴링이 순차적으로 유도되고, 최종적인 임플란트 fixture도 metal sleeve를 따

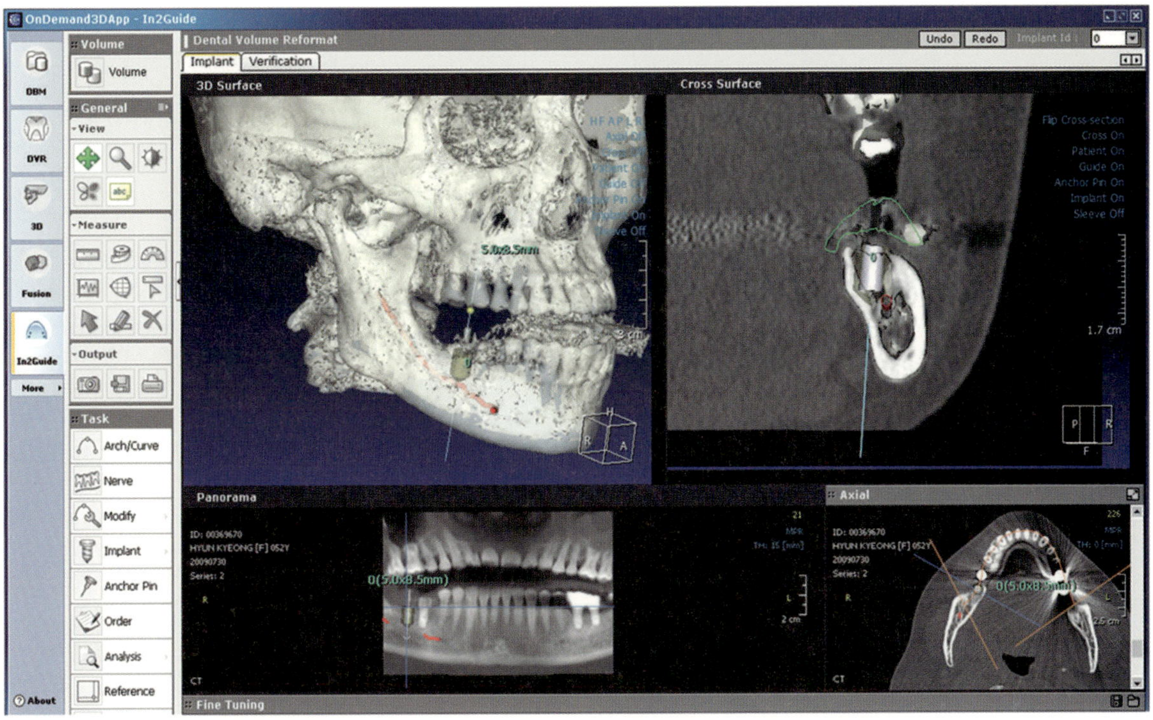

그림 5.1 OnDemand3D In2Guide® 소프트웨어상에서의 가상의 임플란트 식립 시뮬레이션 모습

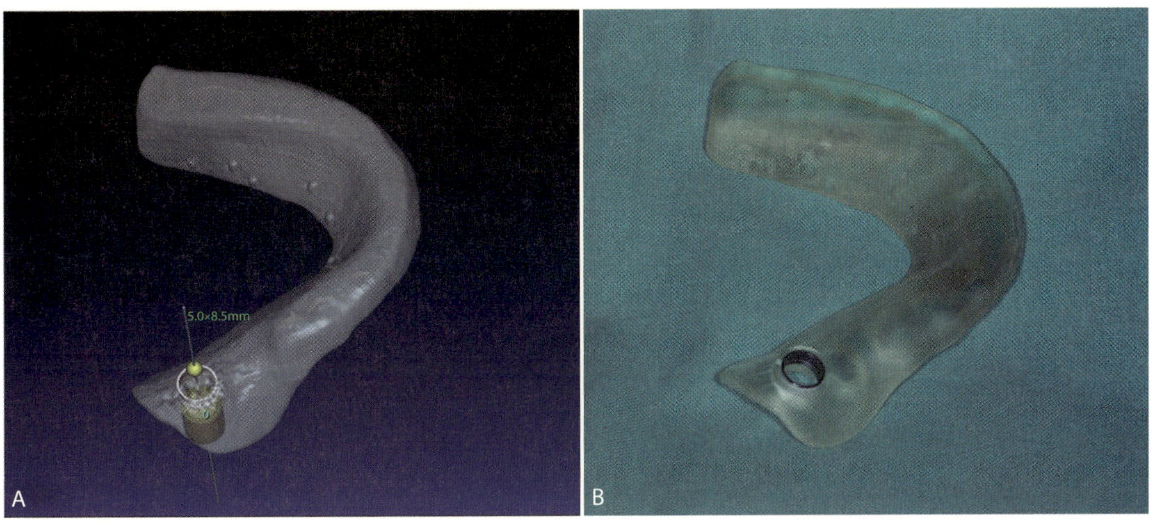

그림 5.2 SLA 서지컬가이드를 제작하는 과정. 가상적인 컴퓨터상에서의 모습(A)과 실제적인 서지가이드의 모습(B)

라서 유도되어 계획한 위치에 식립하였다(그림 5.4).

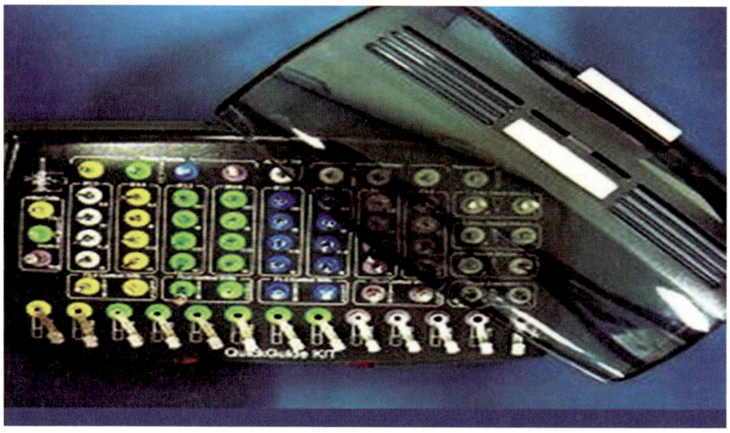

그림 5.3 저자 등이 활용한 Quick Guide system®

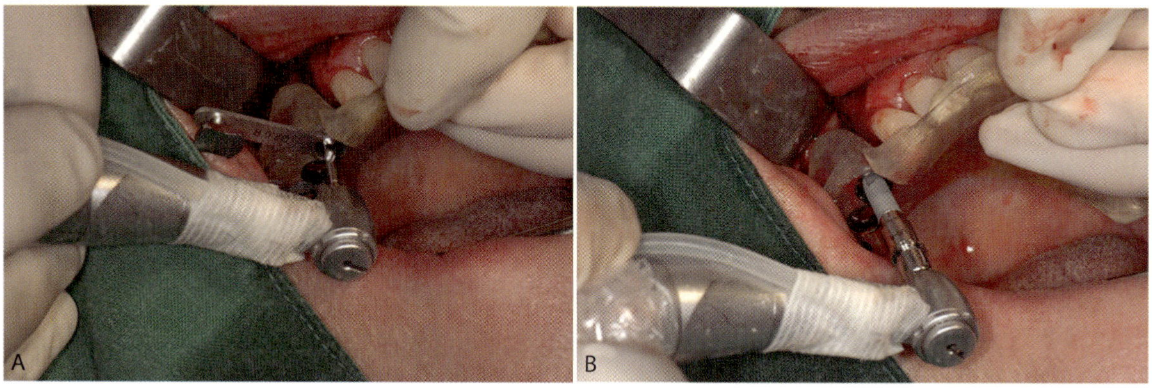

그림 5.4 제작된 서지가이드를 이용하여 가이드 내의 metal sleeve를 통해 골내 드릴링하는 모습(A)과 임플란트를 식립하는 모습(B)

II. 영상융합 기술의 적용과 결과

1. 계획한 임플란트와 실제 식립한 임플란트의 비교 분석

임플란트 시술 후 통상 2개월 이내에 부종 및 감염 등의 일반적인 합병증이 없는 환자에게 사전 동의 후 술후 3D CT를 촬영하였다. CT 영상은 DICOM 파일로 저장하고 OnDemand3D In2Guide®를 사용하여 영상융합(image fusion)을 시행하였다(그림 5.5).

영상융합을 통해 수술 전후 환자의 영상을 중첩시켜 계획상의 임플란트와 실제 시술한 임플란트의 위치를 삼차원 영상으로 비교하였다. 임플란트 교합면의 중심

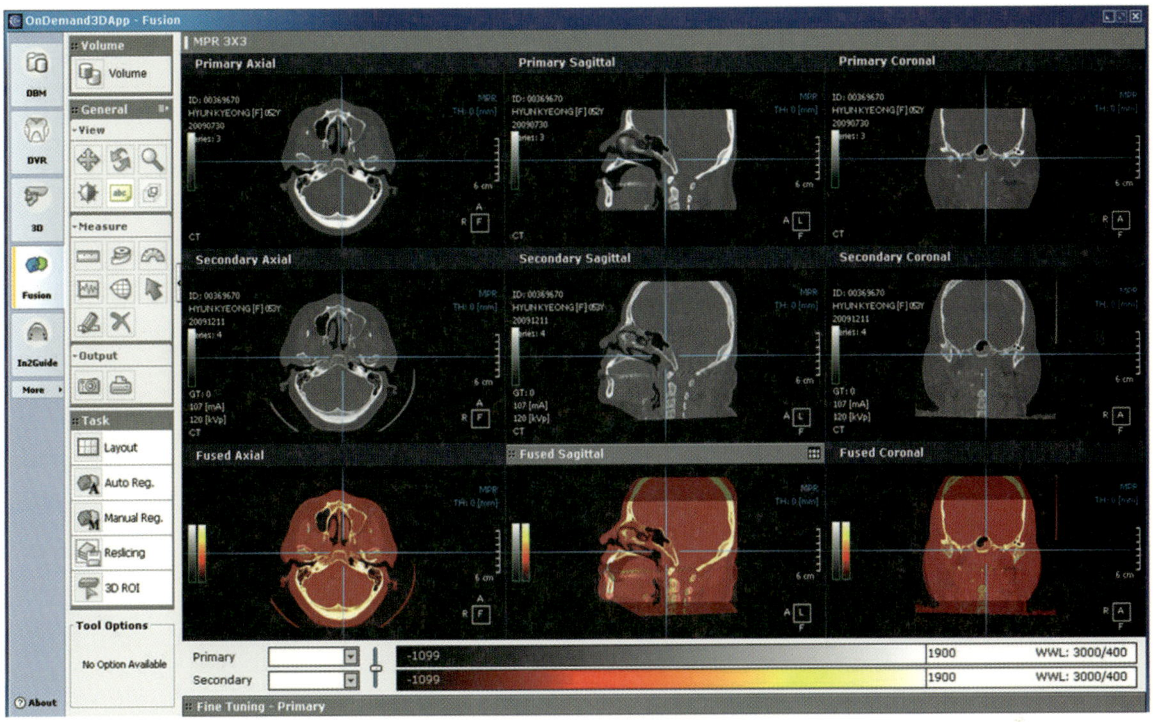

그림 5.5 계획한 가상의 임플란트 위치와 실제 시술 후 촬영한 영상을 영상융합하는 모습

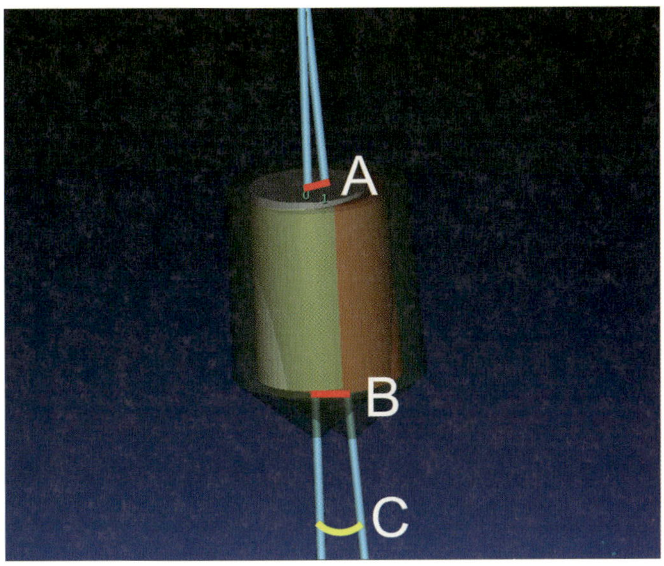

그림 5.6 실제 영상융합한 모습. (A) Occlusal difference of fixture center(mm), (B) Apical difference of fixture center(mm), (C) Axis difference of implant fixtures(°)

점 차이, 근첨부의 중심점 차이, 식립된 각도의 차이를 각각 측정했고, 상하악에 따른 차이, 전후방에 따른 차이를 구분하여 통계분석을 시행하였다(그림 5.6). 계획한 위치와 실제 식립한 위치의 차이를 교합면, 근첨부, 식립 각도를 측정하여 비교하고 SAS system Ver. 9.1®(SAS Institue Inc., North Carolina, USA)을 사용하여 통계분석을 실시하

표 5.1 조사한 환자들과 사용한 임플란트 내용

Patient No.	Age	Sex	Location of implant fixture
1	43	m	#47
2	50	m	#16, 17
3	60	m	#46, 47
4	60	m	#46, 47
5	61	f	#36
6	57	m	#45, 46
7	55	m	#24, 25, 26
8	51	f	#34, 35, 36, 37
9	60	m	#27
10	59	m	#36
11	59	f	#35, 36, 37, 46, 47
12	49	f	#26
13	67	f	#14, 15, 16
14	30	m	#36
15	52	f	#47

(m: male, f: female)

였다. 정규분포에 대한 적합도 검정(Kolmogorov-Smirnov test)을 시행한 결과 측정값들이 정규성을 가지지 않았기 때문에 비모수 검정을 시행하였다. 교합면 및 근첨부에서 수직·수평 오차와 상악·하악의 식립 오차를 비교하기 위해 Mann-Whitney test를 시행하였고 구치부의 전방·중간·후방 부위에 따른 오차의 차이를 비교하기 위해 Kruskal-Wallis test를 시행하였다.

15명의 환자에게 총 30개의 임플란트를 식립하였는데, 술후 합병증이 나타난 증례는 없었고 양호한 치유 양상을 보였다. 상악에 10개, 하악에 20개의 임플란트를 식립하였고 소구치 부위에 8개, 대구치 부위에 22개를 식립하였다(표 5.1).

먼저 컴퓨터 시뮬레이션과 실제 식립 간의 오차는 교합면에서 0.18~2.92mm로 평균 1.18±0.73mm였고, 근첨부에서는 0.23~2.55mm로 평균 1.23±0.67mm였다. 계획한 임플란트와 실제 식립한 임플란트 간의 식립 각도 오차는 평균 3.25±3.00°였고 0.56°에서 13.23°까지 분포하였다. 그림 5.7과 같이 공간적 오차를 확인하기 위해 각각의 임플란트의 교합면 및 근첨부에서의 오차를 수평 및 수직 방향으로 분해하여 분석하였다. 교합면에서 수평 오차는 0.85mm, 수직 오차는 0.60mm였다. 근첨부 오차는 수평에서 0.91mm 수직 오차는 0.60mm였다. 교합면상에서 수평 및 수직 오차는 유의한 차이가 없는 반면 근첨부에서는 수직 및 수평 방향에서 유의한 차이를 보였다

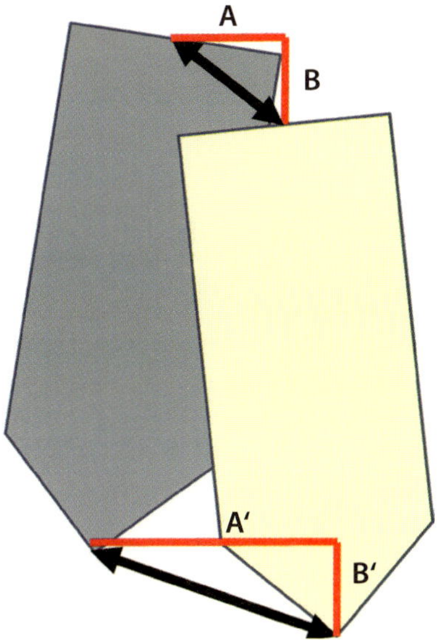

그림 5.7 영상융합 과정에서 보일 수 있는 계측 에러의 모습으로 실제 치경부의 A-B의 거리는 치근부의 A'-B'의 거리와 달라지게 되며, 이는 수평 및 수직으로 차이를 보이게 된다.

표 5.2 상악골과 하악골에서의 임플란트 위치 비교 결과

Selected arch	Number of implants	Angular error(°)	Occlusal error(mm)	Apical error(mm)
Maxilla	10	1.89 ± 1.14	0.63 ± 0.37	0.79 ± 0.37
Mandible	20	3.93 ± 3.41	1.46 ± 0.71	1.46 ± 0.68
P value		0.0748	0.0009	0.0129

(p<.05).

식립 부위에 대한 오차를 보기 위한 상악과 하악에 따라 계획한 임플란트와 실제 식립한 임플란트는 교합면과 근첨부에서 유의한 차이를 보였다(p<.05). 식립 각도에서는 유의한 차이를 보이지 않았는데 상악이 1.89±1.14°, 하악이 3.93±3.41°로 평균 오차가 2.04°였다. 임플란트 교합면상의 오차는 상악이 0.63±0.37mm, 하악이 1.46±0.71mm로 평균 오차가 0.83mm로 나타났고, 근첨부에서는 상악이 0.79±0.37mm, 하악이 1.46±0.68mm로 평균 오차가 0.67mm였다(표 5.2).

30개의 임플란트 중에서 소구치에 식립한 것이 8개, 제1대구치가 13개, 제2대구치가 9개였다. 각각을 전방, 중간, 후방의 세 부위로 구분하여 각도, 교합면, 근첨부에서의 평균 오차를 측정하였다. 각도는 전방, 중간, 후방에서 각각 2.15±1.68°, 3.65±2.91°, 3.66±3.97°였으며, 교합면 평균 오차는 1.04±0.71mm, 1.33±0.86mm, 1.08±0.54mm였고, 근첨부 평균 오차는 0.99±0.67mm, 1.44±0.72mm, 1.15±0.59mm였다. 이들 오차는 전방, 중간, 후방 위치에 따라 유의한 차이를 보이지는 않았다(표 5.3,

표 5.3 소구치, 제1대구치 및 제2대구치에서의 임플란트 위치 비교 결과

Position of implant	Number of implants	Angular error(°)	Occlusal error(mm)	Apical error(mm)
Anterior(premolars)	8	2.15 ± 1.68	1.04 ± 0.71	0.99 ± 0.67
Middle(1st molars)	13	3.65 ± 2.91	1.33 ± 0.86	1.44 ± 0.72
Posterior(2nd molars)	9	3.66 ± 3.97	1.08 ± 0.54	1.15 ± 0.59
P value		0.4614	0.6083	0.1660

p>.05).

2. 영상융합 기술의 적용 결과 분석

이상의 연구에서는 30명의 구치부 부분 무치악 환자에게 SLA 서지가이드를 이용한 임플란트 식립술을 시행하고 술후 CT를 촬영하였다. 술전 자료와 술후 CT 자료를 컴퓨터 소프트웨어를 이용하여 오차를 분석하여 다음과 같은 결론을 얻을 수 있었다.

첫째, SLA 서지가이드를 이용한 임플란트 시술에서 술전 계획과 실제 식립체 간의 평균 오차는 교합면에서 1.18±0.73mm, 근첨부에서는 1.23±0.67mm, 식립 각도는 3.25±3.00°로 비교적 양호하였으나, 안정적인 시술을 위해서는 오차를 더욱 작게 만들고 증례 간 오차의 편차를 감소시키기 위한 연구가 필요하다.

둘째, 부위별로 정확도를 비교한 결과 임플란트는 교합면보다 근첨부에서 측방의 오차가 크게 나타났고 상악이 비교적 높은 정확도를 나타냈다. 식립 위치 간의 전후방적인 오차의 유의한 차이는 없었다.

CT 영상은 중요한 해부학적인 구조물을 파악하거나 잔존 치조골의 조건이 양호하지 않을 때 중요한 진단 자료로 사용할 수 있다.[1] 기존의 서지가이드는 CT 영상 상에서 계획한 식립 위치를 실제 수술에서 재현하기 위해 환자의 석고모형에서 resin으로 제작하였고 방사선 불투과성 물질을 삽입하여 식립 위치를 표시하였다. 최근 CAD/CAM 기술이 도입되면서 식립 계획을 실제 수술에서 재현하는 데 좀 더 정확성을 기할 수 있게 되었다. 특히 CAD/CAM 기술은 환자의 악골을 삼차원적인 모형으로 재현하여 다각도에서 관찰할 수 있게 해 주기 때문에 정확하고 안전한 시술 계획을 수립할 수 있다.[6]

저자 등은 CAD/CAM 기반의 서지컬스텐트를 제작하기 위해 RP 기술을 사용하였는데, RP 기술은 빠르고 정확한 CAD/CAM의 한 방법으로 구강악안면외과 영역에서는 골결손부 재건, 악안면연조직 수복, 상악동거상술 등에 응용했다.[7-10] RP 기

술로 제작한 SLA 서지가이드를 임플란트의 임상에 적용하고자 하는 시도가 이미 있었고 현재는 상업화되어 실제 술식에도 이용하기 시작했다.[11-13] 기존에 사용하던 스텐트에 비해 SLA 서지가이드가 우수한 정확도와 재현성을 가지려면 식립 계획과 실제 수술 간의 오차가 더 작아야 하는데 현재까지의 연구에서 기존의 서지컬스텐트의 정확도를 분석한 자료나 SLA 서지가이드와 비교한 자료는 충분하지 못한 형편이다.[14] Sarment 등[12]과 Kramer 등[15]은 SLA 서지가이드가 기존의 서지컬스텐트와 비교하여 우수한 정확도를 보인다고 발표하였으나 *in vitro* 상에서 이루어진 실험이고 같은 조건의 *in vivo* 실험에서는 정확도가 떨어지는 것으로 나타났다.[4, 5]

Schneider 등[16]은 CAD/CAM 기술로 제작한 서지가이드의 정확도에 관한 논문들을 정리하여 meta-regression analysis를 시행하였다. 연구에 따르면 교합면에서의 평균 오차가 1.07mm, 근첨부에서 1.63mm이고 식립 각도에서는 5~6° 정도의 오차를 보인다고 보고하였다. 저자 등의 연구에서는 식립한 임플란트의 교합면에서의 오차, 근첨면에서의 오차 그리고 식립 각도의 오차를 중점적으로 분석하였는데, 평균 오차는 교합면에서 1.18mm, 근첨부에서 1.23mm, 식립 각도의 오차는 평균 3.25°로서 현재까지 보고된 문헌들의 결과에 비해 비교적 우수한 결과를 보였다. 그러나 최대 오차가 교합면에서 2.92mm, 근첨부에서 2.55mm, 식립 각도에서도 최대 13.23°까지 나타났다. 상악동이나 하치조신경과 같은 중요한 해부학적 구조물이 근접해 있는 증례에서는 합병증을 야기할 수 있을 정도의 오차이다. 증례에 따라서는 술자가 SLA 서지가이드에 전적으로 의존하기보다 중요한 해부학적 구조물의 위치 관계를 CT 영상을 통하여 술전에 충분히 숙지해야 하고, 오차 자체의 감소뿐만 아니라 증례 간 오차들의 편차도 줄이는 연구가 필요할 것으로 생각된다. 오차의 방향은 교합면에서는 수평이나 수직 오차에 유의한 차이가 없었던 반면에, 근첨부에서는 수평 및 수직 오차가 서로 유의한 차이를 보였다. 특히 근첨부에서 수평의 오차(0.91mm)가 수직 오차(0.60mm)보다 높게 나타났다. 수직 오차는 식립이 계획보다 깊거나 얕게 되었을 때 발생하고, 수평 오차는 계획보다 측방으로 변위되었을 때 발생하는 것을 감안할 때 근첨부의 오차는 얕거나 깊게 심어서 발생하기보다 교합면에서 생긴 수평의 오차가 각도의 변위로 인해서 근첨부에서 더 큰 오차로 확대된 것으로 생각된다.[17] 즉, 식립 부위에 따라서 오차가 유의한 차이를 보였다. 교합면에서는 평균 오차가 하악이 평균 0.83mm 정도로 상악에 비해 높게 나타났고(p=.0069), 근첨부에서도 0.67mm로 하악이 높은 오차를 나타냈다(p=.0129). 통계적으로 상악이 유의하게 작은 식립 오차를 보이고 있다. 교합면 및 근첨부에서 두 임플란트 간의 거리 오차가 상악에서 작게 나타나는 것은 잔존 치아로 지지되는 SLA 서지가이드가 치아뿐만 아니라 구개점막에 의해서도 광범위하게 지지되어 치아에 의해서만 지지되는 하악 증례에 비해 안정적으로 가이드를 적합시키고 시술을 할 수 있기 때문으로 생각한다. Metal sleeve는 각종 드릴과 임플란트가 수월하게 통과할 수 있도록 어느 정도의 수평 이동을 허용하는데 식립 각도의 오차는 여기서 발생한다. 식립 각도의 평균 오차는 3.25° 로 나타났으며 기존의 서지컬스텐트에서 각도 오차를 측정한 연구와 비교해 볼 때 비교적 작은 오차를 나타냈다.[18] 식립 부위에 대한 개개의 오차도 전방에 있는 소구치와 후방 구치 간에 유의한 차이를 보이지는 않았다. 실제 수술에서 후방 구치로 갈수록 대합치와 개구량의 제한 때문에 핸드피스가 대합치에 닿게 되어 metal sleeve로 정확하게 드릴과 임플란트를 삽입하기 어려운 증례도 있었다. 그러나 식립 오차에서는 전후방에 따른 유의한 차이를 나타내지 않았고 상악 및 하악 부위에 따라서 정확도의 차이가 유의하게 나타났다.

References

1. Jacobs R, Adriansens A, Naert I, Quirynen M, Hermans R, Van Steenberghe D. Predictability of reformatted computed tomography for pre-operative planning of endosseous implants. Dentomaxillofac Radiol. 1999;28(1):37-41.
2. Ozan O, Turkyilmaz I, Ersoy AE, McGlumphy EA, Rosenstiel SF. Clinical accuracy of 3 different types of computed tomography-derived stereolithographic surgical guides in implant placement. J Oral Maxillofac Surg. 2009;67(2):394-401.
3. Jacobs R, Adriansens A, Verstreken K, Suetens P, Van Steenberghe D. Predictability of a three-dimensional planning system for oral implant surgery. Dentomaxillofac Radiol. 1999;28(2):105-111.
4. Di Giacomo GA, Cury PR, De Araujo NS, Sendyk WR, Sendyk CL. Clinical application of stereolithographic surgical guides for implant placement: preliminary results. J Periodontol. 2005;76(4):503-507.
5. Vrielinck L, Politis C, Schepers S, Pauwels M, Naert I. Image-based planning and clinical validation of zygoma and pterygoid implant placement in patients with severe bone atrophy using customized drill guides. Preliminary results from a prospective clinical follow-up study. Int J Oral Maxillofac Surg. 2003;32(1):7-14.
6. Verstreken K, Van Cleynenbreugel J, Marchal G, Naert I, Suetens P, Van Steenberghe D. Computerassisted planning of oral implant surgery: a three-dimensional approach. Int J Oral Maxillofac Implants. 1996;11(6):806-810.
7. Bianchi SD, Lojacono A, Nevins M, Ramieri G, Corrente G, Martuscelli G, Fiorellini JP. The use of replicate resin models in the treatment of maxillary sinus augmentation patients. Int J Periodontics Restorative Dent. 1997;17(4):348-357.
8. Heissler E, Fischer FS, Bolouri S, Lehmann T, Mathar W, Gebhardt A, Lanksch W, Bier J. Custom-made cast titanium implants produced with CAD/CAM for the reconstruction of cranium defects. Int J Oral Maxillofac Surg. 1998;27(5):334-348.
9. Runte C, Dirksen D, Delere H, Thomas C, Runte B, Meyer U, Bally G, Bollmann F. Optical data acquisition for computer-assisted design of facial prostheses. Int J Prosthodont. 2002;15(2):129-132.
10. Stoler A. Helical CT scanning for CAD/CAM subperiosteal implant construction. J Oral Implantol. 1996;22(3-4):247-257.
11. Sarment DP, Al-Shammari K, Kazor CE. Stereolithographic surgical templates for placement of dental implants in complex cases. Int J Periodontics Restorative Dent. 2003;23(3):287-295.
12. Sarment DP, Sukovic P, Clinthorne N. Accuracy of implant placement with a stereolithographic surgical guide. Int J Oral Maxillofac Implants. 2003;18(4):571-577.
13. Voitik AJ. CT data and its CAD and CAM utility in implant planning: part I. J Oral Implantol.

2002;28(6):302-303.

14. Valente F, Schiroli G, Sbrenna A. Accuracy of computer-aided oral implant surgery: a clinical and radiographic study. Int J Oral Maxillofac Implants. 2009;24(2):234-242.
15. Kramer FJ, Baethge C, Swennen G, Rosahl S. Navigated vs. conventional implant insertion for maxillary single tooth replacement. Clin Oral Implants Res. 2005;16(1):60-68.
16. Schneider D, Marquardt P, Zwahlen M, Jung RE. A systematic review on the accuracy and the clinical outcome of computer-guided template-based implant dentistry. Clin Oral Implants Res. 2009;20(Suppl 4):73-86.
17. D'haese J, Van de Velde T, Elaut L, De Bruyn H. A prospective study on the accuracy of mucosally supported stereolithographic surgical guides in fully edentulous maxillae. Clin Implant Dent Relat Res. 2012;14(2):293-303.
18. Naitoh M, Ariji E, Okumura S, Ohsaki C, Kurita K, Ishigami T. Can implants be correctly angulated based on surgical templates used for osseointegrated dental implants? Clin Oral Implants Res. 2000;11(5):409-414.

6

패턴인식 알고리듬을 적용한 임플란트 주변골 분석

Marginal bone analysis of
dental implant patients by applying
pattern recognition algorithm

I. 패턴인식 알고리듬의 정의

임플란트 식립 후 임플란트 주변의 치조골은 임플란트와 골유착을 이루며 그에 맞추어 변화하게 되는데, Brånemark 연구진의 지난 15년간의 연구 결과에서 임플란트 주변 변연골 소실은 식립 후 1년간 1~1.5mm로 평균 1.2mm의 주변골 소실을 보이고,[1] 그 후에는 연간 0.1mm의 골소실을 보인다고 보고했다. 이후 Cochran 등,[2] Adell 등,[3] Lekholm 등,[4] Henry 등,[5] Quirynen 등[6] 및 van Steenberghe 등[7]도 비슷한 임상적인 결과를 보고한 바 있다.

이처럼 임플란트 식립 후 중요한 기준이 되는 임플란트 주변골이나 구조물 변화의 측정은 방사선 사진상의 길이를 프로그램을 이용하여 측정하는 방식으로 이루어지고 있는데 측정 과정에서의 오류, 측정자 간의 치조골의 경계선 및 임플란트 주변골 기준점의 차이 등으로 인한 측정 오차가 있을 수 있고, 또한 같은 사진에서도 재측정 시 다른 값을 측정하게 되는 오차가 발생하는 단점들이 있어 왔다.

의학 분야에서는 측정자 수준의 오류를 줄이고 진단능력의 정확성을 높이려는 노력이 시작되었는데, Helen 등[8]은 전산학의 패턴인식(pattern recognition)을 이용하여 흉부 방사선 사진에서 패턴인식을 통한 정보의 체계화 후에 진단 기술에서의 유효성이 우수함을 검증하였고, Geraets 등[9]은 수완부 방사선 사진에 대한 패턴인식을 통해 골밀도(bone mineral density)를 측정하기도 하였다. 한편, 치의학 영역은 패턴인식의 적용에 관한 연구가 아직 활발히 이루어지지는 못하고 있지만, 외국에서는 치조골 결손부를 진단하거나,[10] 법치의학 영역에서의 방사선 사진에 대한 패턴인식으로 사체 검증(human identification)을 하는 것에 한하여 연구됨이 보고되었으며,[11] 국내에서는 아직 관련된 보고가 없다.

이 장에서는 전산학의 패턴인식 알고리듬(pattern recognition algorithm)을 치의학 영역에 적용시켜서 임플란트 식립 환자의 방사선 사진에 적용 가능한 시스템을 구현하고자 하였다. 저자 등이 고안한 알고리듬을 이용하여 임플란트 매식체, 주변골 및 구조물들의 좌표를 분석하여 임플란트 주변 치조골의 치조정과 임플란트 매식체의 플랫폼(platform)까지의 거리를 계산하였다. 이렇게 구현된 기능을 이용하여 임플란트 시술 환자의 기간별 파노라마 사진들을 분석하여 알고리듬에 의한 임플란트 변연골 소실량을 정확하고 간편하게 측정함으로써 기존의 다른 방법으로 연구한 내용과 비교하여 임플란트 주변골 소실에 대한 패턴인식의 유효성을 평가하고자 한다.

1. 알고리듬 프로그램 개발

한 명의 구강악안면외과 전문의가 수술하고 한 명의 보철과 전문의가 진료한 임플란트 환자를 대상으로 최소 1년에서 최대 3년간 주기적으로 파노라마 방사선 사진을 촬영한 전체 환자 10명의 45개 임플란트를 대상으로 조사하였다. 남성은 2명, 여성은 8명이었으며 이들의 평균연령은 59.1±10.8세(남성 61.5세, 여성 58.5±12.1세)였다. 악골의 골질은 주로 2형에서 3형이었으며, 상악구치부의 한 예는 1형이었다. 하루 한 갑 이상의 흡연자 및 이갈이(bruxism) 환자는 없었으나, 경도의 고혈압 환자가 2명, 조절이 잘 되는 당뇨병 환자가 1명 있었고, 남성 1명은 기존의 심장 스텐트 시술경험으로 시술 전후 항응고제에 대한 조절을 시행한 이외에는 다른 특이한 환자들의 의학적 병력은 없었다.

시술 부위로는 상악에 29개, 하악에 16개였으며, 상악구치부의 상악동거상술(sinus lifting procedure)을 동반한 경우 21개, 상악전치부의 골유도재생술(guided bone regeneration)을 동반한 경우 8개, 하악구치부의 16개였다. 임플란트의 종류는 Straumann tissue level® 임플란트 31개, Straumann bone level® 임플란트 7개(Institute Straumann, Waldenburg, Switzerland), Biomet Osseotite® 임플란트 2개(3i implant innovations, West Palm Beach, FL), 오스템사의 SSII® 임플란트 3개(Osstem Co., Seoul), 신흥사의 Luna® 임플란트 2개(Shinhung Co., Seoul)였으며, 시술 후 1일 내외로 촬영한 파노라마 사진을 기준으로 3개월, 6개월, 12개월, 24개월 및 36개월이 경과할 때 촬영한 파노라마 사진을 바탕으로 분석하였다.

전체 시스템은 프로그래밍 언어 Java의 J2SE™ JFC®(Java Foundation Class, Java™ Platform, Oracle Co.)를 활용하였고, User Interface는 Java Swing® 프로그램을 이용하여 알고리듬을 구현하였다. 의료영상 저장전송 시스템인 Pi view PACS®(Picture archiving and communication system, Ver. 2.0, Mediface Co., Seoul)에서 얻어 낸 jpg 파일의 파노라마 방사선 사진을 상용 프로그램인 ALsee® 프로그램(Ver. 6.71, ESTsoft Co., Seoul)을 이용하여 bmp 파일로 변환시켰다. 이 파일을 열어 시스템에서 파노라마 방사선 사진을 컴퓨터 화면에 띄우고, 사용자가 정보를 읽어들이고 싶은 임플란트를 마우스로 선택하면 임플란트의 영역, 주변 치조골의 치조정 위치를 자동으로 인식하여 원하는 수치들을 출력해 주는 프로그램을 개발하였다.

2. 분절화 과정

프로그램의 알고리듬은 방사선 사진 bmp 파일의 header를 분석하여 이미지 파일의 크기와 해상도를 인식하고, 이를 통해 해상도와 같은 크기의 배열을 할당하여 각 배열에 상응하는 위치에 있는 화소의 정보를 담았다. 각 화소는 각각 256단계의 R(red), G(green), B(blue) 값을 가지는데, 방사선 사진은 흑백이므로 R, G, B 값이 모두 동일한 값을 가진다. 연구자가 컴퓨터 마우스로 선택한 임플란트의 밝기를 기준으로 주변 인접 화소를 반복적으로 검색하고, 과정 중에 인접 화소와 비교하여 명도가 일정 값 이상으로 바뀔 때까지 범위를 확장시켜 가면서 검색하였다. 처음 선택한 화소가 임플란트의 대표성을 의미할 수 없을 수 있으므로 임플란트로 판별된 화소들이 추가될 때마다 화소 간 명도의 평균값을 계산하여 경계 값 계산에 추가 적용하여 비교 값으로 사용하였다. 이러한 분절화(segmentation) 과정을 통해 구분된 임플란트를 이미지상에서 노란색으로 표시해 주었다(그림 6.1).

대부분의 영상에서 임플란트와 주변 구조물 간 명도 차이는 대략 25 이상의 차이를 보여 구분이 용이하였다. 임플란트와 주변 구조물의 구분 기준이 되는 차이 값을 크게 하면 임플란트의 부분만을 인식하는 문제가 발생하였고, 차이 값이 너무 작으면 임플란트와 이어지는 방사선 불투과상도 임플란트로 오인식되는 오류가 발생했다. 방사선 사진별로 대조도의 차이가 있어 전체적으로 동일한 기준값을 사용하기 위해서 작은 값을 기준으로 사용하였다. 이 경우 시스템이 임플란트 전체를 인식하지 못하고 부분적으로만 인식한 경우에는 인식하지 못한 부분을 추가적으로 마우스로 클릭하여 부족한 부분을 메울 수 있게 하였고, 그렇게 함으로써 임플란트로 인식된

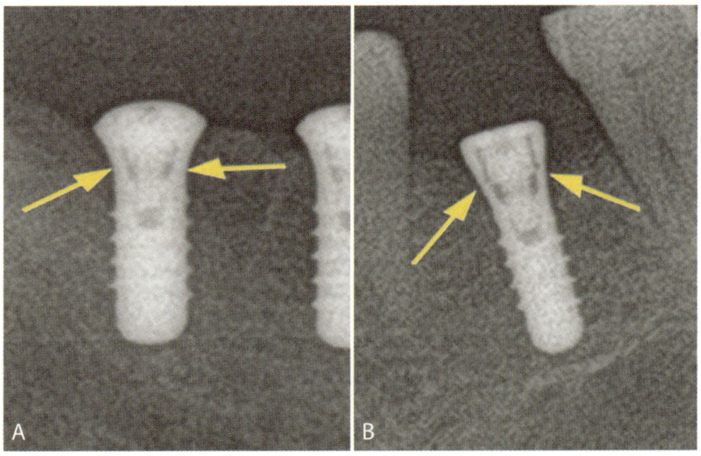

그림 6.1 Marginal bone loss measurements in the panoramic radiography showing the relationship between implant fixture and marginal crestal bone height(arrows), Straumann tissue level® implant with closure screw(A) and cover screw(B)

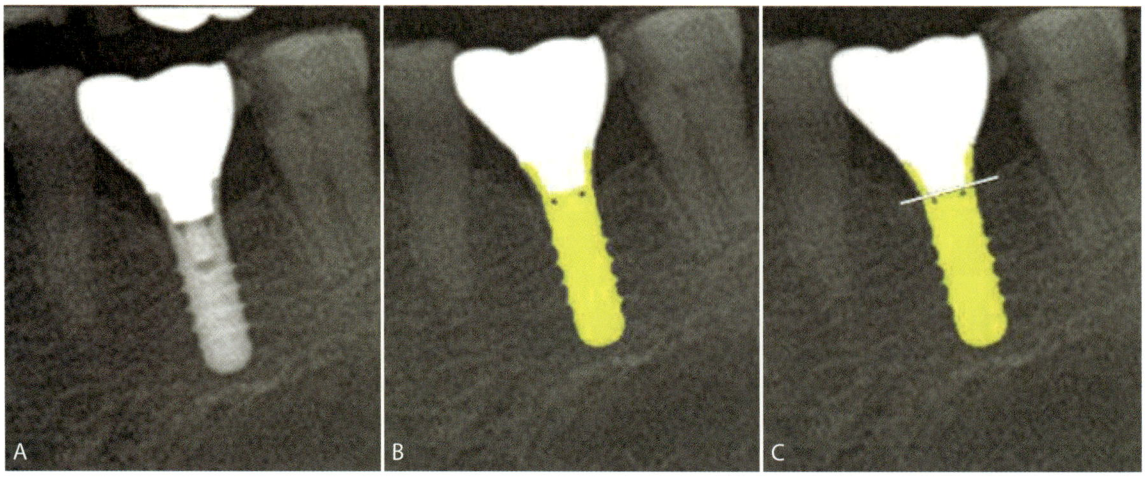

그림 6.2 Recognition of implant fixture and with marginal bone according to implemented segmentation systems used in this study, before(A), after application(B), and determination point(C)

화소들을 반복적으로 검사하여 상하좌우가 모두 임플란트로 인식된 화소로 둘러싸인 곳을 제외하여 임플란트의 경계 화소를 구분하였다. 그다음 이를 좌표별로 정렬하여 상방 경계와 하방 경계, 그리고 근심측 및 원심측 경계를 이루는 모두 네 종류의 경계 화소로 분류하였다(그림 6.2).

II. 직선식 근사를 통한 패턴인식 알고리듬 적용 (pattern recognition algorithm application with straight lines extraction)

1. Hough transform을 이용한 직선식 근사

임플란트 매식체를 이루는 화소들을 시스템이 인식한 뒤 매식체 플랫폼을 이루는 직선식을 근사하였고, 근사 과정에는 Hough transform approximation(HTA)을 사용하였다(그림 6.3).[12-14]

직선식을 근사하는 과정에서 일반적인 직선식 y=ax+b를 이용하면, 기울기의 값

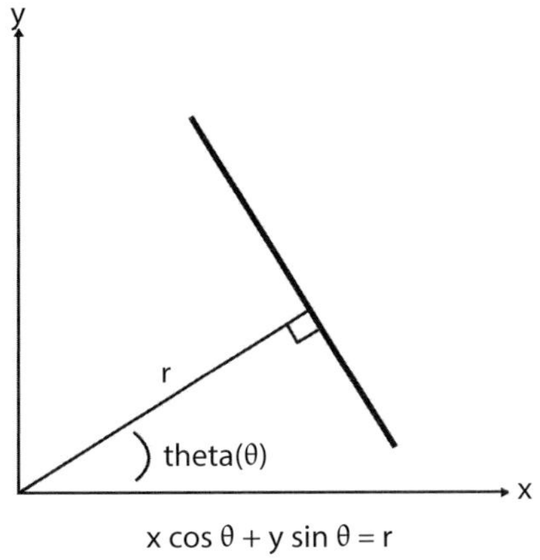

그림 6.3 Relationship between(x, y) and theta approximation showing Hough transform algorithm

이 0부터 무한대까지 발산하므로 무한대의 연산시간이 필요하게 되어 근사가 불가능하기 때문에 r, θ 좌표계에서의 직선식인 xcosθ+ysinθ=r을 이용하여 근사하였다. 이러함으로써 θ 값의 범위가 0부터 π로 국한되어 한정된 횟수의 연산을 통해 근사가 가능하였다(그림 6.3).

처음 사용자가 클릭한 마우스 좌표를 원점으로 하여 π까지를 180 등분하여 θ 값으로 하고 r은 0부터 100까지를 근사하였다. 계산의 편의를 위하여 가능성이 낮은 범위는 인식에 영향을 주지 않는 범위하에서 반복연산 근사과정에서 제외하였다. 각각의 반복연산 과정에서 대입되는 r과 θ 값으로 결정되는 직선과 패턴이 인식한 임플란트의 상방 경계를 이루는 점들 간 거리의 평균 제곱근 오차(root mean square error)가 가장 작은 선을 근사선으로 결정하였다.

임플란트 플랫폼의 근사선에서 임플란트로 인식된 화소 중 거리가 가장 먼 화소까지의 거리가 매식체의 길이가 되므로 프로그램에서 이를 결과 값으로 출력하였으며, 매식체의 근원심을 이루는 경계 화소들로부터 각각 6화소 떨어진 화소들을 평행하게 검사해 나가면서 급격한 명도 변화를 보이는 점을 치조골 변연의 경계로 결정하였다(그림 6.4). 이 과정에서 치조골 내 망상골 형태(trabecular pattern)를 잘못 인식하는 현상을 줄이기 위해 연속된 4개 화소의 평균값을 이용해 그 평균값이 경계 값을 결정하였다. 화소의 평균값을 구하기 위해 연속되는 화소의 개수를 증가시키면 망상골 형태를 경계로 인식하는 오류는 줄어들지만, 경계의 위치가 최대 연속되는 화소 개수의 절반까지의 오차를 나타내었다. 연속된 4개 화소의 명도 평균값을 이용하여 경계를 결정하였을 경우 최대 2개 화소만큼의 오차를 보였으며, 이는 부위에 따라 다르지만 10:1 이하인 실제 길이(mm) 대 화소 비율을 감안하면 0.2mm 이하의 오차로 생각할 수 있다. 이렇게 결정된 치조정으로부터 근사선까지의 거리를 화소 단위로 계산하

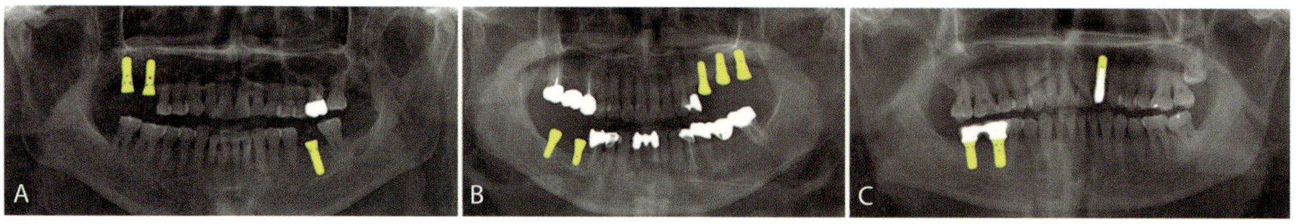

그림 6.4 Representative panoramic radiograms showing transformed yellow fixtures by segmentation process, including posterior two implants in the maxilla with sinus grafting and posterior single implant in the mandible(A), posterior three implants in the maxilla with sinus grafting and posterior two implants in the mandible(B), and anterior single implant in the maxilla and posterior two implants in the mandible(C)

고 이를 치조골 깊이로 정의하고 근원심 양쪽의 치조골 깊이를 출력하도록 시스템을 구현하였다.

임플란트 매식체의 실제 길이와 시스템상 플랫폼에서 기저부까지의 화소수를 이용해 화소와 mm 간의 비례상수를 계산하였으며, 실제 길이는 환자 의무기록을 확인하였다. 측정된 근원심 치조골 깊이의 평균값을 이용해 식립 직후의 방사선 사진상 치조골 깊이를 기준으로 증가량을 골 소실량으로 정의하여 통계 처리하였으며, 통계 분석은 SPSS 프로그램(Ver. 12.0K)을 이용해 회귀분석(regression analysis)을 하였고, 평균값을 계산하였다.

2. 패턴인식 알고리듬 적용 결과

주기적 재내원을 통해 촬영된 파노라마 방사선 사진상에서 측정된 치조골 흡수량의 근원심 평균값을 기간별 회귀분석을 통해서 근사하였을 때, 여러 형태의 식 중 지수식이 가장 R^2 값이 높게 나왔고, 그 식은 다음과 같다(그림 6.5).

$$Y=0.245\ \mathit{Log}\ x \pm 0.42,\ R^2=0.53$$

이때 단위 지정으로 개월은 x, 소실 길이 측정은 y 값으로 하였고 mm 단위로 산정하였다. 방사선 사진상에서의 골 소실량의 평균값은 식립 3개월 후에는 0.46±0.35mm, 6개월 후에는 0.53±0.39mm, 12개월 후에는 0.69±0.56mm, 24개월 및 36개월 후에는 각각 0.74±0.12mm, 0.81±0.24mm로 측정되었다(표 6.1). 상하악간 골 소실량 비교에서는 식립 1년 후 상악에서는 0.84±0.51mm, 하악에서는 0.28±0.29mm의 골 소실량을 보여 상악이 유의미한 차이로 높게 측정되었으며, 식립 후 보철물이 장착된 후인 평균 6~12개월 이후에 소실량이 조금 증가하였다가 이후에는 거

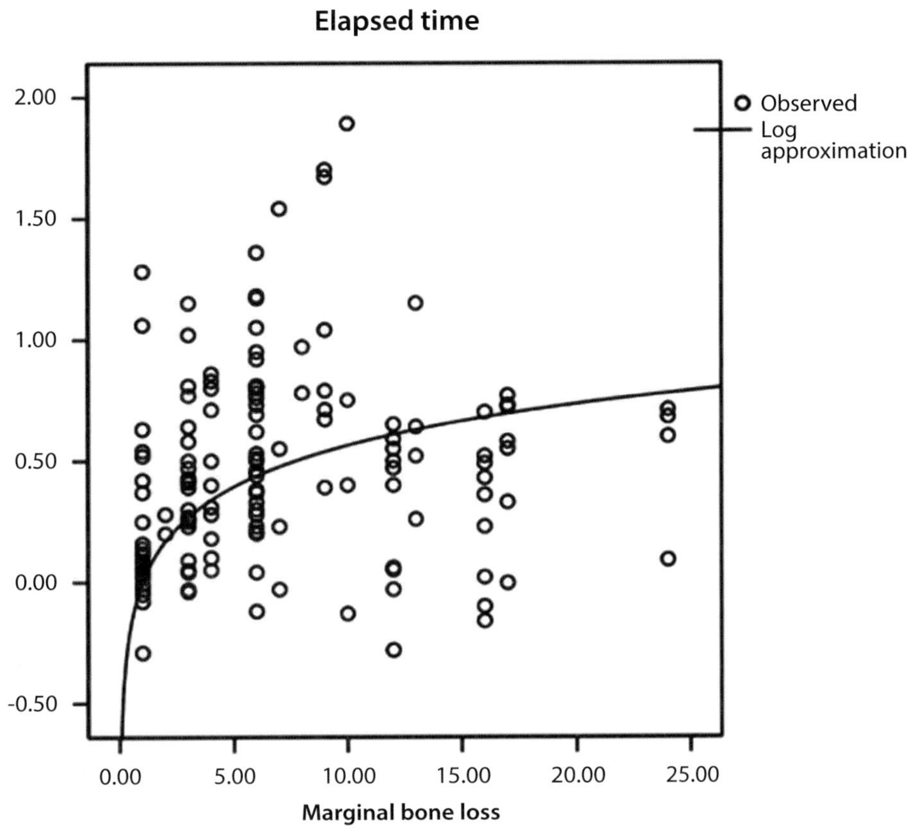

그림 6.5 Logarithm approximation curvature of marginal bone loss attained by regression analysis

표 6.1 Comparisons of mean marginal bone loss(MBL) with standard deviation(SD)(mm) between pattern recognition algorithm application and conventional approximated projections

Month	pattern recognition algorithm application	conventional approximated projections
3	0.46 ± 0.35	0.27 ± 0.21
6	0.53 ± 0.39	0.44 ± 0.23
12	0.69 ± 0.56	0.61 ± 0.34
24	0.74 ± 0.12	0.77 ± 0.42
36	0.81 ± 0.24	0.87 ± 0.25

의 변화 없는 골소실로 측정되었다(표 6.2).

치의학 및 구강악안면외과학 영역의 방사선 사진에 대한 패턴인식 연구, 특히 임플란트 영상학에서의 분석은 매우 의미가 크다고 할 수 있는데,[15] 치과용 임플란트는 다른 구조물에 비해 방사선 사진상 뚜렷한 명도 차이를 나타내며, 패턴인식의 인식률도 높고, 동시에 방사선 사진상의 여러 인접 구조물 간의 관계가 치료 계획 및 치료 과정 그리고, 치료 후 평가에까지 지속적으로 연계되는 임상술식이기 때문이다.

표 6.2 Comparisons of mean marginal bone loss(MBL) with standard deviation(SD) in the posterior maxilla and mandible

Month	In maxilla (mm)	In mandible (mm)
1	0.26 ± 0.38	0.12 ± 0.10
3	0.52 ± 0.31	0.28 ± 0.24
6	0.65 ± 0.35	0.29 ± 0.25
12	0.84 ± 0.51	0.28 ± 0.29
24	0.87 ± 0.43	0.40 ± 0.29

임플란트 환자의 방사선 사진에 대한 패턴인식의 연구는 앞으로도 많은 확장 가능성을 지니며 실제 임상적으로도 적용 가능한 분야로 생각된다. 이 연구에서 패턴인식 시스템의 임플란트 패턴인식률은 매우 우수하였는데, 환자 10명에게 식립된 총 48개의 임플란트 중에서 하악전치부에 식립되어 중첩된 이미지로 근심이 인접치와 겹쳐져서 치조정을 인식할 수 없었던 3개의 임플란트를 제외한 45개의 임플란트를 인식할 수 있었다. 이 연구에서 구현한 전산 및 공학에서의 패턴인식 알고리듬은 임플란트 수복 환자의 방사선 사진에 적용 가능한 시스템을 구현하고, 이를 바탕으로 임플란트, 주변골, 빈 공간의 x, y 좌표를 인식한 뒤, 얻어진 각 구조물들의 좌표를 분석하여 임플란트 주변 치조골의 치조정과 매식체 상부와의 거리를 pixel 단위로 계산한 것으로 Java 언어를 이용해 구현된 패턴인식 시스템을 통해 읽어들인다. 시스템에서 파노라마 방사선 사진을 컴퓨터 화면에 띄우고 사용자가 정보를 읽어들이고 싶은 임플란트를 마우스로 선택하면, 임플란트 영역과 주변 치조골의 치조정 위치를 인식하여 원하는 수치들을 자동으로 출력해 주도록 하였고, 이러한 프로그램을 임플란트 수복 환자의 기간별 파노라마 사진들을 분석하여 시간 경과에 따른 임플란트 변연골 소실량을 정확하고 간편하게 측정하도록 하였다.

주기적 재내원으로 촬영된 파노라마 방사선 사진상의 치조골 흡수량을 회귀분석을 통해서 근사하였을 때, 여러 형태 중 $y=0.245\ Log\ x \pm 0.42$, $R^2=0.53$(단위: x는 개월, y는 mm)의 지수식을 통해 R^2 값을 근사할 수 있었는데, 처음의 연구 목표나 오차 정도를 고려할 때 파노라마 방사선 사진보다는 치근단 방사선 사진의 분석이 더 좋은 결과를 나타내 줄 것으로 예상되었다. 실제 이 연구의 초기 목적은 치근단 평행 방사선 사진을 대상으로 한 패턴인식 프로그램 분석이었으나, 임플란트 식립 환자 중 일정 간격으로 재내원하여 치근단 방사선 사진을 촬영한 경우보다 파노라마 방사선 사진을 촬영한 경우가 대부분이어서 파노라마 사진을 바탕으로 진행하였다. 파노라마 방사선 사진의 경우 같은 해상도의 구내 방사선 사진에 비하여 더 넓은 범위의 정보가 담겨 있기 때문에, 이 연구의 패턴인식을 일관적으로 적용시키기에는 여러 오차를 보일 수 있었다. 예를 들면 Focal Trough를 벗어나 흐릿한 부위가, 특히 전치부에 있었고 인접한 구조물과 중첩되어 치조정을 찾을 수 없는 경우도 있었으며 이러한 임플란트 부위를 측정할 경우에는 여러 번 반복하여도 유의미한 값을 얻을 수 없었다. 실제로 Molander 등[16-18]의 연구에 의하면 파노라마 방사선 사진은 1mm 이상의 오차를 보이고 미세한 변화의 경우 잘 반영되지 않아 판독능이 저하될 수 있다고 하였으며, 파노라마 방사선 사진의 경우 부위별 확대율의 차이와 촬영별 투사 각도의 차이로 인해 협설측골이 촬영할 때마다 다르게 반영된다는 점이 연구 결과의 오차에 영향을 준 것으로 보인다. 향후에는 치근단 평행 촬영법으로 구내 방사선 사진을 이용하는 더욱 나은 연구 방향을 설정할 수 있겠다. 추가적인 기능 구현을 통해 임플란트와 골간 결합 정도의 평가, 임플란트와 하치조 신경 및 상악동저까지의 거리 계산 등의 임플란트 시술 후 진단 및 평가 도구로서의 확장성을 위한 연구 내용을 고려할 수 있으리라 생각된다.

패턴인식을 통해 분석한 골 흡수량의 측정값에서 식립 후 1년 평균 0.69±0.56mm, 기존의 투사근사치(approximated projection)로 측정한 값은 0.61±0.34mm이다. 이는 이전 문헌 보고에서의 Brånemark group의 연구 결과의 평균값인 1.2mm보다 유의하게 작은 값을 보였다. 이는 임플란트 표면처리 기술의 발달로 인한 초기 흡수량의 감소에 기인하였거나 하악골의 흡수량이 매우 적게 측정된 결과로 생각된다. 전체적인 흡수 양상을 살펴보았을 때, 1년 내에 평균 1.2mm, 그 후에는 연간 0.1mm 내외의 안정된 골 소실량을 보이는 것이 임플란트 치료의 성공 조건이라는 기존의 여러 임상적 연구 결과와 상응하는 결과를 보였다고 생각된다. 상악 및 하악 간의 골 소실량 비교에서 1년 후 골 소실량이 상악에서는 0.84±0.51mm, 하악에서는 0.28±0.29mm로 측정되었는데, 이러한 상하악 간 골 흡수량의 유의한 차이는 상악에 식립된 29개의 임플란트 중 21개가 상악동 골이식 후에 진행되었다는 사실에 기인한다고 볼 수 있겠다. 유사한 국내 학자에 의해 최근 보고된 상악동 골이식 후 식립된 임플란트 주변골 흡수에 관한 Kim 등[19]의 연구에서 1년 후 평균 골 흡수량인 0.9mm와 비슷한 결과 값을 나타냄을 볼 때, 이 패턴인식을 적용한 골 흡수량의 측정은 어느 정도 일관된 측정 패턴을 가질 수 있으리라 기대된다. 하악에서의 골 흡수량은 기존의 연구들과 비교하여 다소 작은 값을 나타내었는데, 이는 하악골 흡수량이 적은 환자에 편향된 표본에 기인한 결과로 생각된다. 회귀분석을 통한 추세선 분석에서 전체적인 골 소실량의 기간별 흡수 분포는 선행 연구 결과들과 유사한 대수 형식을 따르지만, R^2 값이 0.53으로 조금 낮게 근사된 것은 개인별로 측정값의 차이가 크기 때문으로 생각된다. 또한, 추세선에서 가장 많이 벗어난 환자에서는 실제 1년 후 측정값과 그 이후의 방사선 사진을 분석에 포함시키지 못해서 추세 오차에 영향을 주었을 것으로 생각되었다.

패턴인식을 새로운 치의학 영역에 접목시키는 연구를 진행하고자 했던 이 연구의 목적은 구현된 시스템이 임플란트와 그 주변골의 치조정에 높은 인식률을 보여 어느 정도 달성되었으나, 상대적으로 계획한 자료를 모두 구비한 증례 부족과 파노라마 방사선의 오차로 실제 결과 값에서 아쉬운 결과를 동시에 보이기도 하였다. 그러나 중첩 구조물과 좁은 임플란트와 치조골 상부의 경계면 및 부위별 다른 확대율을 갖는 파노라마 방사선 사진의 한계점에도 불구하고 높은 인식률을 보였고, 기존의 tracing을 통한 골 흡수량 측정의 경우 재측정하거나, 다른 사람이 측정하는 경우 그 값이 달라질 수 있는 반면, 패턴인식 알고리듬을 통해 측정하는 경우 재측정 시나 측정자가 달라질 경우에도 항상 일정한 측정값을 보인다는 점에서 그 유용성을 기대할 수 있었다. 패턴인식 알고리듬의 적용을 통해 향후에는 전향적인 치근단 평행 촬영술로 촬영된 구내 방사선 사진에 대한 연구가 동시에 진행된다면, 보다 확실한 근거로 치의학 영역의 방사선 사진 분석에 대한 패턴인식 알고리듬 적용의 유효성을 검증할 수 있을 것으로 기대된다. 나아가 추가적인 기능 구현을 통해 임플란트와 골간 결합 정도의 평가를 통해 임플란트 초기 고정에 대한 방사선학적 지표를 제시하고, 임플란트와 하치조신경 간의 거리, 임플란트와 상악동저까지의 추가적인 수치들을 평가할 수 있는 진단 도구로서의 확장성을 계속되는 연구에서 기대할 수 있을 것이다.

References

1. Adell R, Lekholm U, Rockler B, Brånemark PI. A 15-year study of osseointegrated implants in the treatment of the edentulous jaw. Int J Oral Surg. 1981;10(6):387-416.
2. Cochran DL, Nummikoski PV, Schoolfield JD, Jones AA, Oates TW. A prospective multicenter 5-year radiographic evaluation of crestal bone levels over time in 596 dental implants placed in 192 patients. J Periodontol. 2009;80(5):725-733.
3. Adell R, Lekholm U, Rockler B, Brånemark PI, Lindhe J, Eriksson B, Sbordone L. Marginal tissue reactions at osseointegrated titanium fixtures: (I). A 3-year longitudinal prospective study. Int J Oral Maxillofac Surg. 1986;15(1):39-52.
4. Lekholm U, Adell R, Lindhe J, Brånemark PI, Eriksson B, Rockler B, Lindvall AM, Yoneyama T. Marginal tissue reactions at osseointegrated titanium fixtures: (II). A cross-sectional retrospective study. Int J Oral Maxillofac Surg. 1986;15(1):53-61.
5. Henry PJ, Bower C, Woolridge JA. Radiographic evaluation of marginal bone height around titanium implants. J Dent Res. 1989;67:629.
6. Quirynen M, Naert I, Van Steenberghe D, Dekeyser C, Callens A. Periodontal aspects of osseointegrated fixtures supporting a partial bridge. An up to 6-years retrospective study. J Clin Periodontol. 1992;19(2):118-126.
7. Van Steenberghe D, Klinge B, Linden U, Quirynen M, Herrmann I, Garpland C. Periodontal indices around natural and titanium abutments: a longitudinal multicenter study. J Periodontol. 1993;64(6):538-541.
8. Helen H, Kenneth H, Raymond H. A study to evaluate the introduction of a pattern recognition technique for chest radiographs by radiographers. Radiography. 1996;2(4):263-288.
9. Geraets WG, Van der Stelt PF, Netelenbos CJ, Elders PJ. A new method for automatic recognition of the radiographic trabecular pattern. J Bone Miner Res. 1990;5(3):227-233.
10. Van der Stelt PF, Van der Linden LW, Geraets WG, Alons CL. Digitized pattern recognition in the diagnosis of periodontal bone defects. J Clin Periodontol. 1985;12(10):822-827.
11. Omaima N, Mohamed A. System for human identification from X-ray dental radiographs. Pattern Recognition. 2005;38(8):1295-1306.
12. Dagao Duan, Meng Xie, Qian Mo, Zhongming Han, Yueliang Wan. An improved hough transform for line detection. ICCASM. 2010.
13. Du S, Van Wyk BJ, Tu C, Zhang X. An improved hough transform neighborhood map for straight line segments. IEEE Trans Image Process. 2010;19(3):573-585.
14. Hughes H, Hughes K, Hamill R. A Study to evaluate the introduction of a pattern recognition technique for chest radiographs by radiographers. Radiography. 1996;2:263-288.

15. Nomir O, Abdel-Mottaleb M. A system for human identification from X-ray dental radiographs. J Pattern Recognition Society. 2005;38:1295-1305.
16. Molander B, Ahlqwist M, Grondahl HG, Hollander L. Agreement between panoramic and intra-oral radiography in the assessment of marginal bone height. Dent Radiology. 1991:20(3):155-160.
17. Park KH, Han DH. Radiograghic study of marginal bone loss around osseointegrated implants after functional loading. J Korean Academy Prosthodont. 1998;36(6):806-815.
18. Sewerin IP. Errors in radiographic assessment of marginal bone height around osseointegrated implants. Scand J Dent Res. 1990;98(5):428-433.
19. Kim YK, Yun PY, Kim SG, Kim BS, Ong JL. Evaluation of sinus bone resorption and marginal bone loss after sinus bone grafting and implant placement. Oral Surg. 2009:107(2):e21-e28.

7

컴퓨터보조 항법수술을 이용한 임플란트 식립

Computer-assisted navigation surgery in the dental implant technology

'Computer-aided navigation surgery'는 컴퓨터를 이용한 제어항법시스템을 활용하여 수술하는 포괄적이고 사전적인 의미를 지니는 수술법으로 이때 사용하는 장치를 컴퓨터 추적-제어 수술 항법시스템(computer-aided navigation surgery system)이라고 정의한다. 제1장의 용어 설명에서 기술한 바와 같이 이러한 컴퓨터보조 항법시스템(computer-assisted navigation system) 또는 컴퓨터 항법수술(computer-navigated surgery)은 신경외과, 정형외과 및 이비인후과 영역에서 처음 사용되었으며 구강악안면 영역에서는 악관절 관절경 수술, 관골의 외상 후 기형 교정, 악교정수술, 골신장술, 조직검사 및 이물 제거 등에서 시험적으로 사용되어 왔다.[1-13]

이는 미리 CT 촬영이나 자기공명영상(magnetic resonance imaging: MRI)을 통해 얻은 수술 전 환자의 해부학적인 영역 위에 수술 중 수술 기구들의 위치가 정확히 추적되도록 하여 원하는 목적의 시술이 이루어지도록 하는 것이다. 기존에는 신경외과 영역에서 활용되던 방법들이 하나의 외과적인 원칙으로 정해지면서 여러 분야에서 활용되게 되었다. 두개악안면 골격 내의 종양절제술에 활용될 경우 CT 영상에서 종물의 크기를 기준하여 항법 표지자(navigation probe)가 수술 중에 절제 변연부를 표시하는데 사용됨으로써 종양 주변의 정상조직물을 보존하면서 안전 변연선(safe margins)을 지닌 종물 절제술에 유용한 방법으로 소개되어 왔다.[14-17]

최근에 치과 임플란트 식립 수술에서도 컴퓨터보조 항법시스템이 응용되어 여러 제조회사에서 임플란트의 위치를 표시하기 위한 하드웨어 및 소프트웨어가 개발되어 왔다. 항법시스템을 사용한 시술의 큰 장점은 보다 정확한 수술 전 계획이 가능하여 기능적 관점에서의 보철을 위한 접근이 가능하다는 것으로, 임플란트 주위의 골소실(bone loss)을 일으킬 수 있는 물리적인 부하를 피하고, 임플란트의 조기 탈락을 예방할 수 있는 점이라 하겠다. 또한, 수술 도중에 신경 및 인접치아들과 같은 중요한 해부학적 구조물을 피할 수 있어서 임플란트의 안전성을 증진시키는 장점이 있다. 이 장에서는 최근에 소개되고 있는 항법시스템에 대해 기본원리와 구성 등을 알아보고, 치과 임플란트 시술에 적용하는 방법 등을 고찰함으로써 임플란트를 위한 항법시스템의 유용성에 대해 알아본다.

I. 항법시스템의 기본 구성 및 원리

수술 전 계획과 수술 중의 진행 상황 등은 삼차원 컴퓨터 모델상에서 CT 데이터를 기준으로 상호 비교되어 표시되는데, 이는 고화질의 CT 영상이 기본적으로 중요하다. 환자와 컴퓨터 모델상에 정확한 위치등록이 이루어져야 하므로 기준 표시자(fiducial marker)를 정확히 위치시켜야 하고, CT 영상을 촬영하는 중에 환자 두부의 움직임이 없어야 CT 측정치의 오차를 작게 할 수 있다. 또한, 치과용 드릴과 유사한 핸드피스는 특별히 고안된 기구들인 측정장치(calibration stations)를 포함하여야 하고, 수술 중 위치등록(intraoperative position registration)은 환자와 드릴에 모두 시행해야 하므로, 수술 전 모의시험에서 미리 확인하고 수술 시 동일하게 적용해야 한다.

수술용 항법시스템 제작 시 적용하는 광학 검출 방식은 다른 방식들에 비해 응용 범위가 넓고 오차 발생 요인이 적은 것으로 알려졌다. 삼차원 추적시스템(tracking system)은 위치 검출 방식으로도 설명되며 크게 기계적 추적시스템(mechanical tracking system), 초음파 시스템(ultrasound system), 관성이용 시스템, 광전자 추적시스템(optoelectronic tracking system) 및 전자기적 항법시스템(electromagnetic tracking system) 등과 같이 다섯 종류로 나누어 생각할 수 있는데 자세한 내용은 제10장 이후에 다루기로 하며, 이 장에서는 광학 방식을 기준으로 제작기술과 사용방법을 알아본다.

1. 능동 및 수동 장치를 이용한 전체 설계

흔히 사용되는 발광 다이오드인 발광 진공관(light-emitting diodes: LED)이 부착된 능동 광학 감지기(active optical sensors)가 원형시작품(prototypes)으로 이는 환자에게 장착된 감지기와 핸드피스 드릴에 장착된 감지기가 필요하게 된다. 동적 시스템의 대표적인 IGI™(IGI, DENX Advanced Dental system, Jerusalem, Israel)는 영상유도 임플란트 시스템 중에서 컴퓨터 가공 단위, 화면출력장치, 추적 카메라, 추적 핸드피스 및 적외선 기준체

(infrared reference body) 등으로 이루어져 있다.[11] 이는 마치 자동차가 길을 찾아갈 때 쓰는 항법보조장치와 비슷한 원리를 지니므로, 자동차에 설치되어 있는 항법보조장치가 인공위성에 의해 실시간 추적되면서 경로에 대한 정보를 제공하는 것과 같다. 임플란트 치의학에 적용된 컴퓨터 항법보조장치 또한 환자 머리 위에 설치된 추적 카메라가 핸드피스와 환자에 고정된 추적시스템에서 발산되는 적외선을 추적하여 실시간으로 위 정보를 기존의 CT 영상에 반영하여 현재 임플란트 식립과 주변 구조물과의 관계를 보여 주게 된다.[12]

이 과정을 그림 7.1과 같이 완전 무치악 환자에서 컴퓨터보조 항법시스템을 사용하여 진료하는 과정을 통해 살펴본다. 우선 환자의 치조골에 1~3개의 골나사를 고정하고, 개인용 인상 트레이를 만들기 위한 인상을 채득한다(그림 7.1.A). 골나사 위에 인상채득용 뚜껑을 씌우고(그림 7.1.B), 제작된 개인용 인상 트레이를 이용하여 인상을 채득하며(그림 7.1.C), 채득된 인상체에 골나사 모형인 아날로그(analogs)를 연결하고 모형을 만들기 위한 치과용 석고를 주입한다(그림 7.1.D). 제작된 석고모형을 반대편 악궁의 석고모형과 함께 교합기에 위치시키고, 반대편 악궁에 맞추어 방사선 불투과성 인공치아를 식립한다(그림 7.1.E). 구형의 인공치아 머리 체결부와 유지 뚜껑이 추적시스템 막대를 포함하는 받침부(mounting portion)에 단단히 부착되도록 접착제를 부착하고(그림 7.1.E), 그 위에 추적시스템 기준점 운반 조합체(fiducial marker carrier assembly)를 포함하는 기준 표시자의 운반 부분(carrier portion)을 받침부에 접합시킨다. 보통 기준점은 9개 정도의 3mm 지름의 세라믹 구형 모양인데(그림 7.1.F), 받침부와 그 위에 접합되어 있는 유지 뚜껑, 운반 부분 그리고 방사성 불투과성 인공치아들로 이루어진 CT 등록 어셈블리가 완성되게 된다(그림 7.1.G). 이 어셈블리를 환자 구강내에 시적하고 CT 촬영을 진행하며(그림 7.1.H), 촬영한 CT 영상은 기준 표시자와 환자의 실제 구강내 상태와 삼차원 공간학적으로 밀접하게 연계되어 등록되게 된다. 획득된 CT 영상에 소프트웨어를 이용하여 임플란트 식립 계획을 수립한다(그림 7.1.I). 또한, 구강내 장치 받침부에 보통 7개의 적외선마커를 가지고 있는 환자 추적시스템을 부착하고, 여기에 보통 14개 정도의 적외선마커가 달려 있는 핸드피스와 이를 추적할 수 있는 추적 카메라와 같은 삼차원 적외선 영상화기기 등을 이용하여 기준점들과 환자 추적시스템을 삼차원으로 연계시킨다. 즉, 적외선마커가 달려 있는 핸드피스에 접촉 비트를 연결하여 이 끝에 기준 표시자를 차례대로 위치시키고 이것을 추적 카메라로 추적함으로써 환자 추적시스템과 구강내 장치의 운반부에 있는 기준 표시자들의 삼차원 등록이 가능해진다(그림 7.1.J). 삼차원 등록이 끝나면, 구강내 장치의 운반 부분과 그 위에 고정되어 있던 인공치아들을 분리한다(그림 7.1.K). 그리고 운반부 및 받침부 어셈블리를 환자의 구강내 장착 후, 전 단계와 마찬가지로 환자 추적시스템을 구강내 장치에 연결한다(그림 7.1.L). 이렇게 적외선마커가 부착된 핸드피스와 추적 카메라

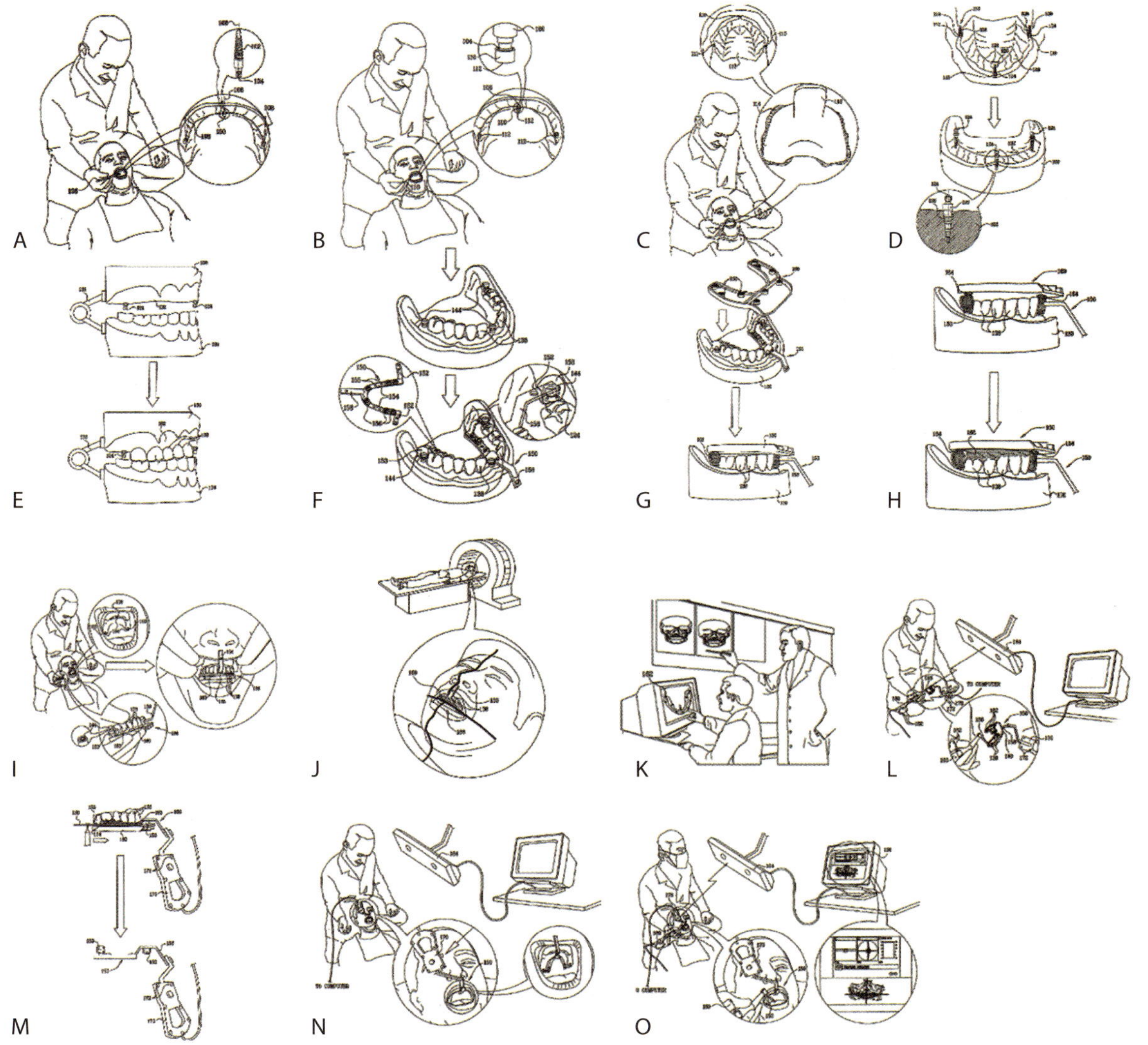

그림 7.1 IGI™의 컴퓨터보조 항법시스템을 이용한 임플란트 식립술의 모식도(A~O)

를 사용하고(그림 7.1.M) 이를 통해 실시간으로 획득된 영상을 기존의 CT 영상에 적용시키는 가공 장치를 이용하여 수술 중 실시간으로 식립술의 적절성을 판단하면(그림 7.1.N), 컴퓨터보조 항법시스템을 이용한 임플란트 식립술을 시행할 수 있게 된다(그림 7.1.O).[13]

2. 소프트웨어에서의 작동 기전

컴퓨터 하드웨어로는 Apple®(Cupertino, CA) Macintosh Power PC와 최신 버전 Apple PowerMac G3 and G4 workstations®과 SGI O2 RS12000 workstation(SGI, Mountain

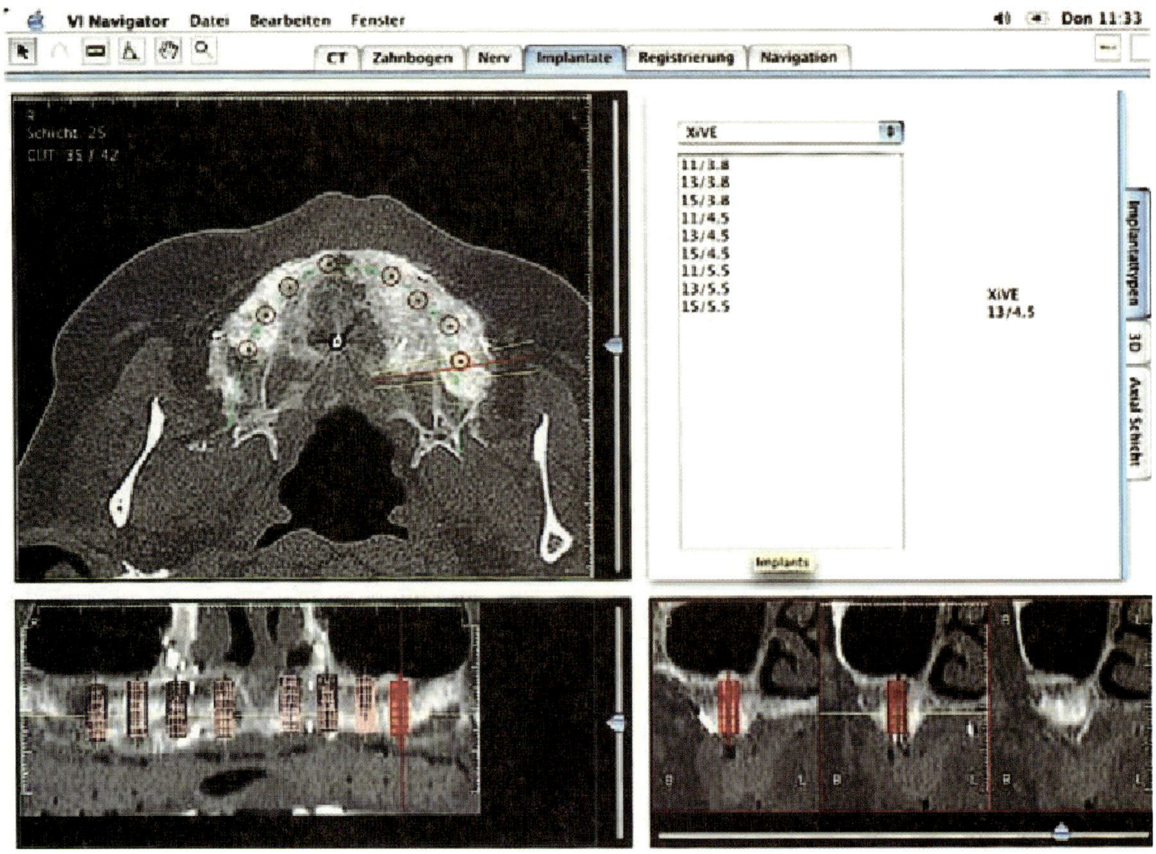

그림 7.2 Virtual Implant 프로그램상에서의 수술 전 임플란트 위치와 시작점을 보여 준다. 임플란트는 종류별로 직경과 길이를 선택하여 보철적으로 유리한 위치를 고려하여 영상 위에 컴퓨터 마우스로 끌고 와서 위치시키게 된다.

View, CA) 등이 세계적으로 가장 널리 사용되고 있다. 소프트웨어로는 MedScanII® (Artma Medical Technology AG, Vienna, Austria)가 유연하게 적용 가능하여 전 세계적으로 사용되고 있으며, software module Virtual Implant®(Artma Medical Technologies AG, Vienna, Austria)는 치과용 임플란트 식립용으로 개발되어 소개된 것이고, VISIT® 시스템은 오스트리아에서 개발되어 사용되어 왔다. 국내에도 여러 회사 제품이 수입되어 사용되기 시작하였으며, OnDemand3D® 등과 같은 순수 국내 제품도 개발되어 사용되고 있다. 이러한 모든 소프트웨어는 각각 알맞은 소프트웨어 환경에서 작동하고, 이러한 작동 기전은 아래와 같은 기본적인 여러 단계를 거친다. 즉, CT 자료를 송신하고, 치열궁(dental arc)을 설정하며, 하악골인 경우 하치조신경이 표시되고, 임의로 선택된 삼차원 영상에서 임플란트의 위치와 시작점을 계획하며, 환자의 개별적 자료 등록은 골내 직접 고정된 미세나사 또는 스플린트를 통해 인지되고, 마지막으로 시술이 시작되면 시술 중 항법시스템이 작동하게 된다(그림 7.2, 7.3).

또한, 전체 과정을 평가하기 위해서는 수술 후 CT 영상을 수술 전 계획 영상과

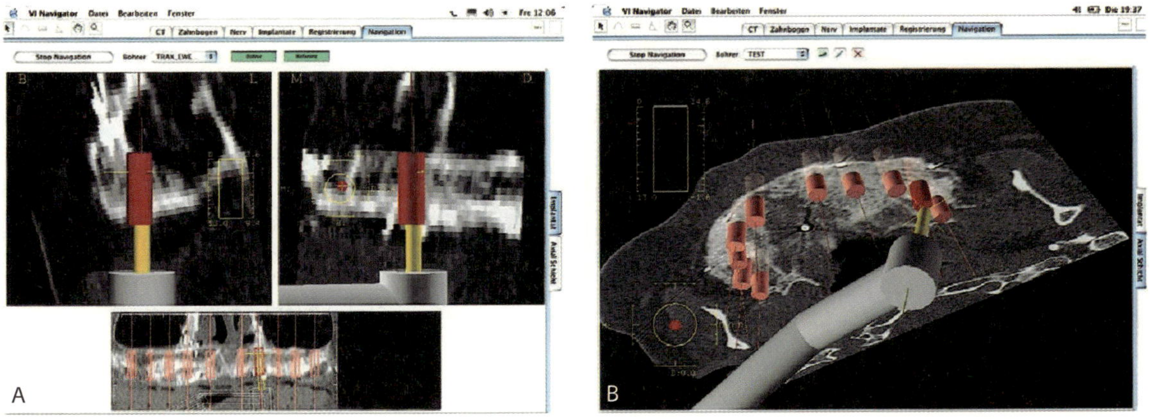

그림 7.3 수술 중의 영상 모습으로 상악에서의 임의 선택된 삼차원 영상에서 현재의 드릴 위치가 계획된 임플란트 위치와 비교되면서 보인다. 스파이더선이 임플란트의 위치를 찾고 각도를 맞추도록 움직이게 된다.

비교함으로써 임플란트의 위치와 각도 시작점 등을 확인하게 되고 전체 준비 시간과 수술 시간을 비교하게 된다. 이는 기존에 확인한 영상융합 과정을 거치게 된다.

II. 항법시스템 소개 및 결과 분석

1. 최근 사용되는 항법시스템 소개

여러 장치가 전 세계적으로 시판되고 있으나 대표적인 두 가지 시스템에 대해 알아보고자 한다. 두 시스템 모두 외과적인 기구 위치를 추적하는 데 활용되며 환자 위치를 등록하고, 미리 시행한 CT 정보를 이용하여 동기화하는 원리는 비슷하나, 기준 표시자와 참고 감지자 구조(reference sensor frame)의 성질과 탑재하는 방식에서 차이를 보인다.

Image Guided Implantology system®(DenX Advanced Dental systems, Moshav Ora, Israel, 이하 IGI system)은 치과용 임플란트 수술을 위해 광학 추적시스템에 기반한 장치로써 컨트라앵글 핸드피스의 수술 중 위치를 적외선 카메라가 인지하여 추적하도록 한 것이다. 핸드피스에 발광 진공관이 부착되어 실시간 위치를 카메라에 전송하게 된다. 기준 표시자는 3mm 크기의 세라믹구형(ceramic spheres)을 플라스틱 재질 U자형의 등록 주조물(registration mold)에 포함시키고, 구강내 가철성 교합 템플레이트를 이용하여 수술하는 악골 내 치아에 유지하여 탑재하게 된다. 따라서 기준 지지점은 경조직

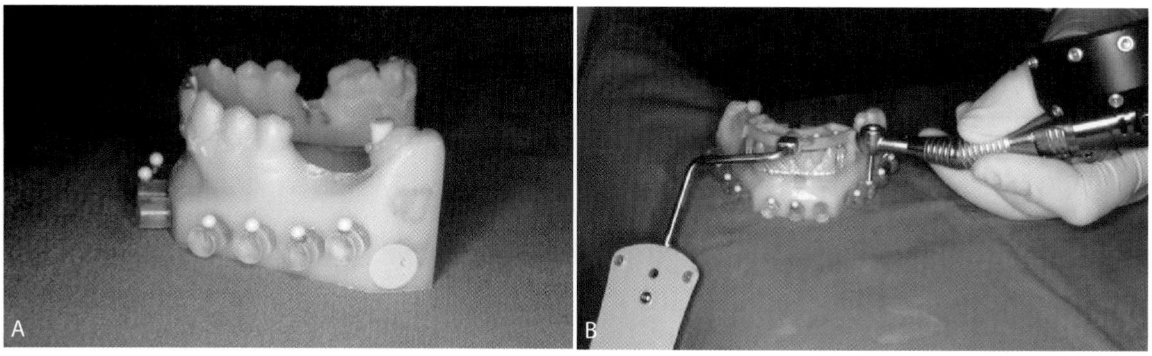

그림 7.4 컨트라앵글 핸드피스를 바로 항법 기구로 사용하고 구강내 장착된 기준 표지자와의 동시등록하여 시술하는 모습으로 발광 진공관이 핸드피스에 부착되어 있으며 환자의 감지기구가 교합 주형물에 연결되어서 수술 중의 핸드피스의 위치를 추적하게 된다.

치아이며 치과용 컨트라앵글 핸드피스를 항법 기구로 바로 사용할 수 있고, 세라믹구형을 통해 동시등록(co-registration)이 가능하고 참고 감지자 구조를 수술 부위인 악골에 주형을 이용하여 탑재할 수 있어서 주요 좌표계(principal coordinate system)를 수술하는 악골상에서 바로 활용하는 장점을 지닌다(그림 7.4). CT 영상을 촬영할 때에는 등록 템플레이트를 포함한 아크릴릭 교합 템플레이트를 환자 치아에 탑재하여 하악골의 하연부터 주형물을 포함함으로써 하악치아의 관상면(coronal)으로 촬영하게 하여 촬영 도중 움직임이 없도록 환자가 템플레이트를 가볍게 물도록 해야 한다.

LandmarX system®(Medtronic Xomed, Inc, Jacksonville, FL, 이하 LandmarX system)은 이비인후과 영역의 수술을 위해 역시 광전자 추적을 이용하여 고안된 장치로서 연조직인 피부를 기준 지지점으로 하여 기준 표시자를 환자 안면에 피부 디스크(skin discs)를 붙여서 사용한다. 피부 디스크는 얇은 피부층에 부착시키며 가능한 수술 부위에 가깝게 위치시킨다. 수술 전에 기준 표시자와 이주(tragus) 등과 같은 표층의 해부학적 표시점들을 항법 기구로 표시함으로써 환자의 두부를 삼차원으로 재형성된 CT 모델에서 동시등록하고 동기화하는 과정이 필요하다. 이때 표면합병(surface merge)을 통해서 다듬는 과정이 필요하며, 이처럼 기준 디스크와 다른 해부학적 기준점 위에 표면합병 과정을 통하여 동시등록이 가능하고, 탐침자(navigation probe)를 항법기구로 사용하여 참고 감지자 구조를 환자의 두부에 위치시킴으로써 주요 좌표계를 환자의 두부에서 이용하게 된다(그림 7.5). 하악골에서 사용할 경우 하악골을 상악골에 중심교합 상태로 유지시켜야 하는 과정이 필수적이고, CT 영상을 촬영할 때에는 하악골의 하연부터 모든 피부 기준 표시자들이 포함되도록 두정부까지 넓은 범위를 촬영하고, 환자는 중심교합에 맞추어 입을 다물도록 해야 한다.

이상의 두 시스템을 수술 전 위치시킨 티타늄 나사를 포함한 하악골의 해부학 구조물 위치의 정확성을 파악하는 비교연구[17]를 진행한 바에 의하면, LandmarX®

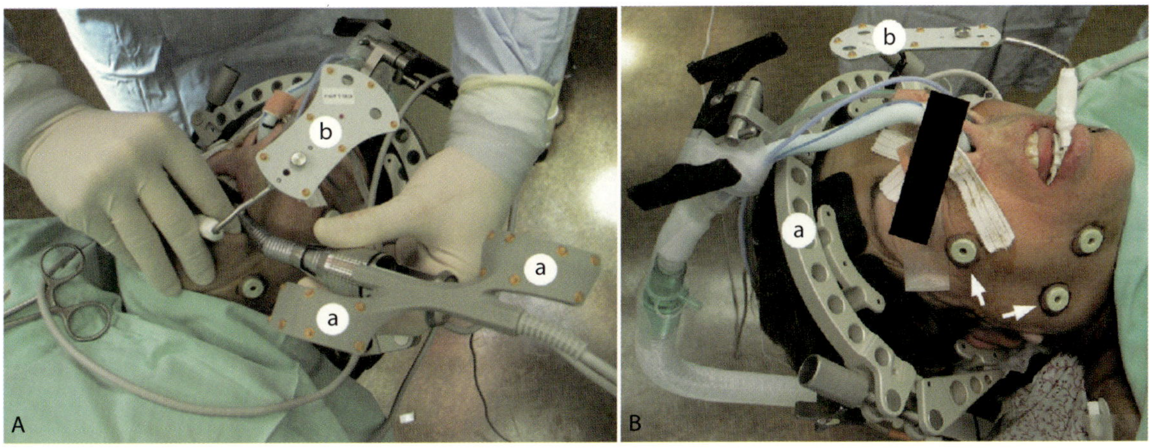

그림 7.5 피부 디스크형의 기준 표시자를 환자의 안면 피부에 붙여서 CT 촬영을 하며 이를 동시등록하여 수술 중에 환자의 위치를 기준하게 된다. 두부 기구 표시자 (A)는 수술 중의 환자 두부의 움직임을 보상해 주며 (B)의 환자 표시자 기구는 구강내 교합 주형물에 의해 유지된다.

system은 3~4mm의 오차를 보인 반면에 IGI 항법시스템은 0.5mm 미만의 오차를 보였으며, 하악골에 발생한 점액표피양암종(mucoepidermoid carcinoma)의 절제에서 보다 안전 변연선을 가지도록 잘 절제되었음이 보고되기도 하였다. 이처럼 적외선을 이용하는 광학 추적시스템은 능동적으로 적외선 광방출극(infrared light emitting diodes)이 순차적으로 적외선을 방출하면 추적 카메라에 달려 있는 CCD(charge coupled device)에 의해 추적된다. 추적된 정보는 중심 단위(central unit)에서 기존에 확인된 기하학적 관계와 연속적인 방출을 기반으로 영상을 화면에 보여 주게 되는 원리를 가지고 있다.[14] Chiu 등[11]에 의하면, 위 IGI™ 체계를 이용한 임플란트 식립은 실제와 평균 약 0.43mm의 오차를 가져 매우 정확함을 보고하였으나, 실험에서 오차가 최고 1.04mm 정도까지 날 수 있기 때문에 실제 수술에서는 항법시스템을 이용하여 하악관상연에서 1.1mm 이상 떨어진 상태로 임플란트를 식립할 것을 권장하였다.

또한, VISIT™와 stealthStation Treon™에서도 유사한 컴퓨터보조 항법시스템을 소개한다. 이들 체계에서도 앞서 설명한 순차적 단계와 마찬가지로 먼저 CT 정보를 이용하여 화면상에서 악궁 형태와 하치조신경을 투사하고, 이를 고려하여 임플란트의 식립 위치와 방향을 계획하게 된다. 그리고 환자에게 구내 골 나사를 식립하여 기준점과 함께 환자를 CT 영상정보에 등록하고, 이를 이용하여 수술 중 항법보조를 시행하게 된다. Wittwer 등[15]에 의하면, 위 두 컴퓨터보조 항법시스템을 사용하여 실제 환자들에서 시술한 결과, 임플란트 식립의 정확성은 두 체계 모두에서 높게 평가되었으나 수술 시간의 경우, 추적 영상 갱신 속도가 좀 더 빠른 Treon™ 항법보조장치가 더 짧게 걸린다고 보고하였다.

2. 항법시스템으로 시술된 최근 보고

2003년 Wagner 등[18]은 32개의 골내 임플란트를 제어항법시스템을 사용하여 식립한 후 임플란트의 첨부와 본체가 설측 및 치조와 방향으로 평균 1.1mm의 변위가 있음을 보고하였는데, 이처럼 지난 10여 년간 임플란트를 위한 컴퓨터보조 또는 컴퓨터제어 항법시스템에 대한 보고가 여러 임상가에 의해 진행되어 왔다. 특히 항법시스템은 완전 또는 부분 무치악 환자의 어려운 증례에서 치료 계획과 관련하여 인터넷상의 전문가에게 자문을 구할 수 있는 장점도 소개되어 왔다.[19-20]

오스트리아 비엔나 대학병원 턱얼굴외과의 Ewers 등[13]은 1995년부터 2002년까지 환자 55명에서 327개의 임플란트를 컴퓨터보조 항법시스템을 사용하여 식립하였는데, 수술 중의 합병증은 없었으며 보철물이 연결되지 못한 'sleeping implant'도 없었고, 수술 후 보철적인 요구조건에 부합하는 수술 전 계획과 같은 임플란트 식립을

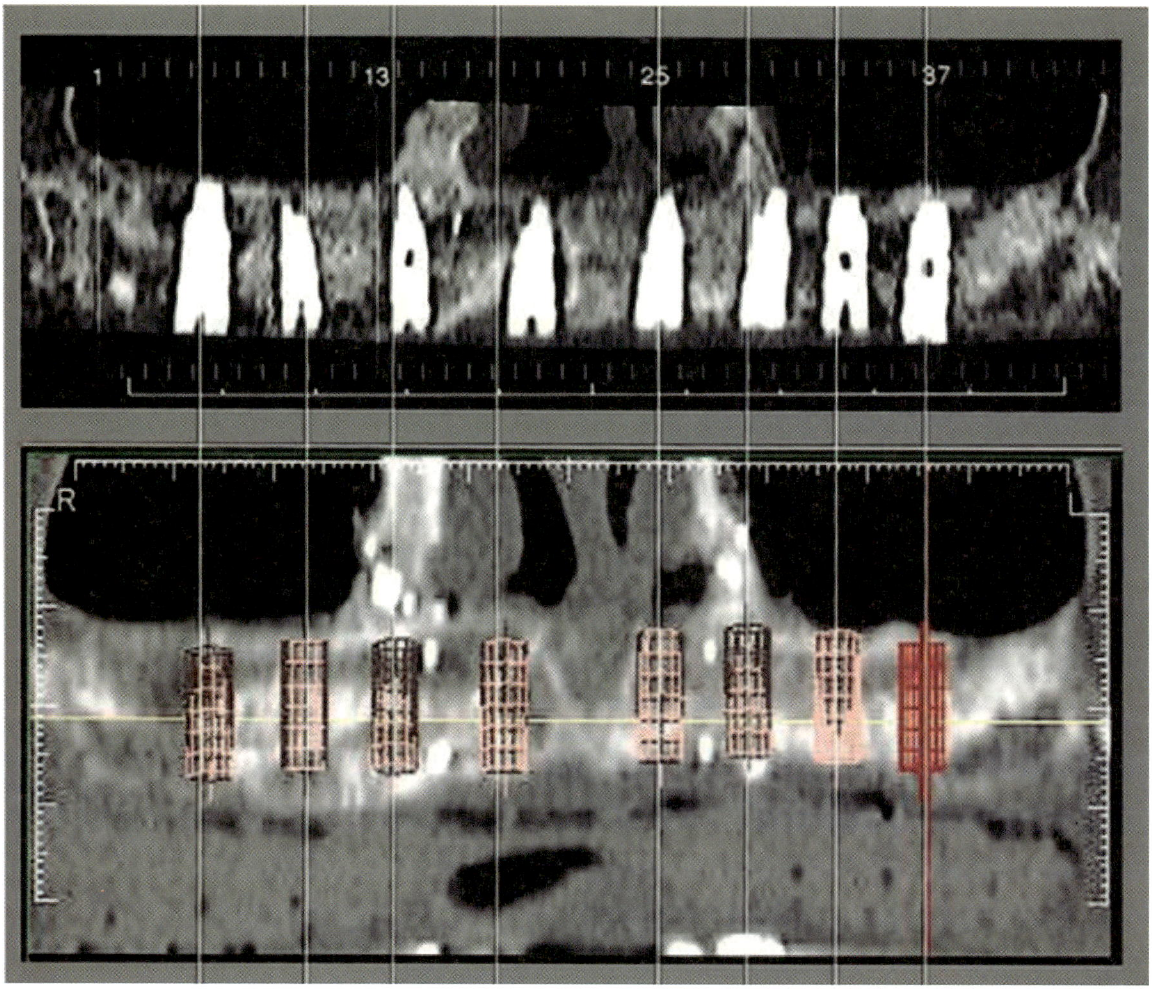

그림 7.6 보철적인 요구조건에 따른 수술 전 임플란트를 계획하는 영상 사진으로 수술 후 임플란트의 위치(위) 수술 전 계획한 영상(아래)과 거의 유사함을 알 수 있다.

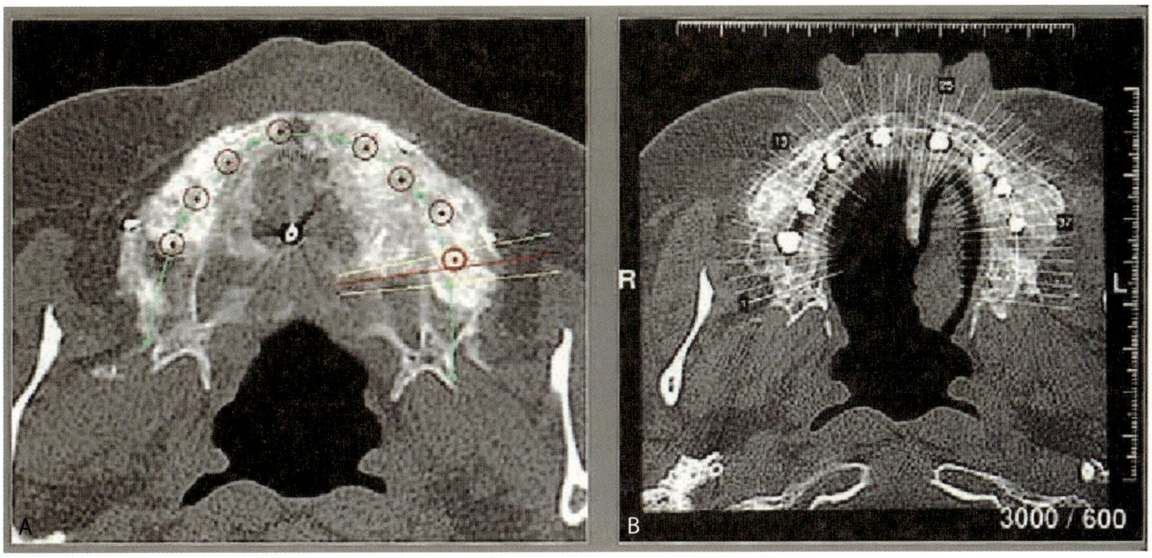

그림 7.7 수직면에서 바라본 영상 사진으로 술전 계획(좌)과 수술 후 결과(우)를 보여 준다.

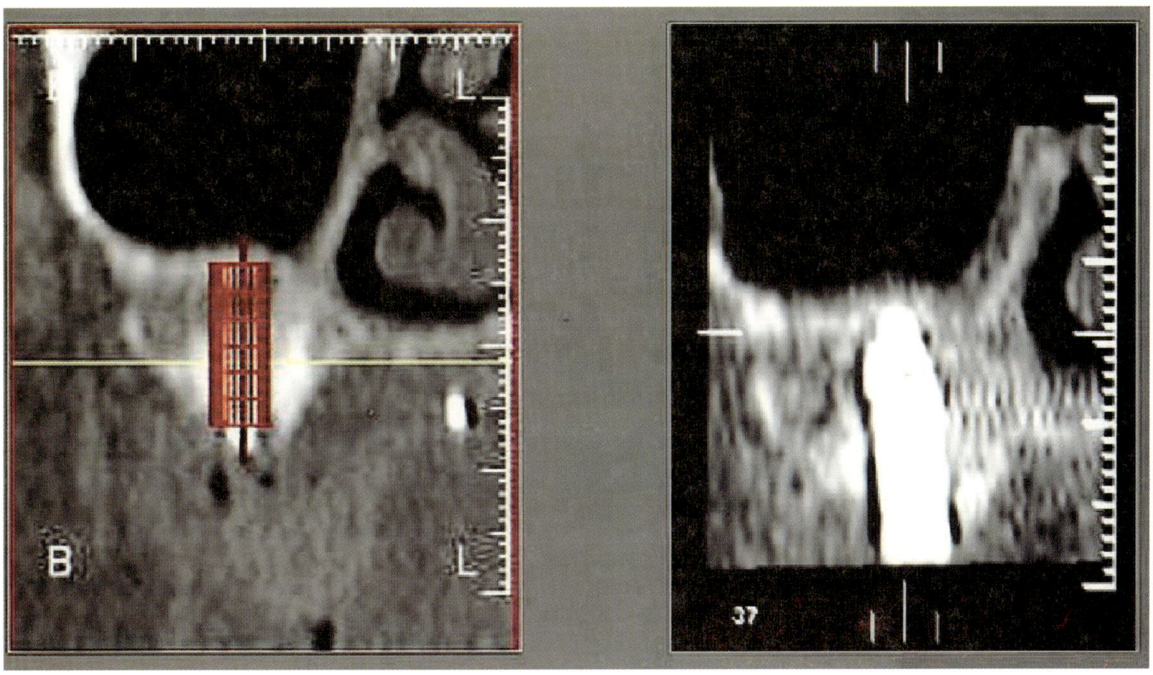

그림 7.8 상악의 구치부에 식립된 임플란트 한 개의 모습으로 수술 전 계획 단면도(좌)와 수술 후 단면도(우)

실현하였음을 보고했다(그림 7.6~7.9).

또한, 이러한 항법시스템 제작은 1995년부터 1997년까지는 표지자의 위치, CT 영상 획득과 계획, 추적시스템 및 정상기준치에 대한 조절 및 항법시스템의 시술을 위한 구비 등에 최소한 2~3일이 소요되었으나, 1998년부터 2000년을 거치면서는 평균 1일이 소요되었고, 2000년 말부터는 치과용 임플란트를 위한 소프트웨어 모듈이

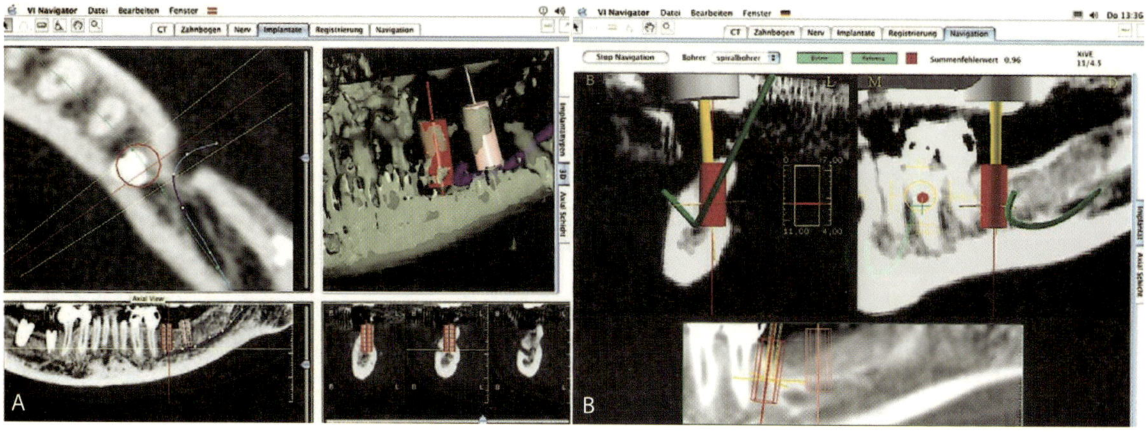

그림 7.9 하악에서 하치조신경 주변으로 외측 우회식립(lateral bypass)술을 시행하는 영상 모습(A), 수술 중의 영상으로 정확하고 신뢰적인 항법시스템의 도움으로 하치조신경에 가까우면서 안전하게 드릴링을 시술하여 외측 우회식립술을 시행하는 모습(B)을 보여 준다.

만들어지면서 평균 반나절이면 준비될 수 있도록 점차 단순화되었다. 항법시스템을 사용한 임플란트 식립술이 상용화되기에 가장 큰 단점이 될 수 있는 이와 같은 긴 준비 과정과 소요 시간은 점차 전문용 소프트웨어와 하드웨어의 지속적인 발전으로 줄일 수 있었고, 이를 준비하고 사용하는 전문인력들의 학습 능력도 향상되었다. 또한, 자동화되고 완전히 전자화된 지원시스템을 갖춤으로써 비약등록자(flight recorder) 기능을 환자 상담과 의료진의 교육에도 활용할 수 있게 되었다. 특히 원거리 상담 방식을 도입하여 수술 전 계획을 진행하고 수술 중의 원거리 상담 방식도 상용화함으로써 전 과정에서 원거리 지원이 가능하여 미래지향적인 발전이 계속 진행되리라 생각된다.

항법시스템을 사용함으로써 부정확하게 진행될 수 있는 많은 요소가 있음을 인지해야 한다. 즉, 영상데이터의 해상도(resolution), 등록 정확성(registration accuracy), 환자 협조도 및 해부학적 변이, 기술적 정확도(technical precision), 컴퓨터 알고리듬 부정확도 등이 실질적인 응용 시 정확도에 영향을 가져오는 요소가 된다. 따라서 임플란트 식립을 위한 항법시스템은 향후, 아래의 특징들을 지니는 장치가 고려되어야 한다.

- 첫째, 조작이 쉽고 응용 범위가 다양하고 쉽게 소독이 가능하여 재현성이 높아야 한다.
- 둘째, 수술 중 항법 기능은 1~2mm의 정확성을 가져야 한다.
- 셋째, 자동 계산법(automatic calibration)과 조정(adjustment) 및 실질적인 정확도가 표시되어야 하며, 정확성에서 떨어질 경우 제한 경고가 표시되어야 한다.
- 넷째, 기구 위치와 선행 분석(virtual offsets)이 간단하고 통합과 실질적인 수술 계획이 가능하며 모의 외과술식이 실시간 가능하여야 한다.

- 다섯째, 작업대에 최소한의 공간을 차지하여야 하며 시술 부위와 관련하여 시술자가 불편하지 않게 설계되어야 하며, 모든 기구들이 자유롭게 움직일 수 있는 공간이 부여되어야 한다.
- 여섯째, 내시경, 드릴, 절단기 및 최소한의 침습적인 외과 기구들이 직접 연관되어 사용될 수 있어야 한다.

References

1. Kelly PJ. State of the art and future directions of minimally invasive stereotatic neurosurgery. Cancer Control. 1995;2(4):287-292.
2. Freysinger W, Gunkel AR, Pototschnig C *et al.* New Developments in 3D Endonasal and Frontobasal Endoscopic Sinus Surgery. Paris;France;Kugler Publication. 1995.
3. Thumfart WF, Freysinger W, Gunkel AR, Truppe MJ. 3D image-guided surgery on the example of the 5,300-year-old Innsbruck Iceman. Acta Otolaryngol. 1997;117(2):131-134.
4. Wagner A, Undt G, Watzinger F, Wanschitz F, Schicho K, Yerit K, Kermer C, Birkfellner W, Ewers R. Principles of computer-assisted arthroscopy of the temporomandibular joint with optoelectronic tracking technolongy. Oral Surg Oral Med Oral Pathol Oral Radiol Endod. 2001;92(1):30-37.
5. Watzinger F, Wanschitz, Rasse M, Millesi W, Schopper C, Kremser J, Birkfellner W, Sinko K, Ewers R. Computer-aided surgery in distraction osteogenesis of the maxilla and mandible. Int J Oral Maxillofac Surg. 1999;28(3):171-175.
6. Watzinger F, Wanschitz F, Wagner A, Enislidis G, Millesi W, Baumann A, Ewers R. Computer-aided navigation in secondary reconstruction of post-traumatic deformities of the zygoma. J Craniomaillofac Surg. 1997;25(4):198-202.
7. Siessegger M, Mischkowski RA, Schneider BT, Krug B, Klesper B, Zöller JE. Image guided surgical navigation for removal of foreign bodies in the head and neck. J Craniomaxillofac Surg. 2001;29(6):321-325.
8. Enislidis G, Wagner A, Ploder O, Ewers R. Computed intraoperative navigation guidance-a preliminary report on a new technique. Br J Oral Maxillofac Surg. 1997;35(4):271-274.
9. Wagner A, Ploder O, Enislidis G, Truppe M, Ewers R. Image-guided surgery. Int J Oral Maxillofac Surg. 1996;25(2):147-151.
10. Wagner A, Ploder O, Enislidis G, Truppe M, Ewers R. Virtual image guided navigation in tumor surgery-technical innovation. J Craniomaxillofac Surg. 1995;23(5):271-273.
11. Wagner A, Rasse M, Millesi W, Ewers R. Virtual reality for orthognathic surgery: the augmented reality environment concept. J Oral Maxillofac Surg. 1997;55(5):456-462.
12. Watzinger F, Birkfellner W, Wanschitz F *et al.* Placement of endosteal implants in the zygoma after maxillectomy: a cadaver study using surgical navigation. Plast Reconstr Surg. 2001;107(3):659-667.
13. Ewers R, Schicho K, Truppe M, Seemann R, Reichwein A, Figl M, Wagner A. Computer-aided navigation in dental implantology: 7 years of clinical experience. J Oral Maxillofac Surg. 2004;62(3):329-334.
14. McInerney J, Roberts DW. Frameless stereotaxy of the brain. Mt Sinai J Med. 2000;67(4):300-310.
15. Sandeman D, Moufid A. Interactive image guided pituitary surgery. An experience of 101 procedures.

Neurochirurgie. 1998;44(5):331-338.

16. Frighetto L, De Salles AA, Behnke E, Smith ZA, Chute D. Image-guided frameless stereotactic biopsy sampling of parasellar lesions. J Neurosurg. 2003;98(4):920-925.
17. Casap N, Wexler A, Eliashar R. Computerized navigation for surgery of the jaw: comparison of 2 navigation systems. J Oral Maxillofacial Surg. 2008;66(7):1467-1475.
18. Wagner A, Wanschitz F, Birkfellner W, Zauza K, Klug C, Schicho K, Kainberger F, Czerny C, Bergmann H, Ewers R. Computer-aided placement of endosseous oral implants in patients after ablative tumor surgery: Assessment of accuracy. Clin Oral Implants Res. 2003;14(3):340-348.
19. Schicho K, Ewers R. Teleconsultation and 3D-visualisation in computer-assisted implantology: The current state of development(in German). Implantologie Journal. 2001;5:86.
20. Wagner A, Millesi W, Watzinger F, Truppe M, Rasse M, Enislidis G, Kermer C, Ewers R. Clinical experience with interactive teleconsultation and teleassistance in craniomaxillofacial surgical procedures. J Oral Maxillofac Surg. 1999;57(2):1413-1418.

8

컴퓨터보조 악안면 항법수술의 등록 과정

Registration process in the computer-assisted maxillofacial navigation surgery

항법수술은 수술의 정확성을 높이고 수술 후 합병증을 줄이기 위해 높은 정확성이 요구되는 복잡한 해부학적 구조를 다루는 수술 영역에서 발전해 왔다. 이러한 항법수술은 컴퓨터 영상자료와 실제 환경을 연계 지음으로써 접근하거나 계측하기 어려운 부분에 대한 정보를 컴퓨터 영상을 통해 실시간으로 얻을 수 있는 장점이 있다. 등록 과정(registration process)은 환자의 영상정보와 실제 환경과의 연계성을 맺는 과정으로 항법수술의 성공에 있어 매우 중요한 과정의 하나이다. 등록 과정을 위한 방법은 등록을 위한 기준 표시자(fiducial marker)를 위치시키는 방법에 따라 침습적 등록(invasive registration)과 비침습적 등록(non-invasive registration)으로 나눌 수 있으며, 틀의 유무에 따라 틀에 기반을 둔 정위(frame-based stereotaxy)와 틀이 없는 정위(frameless stereotaxy)로 크게 구분할 수 있다. 틀이 없는 정위의 경우 등록 과정에 이용되는 방법에는 쌍점등록(pair-point registration)과 표면정합기술(surface-matching technique)이 있다.[1-4] 이 장에서는 등록 과정의 의미 및 이용되고 있는 여러 등록 과정의 방법들에 대하여 살펴본다.

I. 등록 과정의 개요

등록(registration)이란 영상정보(image data)와 신체와의 연계성(relation)을 정하는 것을 의미하며, 영상 대 영상 등록(image-to-image registration)의 일반적인 적용은 기능적 영상을 등록하는 것이다. 예를 들면, 양성자방출단층영상(positron emission tomography: PET)을 CT의 해부학적 영상과 동시에 등록시킴으로써 해당 부위의 정보가 같은 부분에 함께 표현되어 부가적인 정보를 동시에 얻게 되어 진단적 가치를 높이는 것을 생각할 수 있다. 또한, 같은 환자에서 다른 시기에 촬영된 동일한 영상 양식(imaging modality)은 질병의 경과나 치료의 성공을 추적 관찰하는 데 이용될 수 있다.

영상유도수술에서 등록은 환자의 신체와 영상정보와의 공간적인 상호관련성(spatial correlation)을 맺는 것이다. 환자의 영상정보 세트에서 실제 공간에 놓인 기구들의 위치를 정의하기 위해서는 환자, 기구, 카메라, 정보 세트의 좌표계(coordinate system) 사이의 변환(convert)이 가능해야 한다. 이러한 변환의 기본은 물체가 해당 좌표계에서 최소 3개의 고정된 기준 요소(reference element)를 가지는 것으로, 실물의 기준점을 정보 세트의 기준점과 대응시키는 등록 과정은 여러 컴퓨터 변환(transformation)에 의해 이루어진다. 그림 8.1에서와 같이 첫 변환(T1)은 카메라 좌표계에 대한 기구의 위치를 계산하여 기준 요소가 기구에 고정되어 있기 때문에 실제 공간에서 기구 끝의 위치를 계산하는 데 이용될 수 있다. 또한, 수술 중 환자나 수술대의 위치가 변

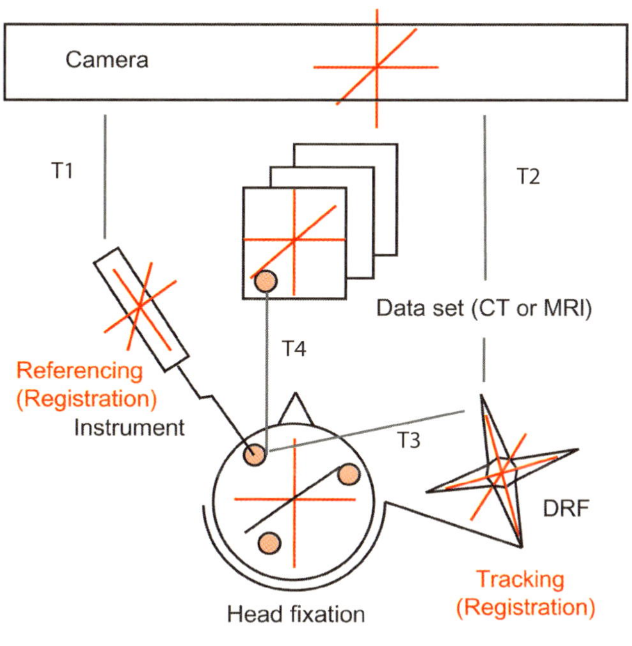

그림 8.1 T1~T4의 변환에 의해 등록 과정이 완료된다.

화할 수 있기 때문에 수술대의 수술 중 움직임을 등록하는 것이 필요하며, 이는 역동적기준틀(dynamic reference frame: DRF)로 일컬어지는데 광학계(optical system)를 이용하는 경우 환자의 머리에 직접 혹은 간접적으로 부착된 LED에 의해 등록 과정을 진행하게 된다. 두 번째 변환(T2)은 카메라에 대한 DRF의 위치를 계산하는 것으로 DRF는 환자의 머리에 견고하게 부착되어 있어서 기준점이 DRF와 고정된 관계를 유지하면서 이러한 고정된 양이 세 번째 변환(T3)에 의해 계산된다. 마지막 과정인 네 번째 변환(T4)에서는 실제 공간 내의 기준점이 영상정보 세트의 해당 지점과 대응된다. 일단 등록 과정이 완료되면 카메라, DRF, 기구, 정보 세트 고유의 최초 관계가 서로에 대해 정의되며, 이렇게 등록 과정이 완료되면 어느 한 요소의 위치가 변하더라도 다른 요소들에 대한 변화된 새로운 위치가 계산될 수 있게 된다.[5-7]

1. 틀 기반 정위술

틀에 기반을 둔 정위(frame-based stereotaxy)는 100여 년 전 Horsley와 Clark에 의해 고안되었는데 머리에 부착할 수 있는 장치를 이용한 것으로 장치를 부착한 후 머리에서의 위치는 장치에 통합되어 있는 좌표계에 의해 분석할 수 있었다.[1, 2] 두개내(intracranial)의 어떤 위치는 두개외(extracranial)의 특정 위치와 관련이 되어 쉽게 위치를 정의할 수 있다는 가정에서 출발한 것으로 그림 8.2는 Riechert 등이 이용한 정위틀의 모습을 보여 준다.[1, 2, 8] Cosman 등은 정확한 등록을 위해 막대(rod)를 표지자(marker)로 적용한 정위틀(stereotatic frame)을 그림 8.3과 같이 이용한 바 있었다.[1, 2, 8]

그러나 이러한 정위틀은 침습적으로 환자의 머리에 견고하게 고정해야 하고 영상정보 취득 후 수술 시까지 제거할 수 없는 단점이 있다. 또한, 대뇌부 이외의 다른 부위에 대한 접근이 필요한 경우 틀 자체가 장애물이 되는 단점이 있어서, 이러한 단점들 때문에 틀에 기반을 둔 정위는 구강악안면외과나 이비인후과 수술에서는 크게 주목을 받지 못해 왔다.

2. 틀이 없는 정위술

틀이 없는 정위(frameless stereotaxy)는 컴퓨터 기술의 발전과 함께 1980년대부터 가시화되었는데, 정위틀을 대신하여 단수의 표시자(single markers)가 개별적으로 환자의 머리에 부착되고, 추적 기구가 표지자의 위치를 계측하는 데 이용되며, 이 위치들은 추적 과정이라 불리는 컴퓨터 시스템에 의해 진행된다. 환자 대 영상 등록(patient-to-image

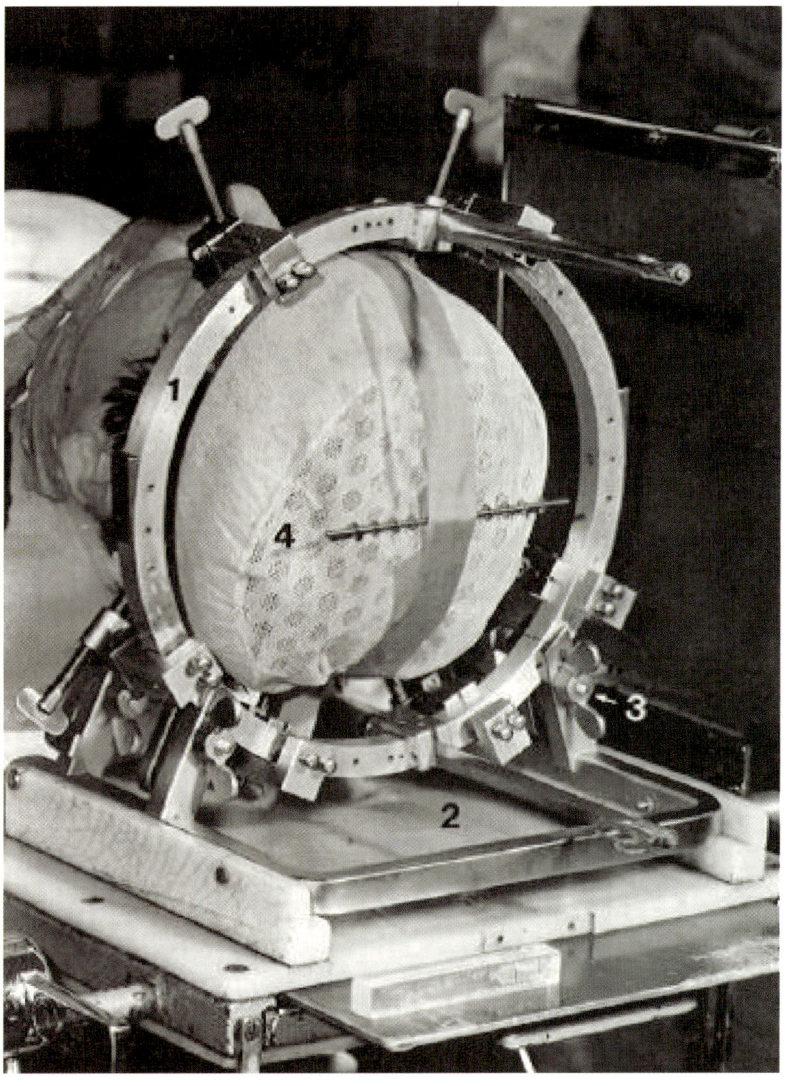

그림 8.2 두개부에 고정된 정위틀

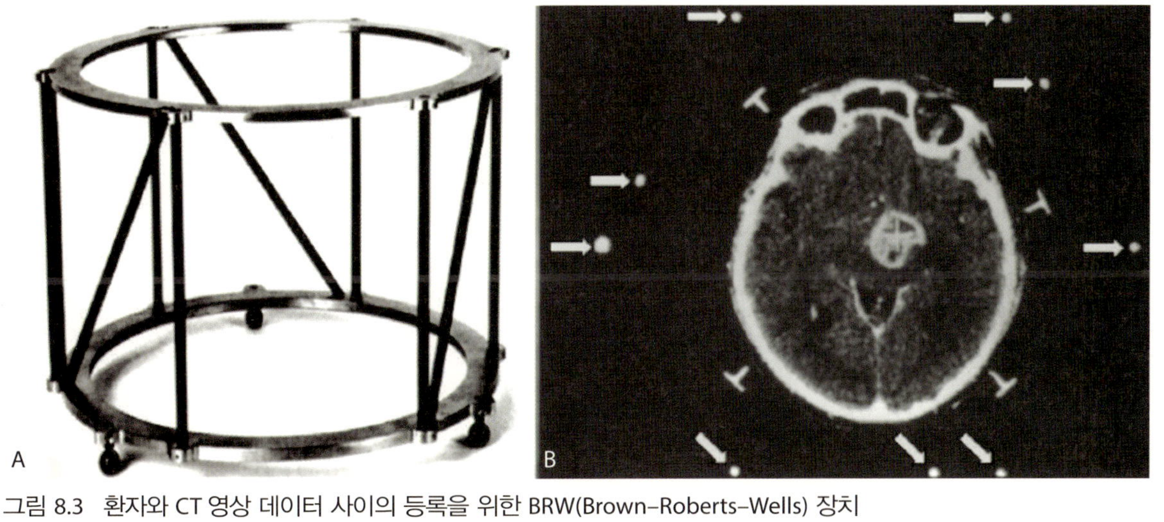

그림 8.3 환자와 CT 영상 데이터 사이의 등록을 위한 BRW(Brown–Roberts–Wells) 장치

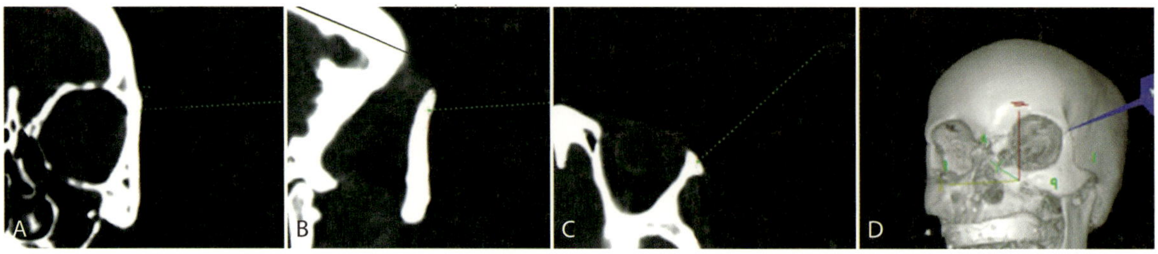

그림 8.4 해부학적 지침점을 이용한 표지자 없는 쌍점등록의 예

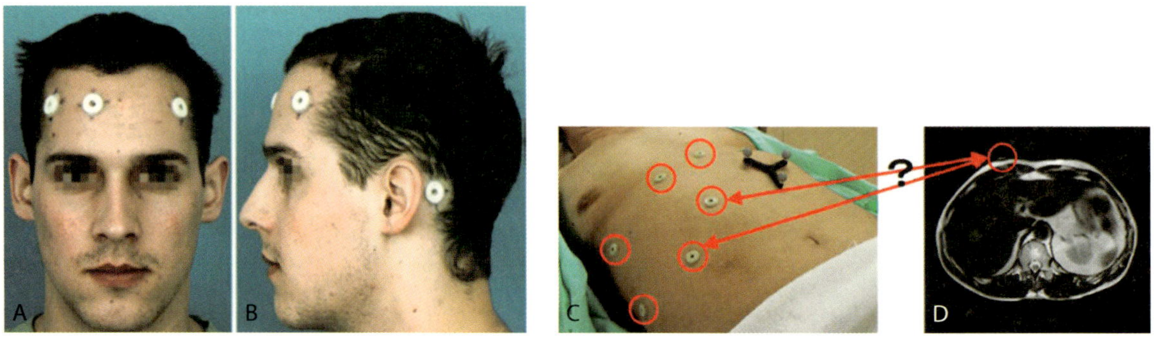

그림 8.5 피부부착기준이 전두부(forehead)와 유양돌기(mastoid process)부에 부착된 (A, B)와 환자 복부에 위치하여 내시경의 삽입부를 찾는 (C, D) 모습의 예

registration)이란 관점에서 쌍점등록(pair-point registration)과 표면정합기술(surface-matching technique)의 두 가지 기술적인 개념이 발전해 왔다.[9-11] 쌍점등록에서는 영상 공간(image space)과 실제 공간(physical space)에서 최소 3개의 점으로 이루어진 세트를 알고 있어야 하는데, 이러한 두 세트를 연관시킴으로써 두 좌표계가 명확하게 등록되게 된다. 표지자 없는 쌍점등록(markerless pair-point registration)에서는 해부학적 기준점과 같은 특징적인 점이 환자와 영상정보에서 확인되게 된다(그림 8.4). 이러한 방법은 쉽게 시행하고 등록 과정이 소실될 위험이 없으며 표지자를 위치시킨 후 영상정보를 습득해야 하는 특정 과정이 필요하지 않은 장점이 있으나, 피부의 이동이나 부종 등이 발생하는 경우 표면 표지자가 명확하지 않고 신뢰할 수 없게 되므로 정확성이 제한되는 단점이 있다.

표지자에 기반을 둔 쌍점등록(marker-based pair-point registration)에서는 영상 취득 전에 표지자가 환자의 몸에 부착된다. 등록의 정확성을 위해 가장 중요한 것은 표지자의 위치가 수술 전 영상과 수술 중 등록 과정 사이에 변하지 않는 것으로, 표지자를 환자에게 부착시키는 실제적인 문제를 풀기 위해 다양한 체계가 고안되어 왔다. 크게 피부부착기준(skin-mounted fiducial), 골부착기준(bone-mounted fiducial), 그리고 표지자를 개별적으로 부착하는 것이 아니라 환자 머리에 표지자의 형상기준(configuration of fiducial)을 통째로 부착하는 것으로 나눌 수 있다.[9, 12, 13] 그림 8.5에서와 같이 피부부착기준은 접착제를 이용하여 최소한의 피부 움직임을 보이는 곳에 표지자를 위치시

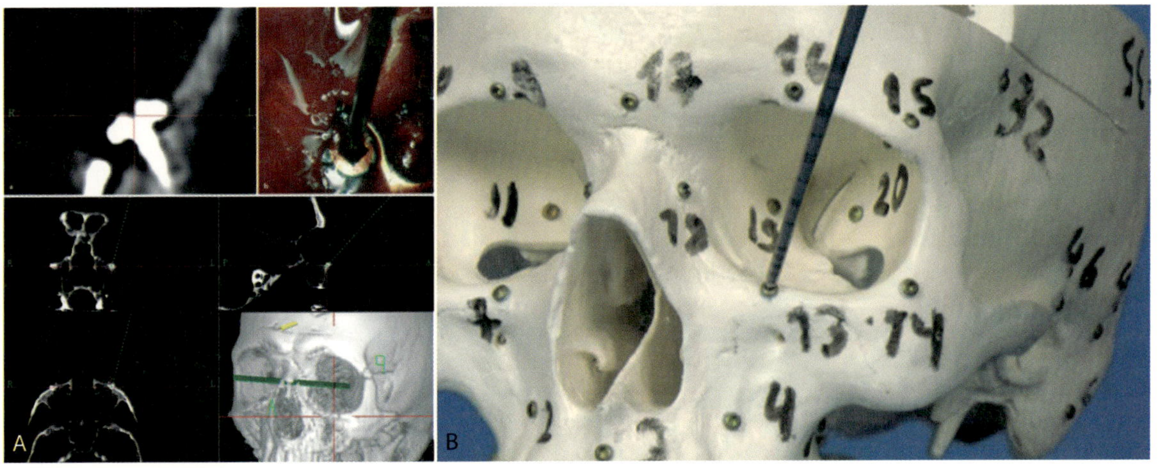

그림 8.6 안와하연에 삽입된 골부착기준

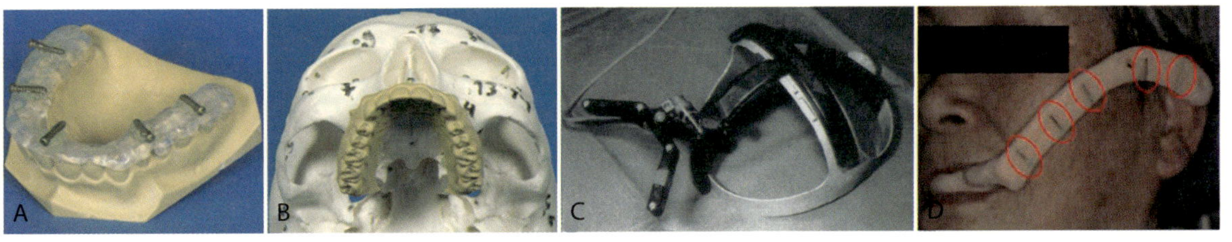

그림 8.7 티타늄 나사를 기점으로 삽입한 상악 스플린트 모습(A, B), 헤드셋(C) 및 치아고정 스플린트에 연결되어 측두골 및 이부의 금속 표지자를 연결한 모습(D)

키는데, 피부부착기준 체계는 조직의 이동이나 부종에 의해 표지자의 이탈이 최소화될 수 있는 피부의 위치를 선택해야만 하고, 표지자가 영상 취득 후 수술 시까지 중간에 탈락되지 않도록 해야 하는 어려움이 있다.

골부착기준 체계는 피부부착기준의 이러한 문제점들을 해결할 수 있는데 타이타늄 나사(titanium screw)를 국소마취하에 골에 삽입하여, 그림 8.6에서와 같이 나사의 머리(head of screw)는 CT 영상에서 명확하게 보이고 나사 머리의 홈은 추적장비(traced pointing device)를 이용하여 수술 중 등록에 이용된다.[13-15] 이러한 골부착기준은 소실이나 변위의 위험이 없으며 높은 등록 정확성을 이룰 수 있는 장점이 있으나, 영상을 촬영하기 전에 기준을 설정하기 위한 국소마취하의 추가적인 소수술이 필요하다는 단점이 있다.

이러한 침습성 없이 높은 등록 정확성을 이루기 위해 모든 기준 표지자를 견고하게 부착한 조립체(assembly)를 비침습적으로 환자에게 영상 취득 전에 부착하고 수술 전에 같은 위치에 재부착시키는 방법이 소개되었으며, 이를 위해 헤드셋(headset), 헤드기어(headgear) 및 상악 치아에 연결된 장치인 스플린트(그림 8.7) 등이 소개되어 왔다. 또한, 환자의 얼굴 표면에 꼭 맞는 주조 가능한 가면(malleable mask)에 등록 표지자를 부착하여 이용하는 방법도 소개되어 왔다.

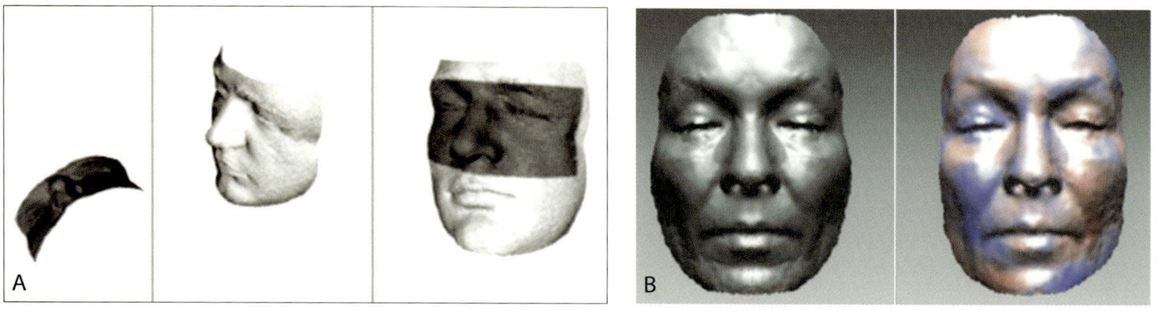

그림 8.8 얼굴의 표면 지형을 이용한 표면정합기술의 예

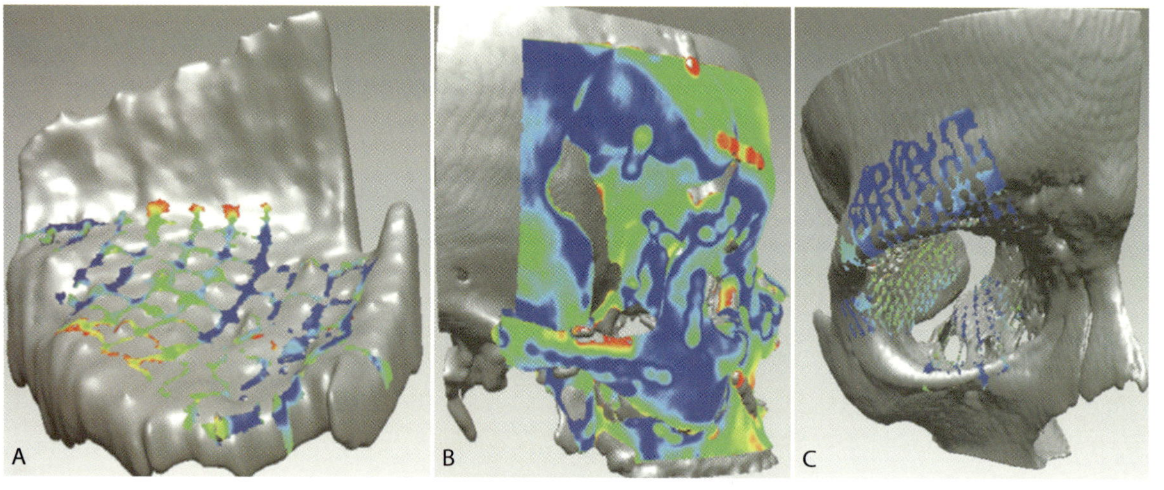

그림 8.9 복합등록 과정에 의한 삼차원적 안면부 정합 과정의 예

기존 쌍점등록 기술의 주된 문제점은 표지자를 영상정보 취득 전에 환자에게 부착시켜야 한다는 것이다. 또한, 영상유도 항법수술을 시행하기로 결정하기 전에 환자가 이미 진단 영상을 촬영했을 경우 등록을 위해 추가적인 영상정보를 취득해야만 하는 단점이 있다. 이를 극복하기 위해 진단 영상에서 이용 가능한 얼굴의 표면 지형(surface geometry)을 이용하여 영상 대 환자를 등록하는 방법이 소개되어 왔으며(그림 8.8), 레이저를 얼굴 위로 이동시키면서 표면 모델이 등록을 위해 형성되고, 등록을 위한 부분은 머리카락 등에 의해 빛이 가려지지 않으면서 하부의 골과 피부 사이에 연조직의 양이 적은 전두부, 코, 눈 주변이 주로 이용된다. 두부의 전방 부위가 등록 과정에 이용되므로 후두부에서는 등록 오류가 높아지게 되고, 또한 연조직이 이동되지 않도록 영상 취득 시와 수술 시 환자의 위치가 일치해야 하며 정합(matching) 과정 후에도 회전오류(rotational error)가 발생하는 문제점이 있어 이러한 단점을 극복하고 등록 과정의 정확도를 높이기 위해 쌍점등록과 표면등록을 결합한 복합(hybrid)등록 기술도 제안되어 왔다(그림 8.9).

II. 악안면 수술 중 위치등록 및 기준감지자의 원리

기본적인 항법수술을 위해서는 기준감지자 구조(reference sensor frame)의 위치가 중요하며 부위 및 연결 방식에 따라 연조직 유지형 감지자 구조, 골나사 유지형 감지자 구조 및 치아 유지형(teeth-retained) 감지자 구조 등으로 나눌 수 있다. 연조직 유지형 감지자 구조는 비침습적이고 환자의 두부측 피부에 고정하여 간단하다는 장점이 있으나 하악골과 같이 움직임이 허용되는 부위에서는 매번 동시등록 등을 새로 해야 하는 단점이 있다. 골나사 유지형은 넓은 골기저부가 필요하고 재담재(remounting)할 경우마다 재등록해야 하며 추가적인 침습 과정이라는 단점이 있다. 이에 반해 치아 유지형 감지자 구조는 개별적인 환자에 맞추어 제작해야 하는 단점은 있으나, 비침습적이며 재현 가능한 교합평면상에 탑재시킴으로써 재등록할 필요가 없는 장점이 있어 임플란트 시술과 관련하여서는 가장 효과적이라 할 수 있다.

위치등록을 위해서는 교합스플린트와 직접 환자에 식립한 미세나사를 주로 활용하게 되는데 교합스플린트 또는 점막고정용 스플린트 등은 비침습적인 장점은 있으나 미세나사를 직접 골면에 고정하여 등록자로서 활용하는 방법에 비해 '변위(shifts)' 현상이 많은 경향이 있다. 향후 지속적인 소프트웨어의 개발로 표면적합 알고리듬이 개발됨으로써 해부학적 구조물과 환자의 피부 구조에 등록자를 위치시킬 수 있을 것으로 기대되고 있으며, 또한 표면적합 등록은 많은 연산법이 필요한 경우 전체 과정의 정확성을 위해 부가적인 등록 방법의 하나로 사용될 수 있을 것으로 기대된다.

하악골 수술의 경우 다른 두개악안면 골격의 고정성에 비해 하악골 자체의 움직임 때문에 컴퓨터 항법수술은 여러 제한점이 있어 왔다. 일반적으로 세 가지 방법이 활용되어 왔는데, 첫 번째 방법은 상하악 악간고정(maxillomandibular fixation)을 통해 움직임을 줄이는 방법인데 하악골에 대한 기본적인 접근 및 수술이 어려운 단점이 있고, 두 번째 방법은 하악골을 재현 가능한 위치로 동기화(synchronization)시키는 것으로 상하악 치아들의 중심 교합(centric occlusion)을 이용하거나 특별한 주형(templates)을 사용하여 하악골이 상악골에 근접 위치하도록 하는 방법으로 완전한 고정은 되지 못해 상당히 예민하게 조절되어야 하는 단점이 있다. 세 번째 가능한 방법으로 하악골에 특별한 감지자 구조(sensor frame)를 탑재(mount)하여 광학적으로 하악골의 운동을 추적하도록 하는 것으로서, 두개상악골의 상대적인 위치와 무관하게 하악골의 움직임을 직접 추적함으로써 항법시스템의 정확성을 증진시킬 수 있는 방법이 설명되어 왔다.[1-3, 8]

수술 중 위치등록에 있어서 환자 두부에 위치시킨 장치는 움직이는 하악골 수술 시 많은 오차를 가져올 수 있지만, 하악골에 직접 장치시키기 위해 치아를 이용한 감지자 구조를 적용하는 간접적인 추적 구조보다 좋은 결과를 가져왔다. 이처럼 치아는 연조직보다도 우수한 기준 표시자의 기능을 할 수 있으므로 치아를 이용한 감지자 구조 또는 치아지지형 기준 표시자가 보다 정확한 항법추적시스템을 위해 사용될 수 있을 것으로 생각된다.

References

1. McInerney J, Roberts DW. Frameless stereotaxy of the brain. Mt Sinai J Med. 2000;67(4):300-310.
2. Holly LT, Foley KT. Intraoperative spinal navigation. Spine (Phila Pa 1976). 2003;1(Suppl 15):S54-61.
3. Eliashar R, Sichel JY, Gross M, Hocwald E, Dano I, Biron A, Ben-Yaacov A, Goldfarb A, Elidan J. Image of guided navigation system. A new technology for complex endoscopic endonasal surgery. Postgrad Med J. 2003;79(938):686-690.
4. Hassfeld S, Muhling J. Computer assisted oral and maxillofacial surgery: a review and an assessment of technology. Int J Oral Maxillofac Surg. 2001;30(1):2-13.
5. Eggers G, Muehling J, Marmulla R. Template-based registration for image-guided maxillofacial surgery. J Oral Maxillofac Surg. 2005;63(9):1330-1336.
6. Beumer HW, Puscas L. Computer modeling and navigation in maxillfacial surgery. Curr Opin Otolaryngol Head Neck Surg. 2009;17(4):270-273.
7. Hong J, Hashizume M. An effective point-based registration tool for surgical navigation. Surg Endosc. 2010;24(4):944-948.
8. Triakotai W, Riegel T, Sure U, Bozinov O, Hellwig D, Bertalanffy H. Clinical appication of neuro-navigation in a series of single burrhole procedures. Zentralbl Neurochir. 2004;65(2):57-64.
9. Metzger MC, Rafil A, Holhweg-Majert B, Pham AM, Strong B, Strong B. Comparison of 4 registration strategies for computer-aided maxillofacial surgery. Otolaryngol Head Neck Surg. 2007;137(1):93-99.
10. Strong EB, Rafil A, Holhweg-Majert B, Fuller SC, Metzger MC. Comparison of 3 optical navigation systems for computer-aided maxillofacial surgery. Arch Otolaryngol Head Neck Surg. 2008;134(10):1080-1084.
11. Matsumoto N, Hong J, Hashizume M, Komune S. A minimally invasive registration method using surface template-assisted marker positioning(STAMP) for image-guided otologic surgery. Otolaryngology-Head Neck Surg. 2009;140(1):96-102.
12. Eggers G, Muehling J, Marmulla R. Image-to-patient registration techniques in head surgery. Int J Oral Maxillofac Surg. 2006;35(12):1081–1095.
13. Hong J, Matsumoto N, Ouchida R, Komune S, Hashizume M. Medical navigation system for otologic surgery based on hybrid registration and virtual intraoperative comuted tomography. IEEE Transactions Biomedical Engineering. 2009;56(2):426-432.
14. Kral F, Riechelmann H, Freysinger W. Navigated surgery at the lateral skull base and registration and preoperative imagery. Arch Otolaryngol Head Neck Surg. 2011;137(2):144-150.
15. Metzger MC, Holhweg-Majert B, Schoen R, Teschner M, Gellrich NC, Schmelzeisen R, Gutwald R. Verification of clinical precision after computer-aided reconstruction in craniomaxillofacial surgery. Oral Surg Oral Med Oral Pathol Oral Radiol Endod. 2007;104(4):e1-e10.

9

수술 전 평가 및 수술 계획, 그리고 시뮬레이션

Preoperative diagnosis, planning and simulation

1970년대에 CT 영상과 삼차원 재건술이 소개되고 cross-sectional 영상이 가능해지면서 진단방사선 영역에 새로운 혁명을 가져왔다. 1980년대 후반에는 이러한 기술이 더욱 발전하여 두개골 등의 복잡한 구조물들을 방사선사와 임상가들이 쉽게 알 수 있도록 인지하는 도구가 되었다. 현재에는 영상뿐 아니라 모델을 이용한 경조직과 연조직의 재생이 두개악안면부, 구강악안면부의 수술에서 활용되어 왔으며, 저자는 지난 20여 년간 컴퓨터를 이용한 삼차원 영상을 통하여 악안면부의 다양한 수술에서 수술 전 진단 및 계획, 그리고 시뮬레이션을 진행해 왔다(그림 9.1).

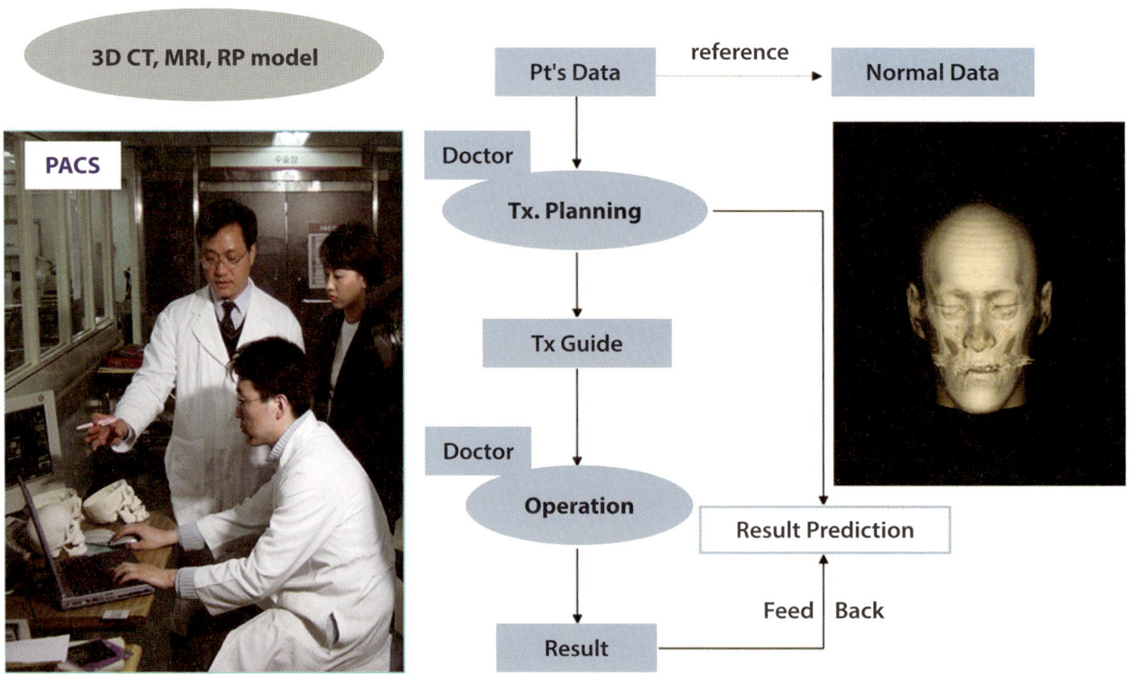

그림 9.1 저자가 진행한 3D CT 기반 환자 진단 및 시뮬레이션 과정

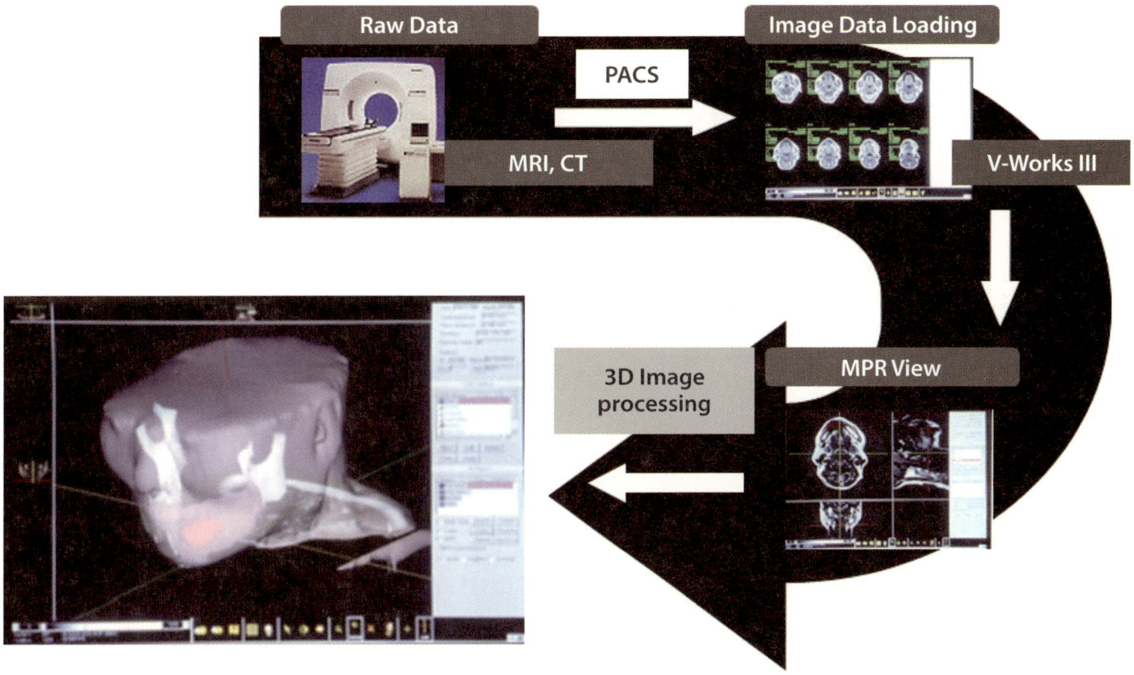

그림 9.2　3D CT 영상에서 진단과 치료 계획을 세우는 과정

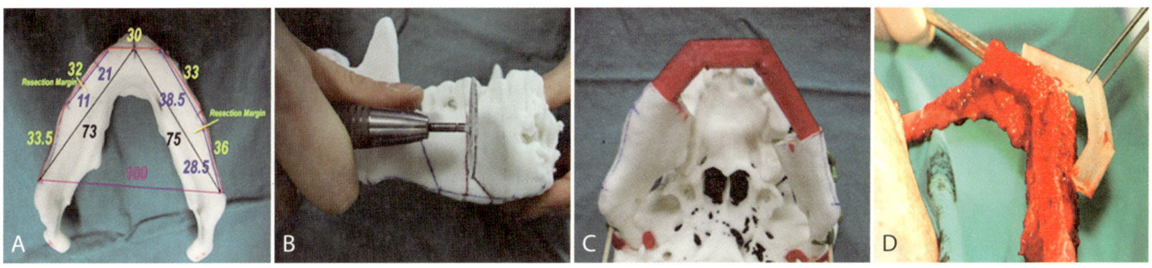

그림 9.3　삼차원적인 모델을 만들고 하악골의 절제부를 정하고 실제 절제 후 재건하는 레진모형을 만들어서 비골 채취술에 활용하는 모습

기존에는 이러한 영상적 기반의 진단 및 수술 계획은 대부분 삼차원 모델을 이용한 종양절제술, 재건 및 골신장술(distraction osteogenesis) 등에 사용되었는데, 최근에는 수술 전 시뮬레이션과 계획 등을 세우는 데 기본적으로 활용하며 두개저 병소 등의 병리학적 부분과 비성형(nasal plastic surgery) 등과 같은 심미적인 부분, 악교정술(orthognathic surgery) 및 가상모의 수술 등으로 점차 확대하여 적용되고 있다. 즉, 삼차원적인 모델을 직접 이용하는 방법과 컴퓨터상에서 진단 및 수술 계획을 세우는 방향(그림 9.2)의 두 방법으로 진행한다. 특히 삼차원적인 모델을 이용하는 방법은 실제의 모델을 이용하는 것으로 CT를 기초로 하여 조각하거나 제작하게 되며, 무엇보다 디지털 영상으로 재현된 모델을 손으로 만질 수 있는 구조물로 만들어 실제 수술하는 과정에서 모델로 사용할 수 있다는 큰 장점이 있다(그림 9.3).

이러한 시도는 악안면부의 정확한 골절단을 직접 해 볼 수 있다는 장점으로 두개협착증(craniosynostosis)이나 골신장술, 반안면왜소증(hemifacial microsomia) 및 다양한 악골성형술에서 적용되고 있다. 그러나 비용과 시간이 추가되고 얇은 골조직 부분에 실제로 존재하지 않는 미세한 구멍들이 재현된다는 단점과 교합 및 턱관절 등은 제대로 재현하기 어렵다는 점 등이 단점으로 남아 있어 향후 계속적인 개발 및 연구가 필요하다.

I. 컴퓨터보조 가상진단 및 시뮬레이션

1. 가상진단 및 시뮬레이션

컴퓨터 기반의 치료 계획 및 모의 수술 과정을 영문의 첫 글자를 따서 CAP(computer-assisted virtual planning and simulation)라고 호칭해 왔으며 그림 9.4와 같은 전반적인 과정이 이루어지며, 정보소실이 없고 재현성이 뛰어나다는 장점이 있다.[1]

CAP의 첫 단계는 환자로부터 얻은 정보를 시각화하여 삼차원 모델로 재현하는 것으로 진단 및 평가에 있어 유용한 정보를 제공한다. 두 번째 단계는 가상(virtual) 모델을 분석하는 것으로 여러 단면에서의 이차원 또는 삼차원적인 측정이 가능하여 여러 인접면 또는 다각도의 정보를 제공할 수 있게 된다.[1,2] 시술 전 시뮬레이션의 목적은 실제 수술과 동일한 가상모델을 제작하여 미리 시행해 봄으로써 수술 중의 안전성을 높이고, 수술 결과의 예측성을 높이는 것이다. 특히 복잡한 해부학적 구조를 지닌 부위의 수술 시 더 유용하다고 할 수 있다. 즉, 모델의 회전 및 이동이 가능하고 원하는 방향에서의 단면 계산과 피부절개 및 수술 접근법을 결정할 수 있기 때문에 사용하는 수술 기구와의 상호 환경도 제공하게 된다. 그림 9.5와 같이 실제 볼 수 없는 하악골의 측면과 후면을 가상수술을 통해 하악골의 수직절단을 시행함으로써 전체 길이의 계산 및 악관절과와의 관계 등과 같이 주변의 해부학적 관계를 확인할 수 있으며, 환자 및 보호자에게 시각적인 설명이 가능한 장점이 있다.[3]

전술한 바와 같이, 여러 진행된 병소 제거 및 턱얼굴 재건에도 유용하여 일반적인 수술 방법에 비해 오히려 수술 시간 자체는 줄일 수 있고, 수술 후 합병증도 감소시킬 수 있게 정확한 수술을 진행할 수 있는 장점이 있다. 또한, 연조직 모형에도 어느 정도 선명함을 증진시킬 수 있는 방법 등이 제시되어 안면부의 심한 화상 등의 외

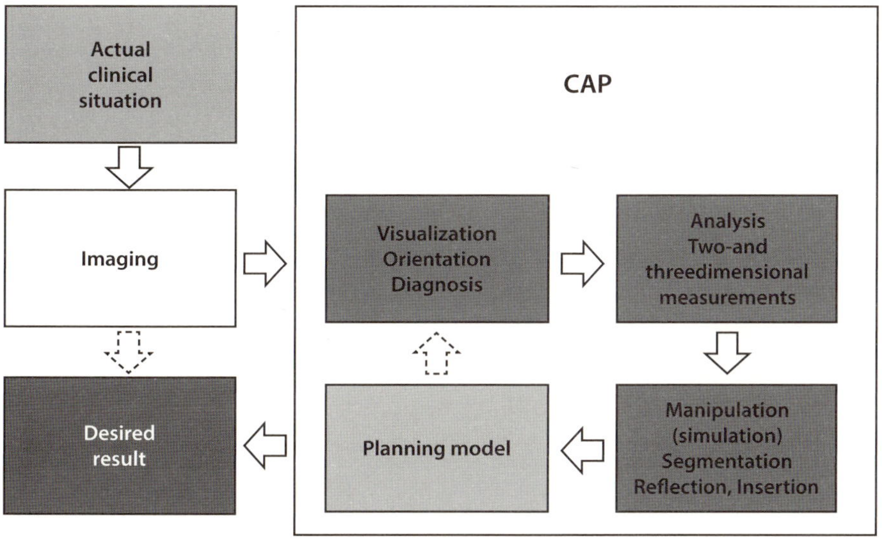

그림 9.4　CAP의 전반적인 흐름

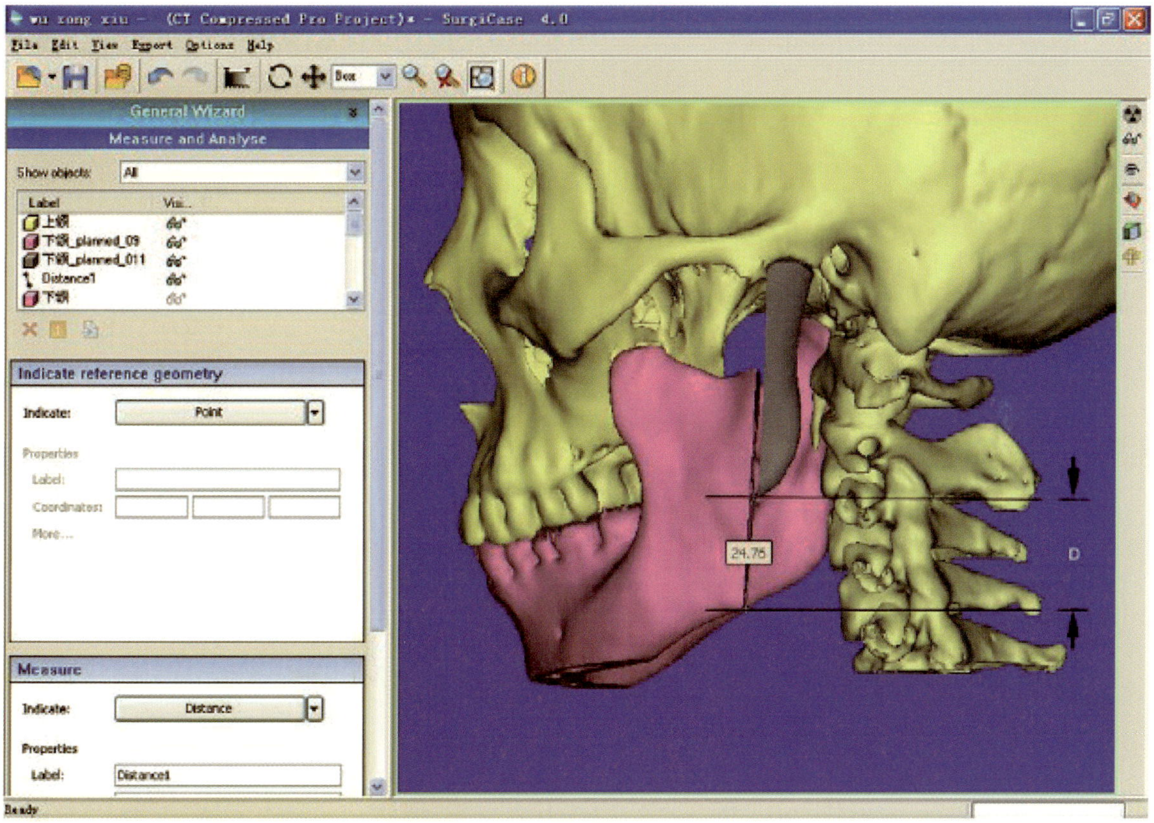

그림 9.5　하악골 수직절단술의 영상 모의 수술을 보여 주는 예시[3]

상 환자에서도 CT 영상과 안면 레이저 스캔(facial laser scanning) 등의 기술로 연조직을 구현하게 된다(그림 9.6).[4]

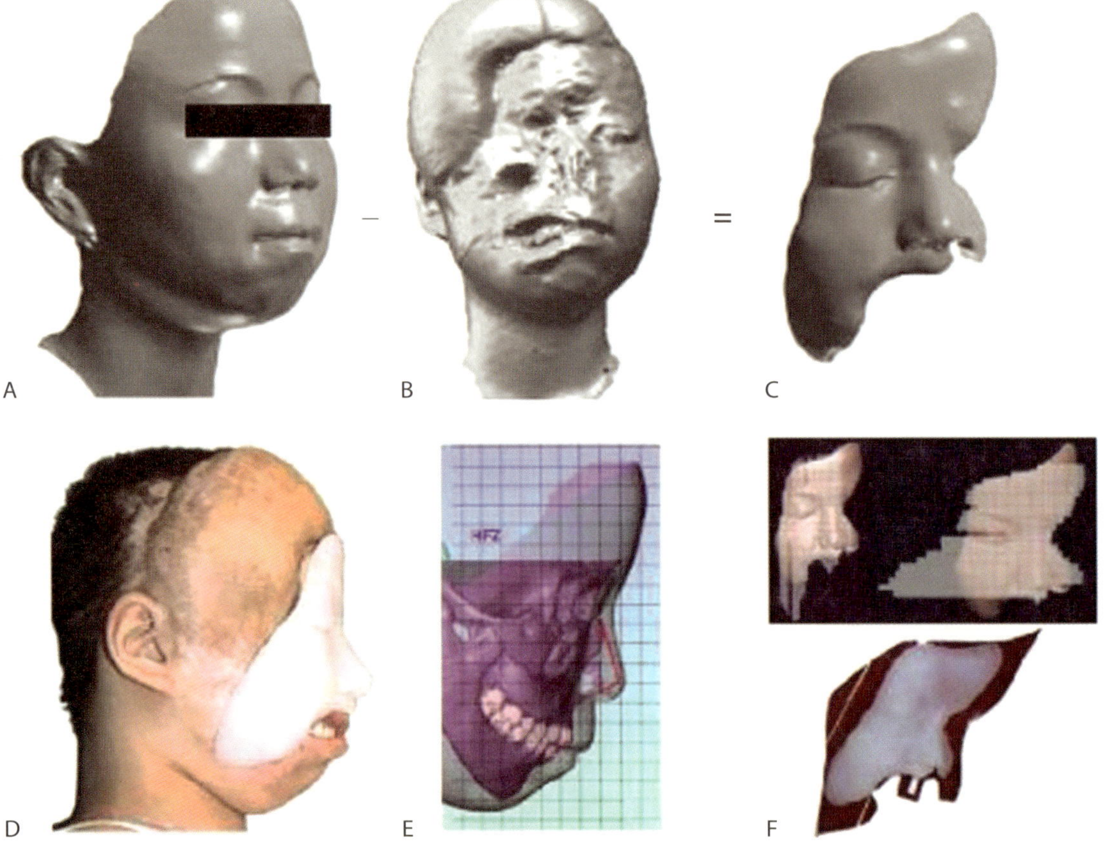

그림 9.6 얼굴 화상이 심한 외상 환자에서 3D CT 영상과 레이저 스캔을 통해 연조직 모습을 구현하는 예시

2. 영상융합

영상융합(image fusion) 과정은 기존의 CT 및 MRI 영상 등을 서로 조합하는 기술이 가능해져서 각 영상의 장점을 최대한 부각시켜 수술 계획을 세울 때 획기적으로 진행할 수 있다. 이는 PET(positron emission tomography), SPECT(single photon emission computed tomography) 및 MRA(magnetic resonance angiography) 등의 이미지를 모두 융합하여서 각 영상 방법의 장점만을 획득하고자 함이 목적이다. 보다 정확한 영상융합을 위해서는 화소의 수, 역치 값, 공간 변화 및 단면 두께 등 여러 기술적인 문제점들이 해결되어야 하며, 센서의 위치, 환자와의 거리 및 각도, 테이블의 각도 등이 투영되어야 한다. 환자의 자세와 미세한 움직임에 의한 간섭 등이 발생하여 데이터 불일치가 일어날 수 있으므로 서로 다른 이미지, 영상을 공동의 형식으로 변환시키는 과정이 필수적이다. 영상융합을 위해서는 기본적으로 특징기반융합(feature based fusion), 영상기반융합(image based fusion) 및 단일형 영상융합(monomidal image fusion) 등의 세 가지 방법이 이

용된다.[5]

특징기반융합 과정은 특징적인 분량(quantities)을 이용하는 방법으로 우선 데이터 자료를 정의 및 명확화하고 분절화(segmentation)하는 것이 필요하며, 표면의 질감이나 대상화하는 것이 예가 된다. 먼저, 표시점 융합(landmark matching)으로 알려진 표시점의 등록 과정을 통하여 서로 다른 두 가지 시스템을 빠르고 정확하게 조직화시키는 것이 필요하다. 예를 들어 피부 마커와 해부학적 표시점을 이용하여 CT와 MRI 영상을 겹치면 0.9~1.4mm 정도 오차의 정확성을 가지게 된다.

다음으로 표면융합(surface matching) 과정을 거치는데, 이는 먼저 분절화된 해부학적 굴곡 등을 덧붙이고 겹치는 과정으로써 1997년 Parsai 등[6]은 CT와 SPECT의 융합 과정에서는 3~4mm의 오차를 보고하였고, Lattanzi 등[7]은 정확한 환자의 자세 유지를 위해 고정하는 장치가 중요함을 보고하였다.

마지막으로 가능성 등록(likelihood registration) 과정이라 하여 특히 패턴인식(pattern recognition)에 유용한 방법으로, 표면과 물체의 정의하에 가설 및 가능성에 기반을 두고 진행하게 된다. 이 방법은 동일선상에 위치하지 않는 적어도 3개의 점을 각각의 이미지에 등록함으로써 등록과는 다르게 이러한 점들은 추적 기구로 접근해야 하고, 위치와 관계없이 융합 과정을 거치게 되므로 매뉴얼로 시행할 경우 정확성이 떨어질 수 있는 단점이 있다. 즉, 특징기반융합 과정에서는 이러한 기준점들을 멀리 위치시키고 추가적인 점을 정확히 하여 융합 과정의 정확성을 높일 수 있다.

영상기반융합 과정은 영상이미지 정보인 화소수나 색상 강도, 주파수, 역치값 등의 요소에 기초한다. 강도 겹침(intensity matching)이나 복셀기반융합(voxel based fusion) 등이 예가 된다.

각각의 영상에는 서로 다른 흑백의 역치 정보가 있다. 이를 중간 정도의 알고리듬을 통하여 중첩하는 것은 시간이 걸리는 단점이 있고, 정확성과 속도 등이 주요 요소가 된다. 영상기반 융합 과정은 비고정 변형(nonrigid trnasformation)인 이동성 영상을 융합하게 되면 사차원의 접근이 가능한 진단에서 활용할 수 있어 신호융합(sensor fusion)으로 이해된다.[8] 즉, 다양한 센서를 갖춘 기록 장치가 관여되어 하나의 매체상에 서로 다른 성상의 이미지를 생산하게 되는 신호융합 과정이 된다.[9, 10]

단일형 영상융합은 같은 영상 도구를 획득한 이미지를 여러 번 중첩하는 방법으로 기본적인 컴퓨터보조 진단 및 계획에 활용될 수 있고, 환자의 재내원 시 유리한 방법으로 활용된다. 즉, 데이터를 연결시키는 알고리듬이 필요 없으며 여러 영상 도구를 하나로 합치는 방법에 비해 정확성이 높은 장점을 지닌다. 환자의 자세에 따라 달라질 수 있는 단점을 보정하는 과정이 필요한데 1988년 Levin, 1989년 Pelizzari 등이 제시한 동위형태의 틀(stereotactic frames)은 부착형 피부마커 및 해부학적 기준점 등으로 대치되었는데, 각각 정확성이 떨어지거나 또는 기준점 이용 시 시간이 많이 걸리는 단점이 있다.

CT와 MRI의 융합 과정을 거쳐서 MRI의 연조직 영상을 CT에 중첩하여 연조직과 경조직 모두의 조합이 가능하게 되었는데, 비침습적인 등록 목적의 스플린트 장착 시에는 스플린트 기반마커를 활용해야 하며 영상을 촬영하는, 즉 데이터를 획득하는 시점부터 장착하는 것이 필수적이다. 이러한 스플린트를 이용하여 등록하는 경우 CT와 MRI 모두 각각의 영상에서 마커가 인지될 수 있기 때문에 반복적으로 시행할 수 있고 MRI에서 얻은 종양의 경계를 CT에 옮겨서 술전 분석을 할 수 있으며, 화학요법이나 방사선요법 및 수술 후의 데이터와 비교가 가능하다. 즉, 술전 데이터를 술후 데이터에 전환하여 투여량과 종양의 위치에 따른 화학요법의 효과에 대해 측정할 수 있으며 이미지를 전환하여 항법시스템 유도 절제술을 시행할 수 있고, 동시에 이미지 전환을 통한 경과 관찰 및 술후 방사선 치료 등의 계획을 할 수 있는 여러 장점이 있다. 현재 구강악안면 영역에서의 수술 전 진단 및 계획 과정에 많은 한계가 있는 것은 사실이나 계속적으로 이러한 한계점을 극복하기 위한 연구가 진행되고 있다.

II. 종양 절제 및 재건술에서의 시뮬레이션

구강악안면 영역의 종양은 양성이나 악성 종양 모두 완전한 절제는 복잡한 해부학적 구조 때문에 여러 어려운 점이 존재한다. 종양이 커짐에 따라 환자 개개인마다 다른 혈관, 신경 등의 주요 해부학적 구조물들의 변이가 다양하게 나타날 수 있고 제한된 시야 및 접근 방법으로 종양의 절제 경계면을 정확히 설정하기 어렵다. 특히 절제 후 필연적으로 수반되는 악안면 영역의 결손 추형의 재건을 같이 고려해야 하는 어려움이 있다. 다양한 영상 기법의 발전과 컴퓨터를 이용한 영상정보의 처리 및 응용 기법들이 발전함에 따라 이러한 어려움에 대한 해결책들이 제시될 수 있으며, 이 장에서 다루는 컴퓨터를 이용한 술전 평가 및 수술 계획과 진행 및 술후 평가 과정을 같이 살펴보고자 한다.

1. 구강악안면 종양 환자의 술전 평가 및 수술 계획 수립

구강악안면 영역의 수술에서 컴퓨터보조 수술은 전술한 바와 같이 세 가지 단계로 나

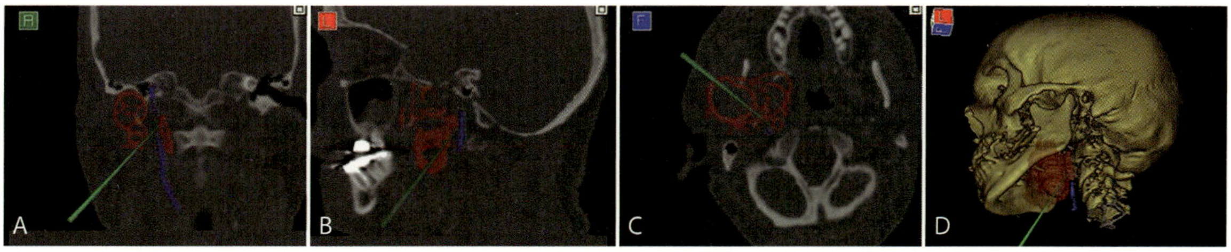

그림 9.7 술전 MRI의 병소 및 중요 해부학적 구조물에 대한 정보를 CT 영상과 중첩시킴으로써 경조직 정보와 연조직 정보의 통합을 꾀할 수 있다.[3]

누어질 수 있다.[11, 12] 즉, 술전에는 다양한 술전 영상정보의 통합 및 삼차원 영상처리 기법들을 이용한 종양의 평가 및 수술 계획 수립과 연이은 수술 시뮬레이션이 이루어진다. 수술 중에는 항법보조 기법들을 이용하여 보다 안전하고 정확하게 수술을 진행할 수 있으며, 수술 후에 수술의 적절성에 대한 평가 및 재발 병소에 대한 평가를 진행하게 된다.

구강악안면 종양의 술전 평가는 병소의 파급 정도를 파악하고 수술 중 전체 병소의 제거를 위한 절제 범위를 결정하기 위한 것이다. 구강내외의 종양은 인체 내 다른 장기에 발생한 종양과 다르게 이른 시기에 빠르게 인접 해부학적 구조물을 침습할 뿐만 아니라 복잡하게 얽힌 해부학적 구조물 때문에 절제연을 설정하기가 매우 어렵다. 따라서 임상적 검사와 더불어 병소의 술전 영상 평가는 점차 필수적인 과정으로 이해되고 있는데, 이미 일반적인 방사선 촬영뿐 아니라 CT, MRI 및 PET 등의 다양한 술전 영상 기법들이 상용화되어 있다.

병소의 정확한 평가를 위해서는 다양한 술전 영상정보를 통합하는 과정이 필요한데, 예를 들면 PET와 CT의 정보를 통합하여 조직의 기능생리적인 정보를 정확한 해부학적 위치와 결부시키게 된다. 즉, 전술한 내용인 CT의 경조직 정보와 MRI의 연조직 정보를 통합하는 것이 가능하다. Voss 등[13]은 이하선에 발생한 악성종양 환자의 항법수술을 위한 술전 검사에서 컴퓨터 프로그램을 이용하여 MRI의 정보를 CT 영상에 중첩시킨 보고를 통해 중요 혈관 및 병소의 경계를 보다 정확하게 CT 영상에서 도시(圖視)할 수 있음을 보여 주었다(그림 9.7).

수술 전 항암치료(neoadjuvant chemotherapy) 또는 방사선 치료(radiotherapy)를 시행할 경우 영상정보의 통합은 매우 효과적인 진단 및 평가 기구가 될 수 있다. 즉, 항암치료 및 방사선 치료 전후의 영상을 비교함으로써 각 치료의 결과를 평가할 수 있다. 특히 치료 전 종양의 경계를 표시함으로써 수술 시 절제연을 설정하는 데 큰 도움이 된다(그림 9.8).[14]

이차원적 영상정보를 삼차원적으로 재구성하는 것도 역시 술전 평가를 보다 정확하게 하는 데에 도움이 되는데, 이차원 영상에서 놓치기 쉬운 정보들이 삼차원으로

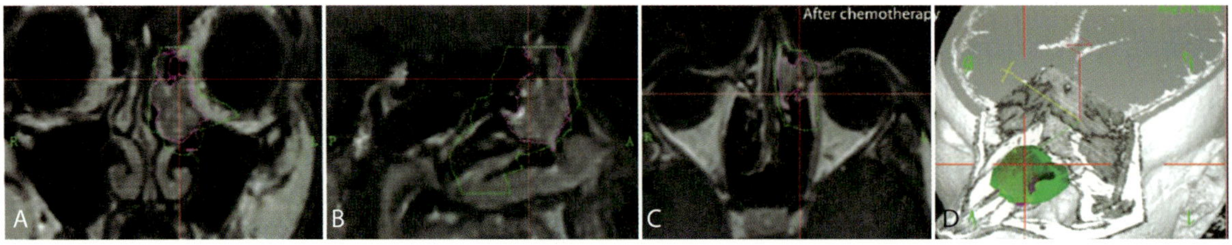

그림 9.8 수술 전 항암치료 전후의 MRI 영상을 중첩시킨 경우로서 녹색 선은 치료 전의 종양의 경계를 그리고 보라색 선은 치료 후에 종양이 줄어든 모습을 보여 준다.

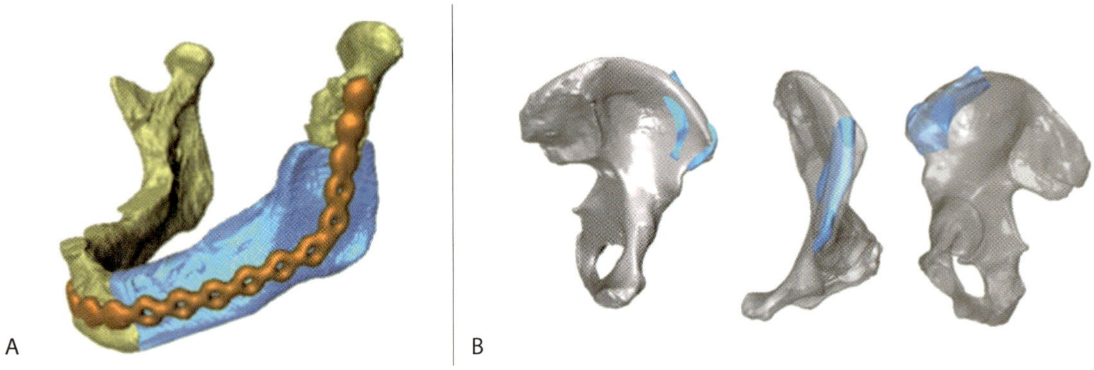

그림 9.9 컴퓨터 프로그램을 이용하여 절제할 악골과 가장 일치하는 장골이식편에서 채취 부위를 결정하기 위해 컴퓨터 프로그램상에서 계획하는 모습[18]

재구성된 영상에서는 명확히 보일 수 있다. 즉, 삼차원적으로 병소의 경계에 따라 절제연을 설정하기 위해서는 이차원적 영상정보를 삼차원적으로 재구성하는 것이 유리하다. 구강악안면 영역의 종양은 대부분 절제 후 결손부에 대한 즉각적인 재건을 필요로 한다. 종양으로 복잡한 해부학적 구조의 변형 또는 왜곡현상은 재건을 위한 기준 설정에 혼란을 주게 되는데, 구강악안면 영역의 특성상 재건술은 높은 심미적 요구가 따른다. 따라서 골내 병소의 팽창에 의한 악골의 변형이 심한 경우 술전의 외형을 재현하는 것이 재건의 목적이 될 수 없으며, 술전 재건술에 대한 시뮬레이션이 큰 도움이 된다. 구강악안면 영역의 재건에 대한 다양한 시뮬레이션 시도들이 보고되고 있다. Eckardt 등[15]은 술전 CT 영상을 삼차원적으로 재구성한 가상 정보상에서 유리 비골 피판(fibular free flap)의 외형을 계획하는 기법을 보고하고 수술에 응용하였는데, 저자 등이 기존에 진행한 그림 9.3의 내용과 유사하였다. 즉, 계획된 가상의 기하학적 정보를 재건판을 구부리기 위한 금속 모형에 적용함으로써 비골피판이 공여부에서 떨어지기 전에 외형을 맞출 수 있다고 보고하였다. Sannomiya 등[16]은 종양에 의한 하악골의 변형이 심한 증례에서 컴퓨터를 이용한 시뮬레이션 증례를 보고하였는데, 이들은 2개의 신속 조형 모형을 제작하여 술전 계획을 진행하였다. 즉, 병소에 의한 악골의 변형을 반영한 모형을 통해 악골의 절제 범위를 결정하였으며 가상 삼차원 영상의 거울상을 이용하여 정상적인 악골의 외형을 재현한 모형을 만들어 이에 따라 비골 피판의 외형을 만들었다. 더욱 나아가 Hallermann 등[17]은 이미 하악골의 결손 및 골편의 변위가 존재하는 증례에서 컴퓨터를 이용하여 모의 재건을 실행하고 이를 수술로 옮기는 기법에 대하여 소개한 바 있다. 하악골의 재건을 위한 유리 골피판의 채취 부위를 결정하는 데에는 역시 시뮬레이션이 도입될 수 있다. Juergens 등[18]은 절제될 악골편의 CT 영상정보와 장골에 대한 CT 영상정보를 컴퓨터를 이용하여 조화시킴으로써 필요한 이식편을 채취하기 위한 최적의 위치를 계산할 수 있다 하였다(그림 9.9).

2. 구강악안면 종양 환자의 항법수술

술전 계획된 내용은 결국 수술 시 항법유도 과정으로 옮겨져야 하는데, 컴퓨터보조에 의한 구강악안면 종양의 절제술에서 중요한 요소는 종양의 절제연을 결정하는 것과 동시에 중요 해부학적 구조를 보존하는 것이다.[19] 이를 위해서 술전 영상자료를 편집한 정보를 바탕으로 항법수술을 시행하게 된다. 기존의 컴퓨터를 이용한 항법수술은 화면에 술자가 이용하는 기구 혹은 지시자를 영상정보상에 표시함으로써 종양 혹은 중요 해부학적 구조물을 수술 시야에 도입시키는 것이다(그림 9.10).[20] 이러한 방법은 지시자를 이용하여 중요 해부학적 구조물과의 거리를 측정할 수 있으며, 지시자와 종양의 경계 간의 거리를 측정함으로써 종양 절제의 안전역을 설정할 수 있다. 특히 종양 심부에서 절제연을 결정할 때 큰 도움이 된다. 단점으로는 술자가 수술 중 종종 또는 계속 화면을 주시해야 하는 점인데, 간혹 발생할 수 있는 출혈 등의 상황에서 시야가 수술 시야를 벗어나면 즉각적인 대처가 늦어질 수 있고 경우에 따라서는 술자가 현기증을 느끼며 화면상의 정보를 수술 시야에 접목시키지 못할 경우도 발생할 수 있다. 이럴 경우 증강현실을 이용한 항법 체계로 기존 방법의 단점을 보완할 수 있는데,[20] 병소의 술전 영상을 삼차원적으로 재구성하여 이를 수술야에 직접 투영함으로써 항법시스템과 수술야가 한 시야 안에 들어오게 된다. 수술야에 증강현실을 도입하

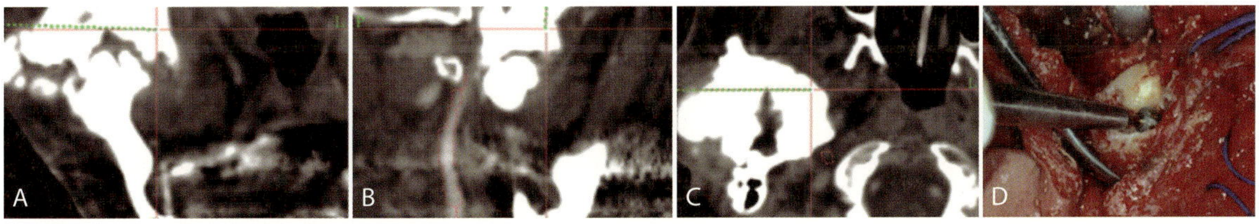

그림 9.10 통상적인 컴퓨터를 이용한 종양 절제술에 있어 수술 기구의 위치를 화면상의 영상에 투영함으로써 술전 영상정보를 수술야에 접목시키는 모습[12]

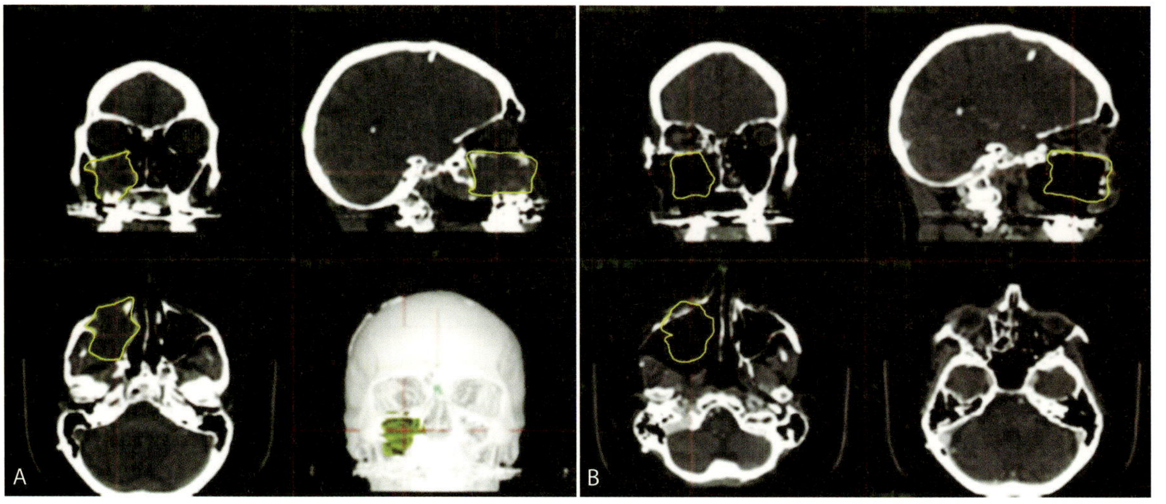

그림 9.11 술전의 종양의 경계를 술후의 영상에 중첩시킴으로써 절제의 적절성을 평가하는 모습으로 상악동의 편평상피세포암종 절제 후 절제의 적절성을 평가하는 경우를 보여 준다. 노란색 선이 수술 전 종양의 경계부를 보여 준다.

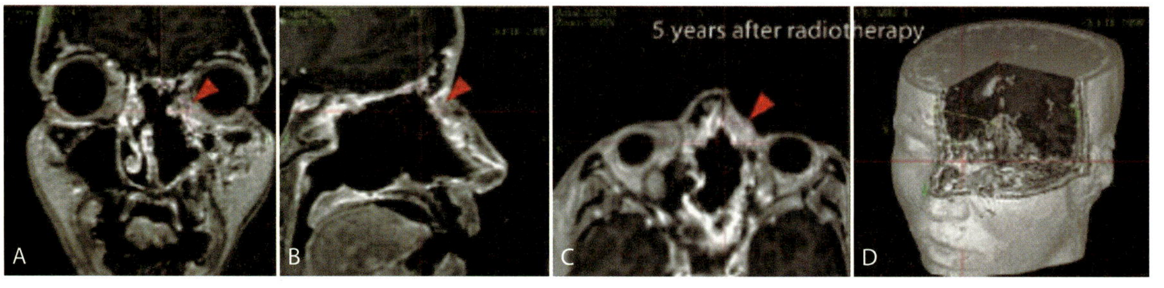

그림 9.12 술후 추적검사 시 촬영한 MRI에 술전 종양의 경계를 중첩시켜 재발 병소가 의심되는 부위와 종양의 관계를 보다 명확하게 확인하는 모습

는 방법으로는 제2장에서 기술한 바와 같이 투명 화면에 영상정보를 투사하는 방법 및 수술현미경에 영상정보를 중첩시키는 방법 등이 있다.

결손부 재건술 중 중요한 요소는 술전 계획된 내용을 어떻게 반영시키냐 하는 것이다. 대표적인 방법은 RP 모형을 제작하는 것으로 환자의 개별적이고 이상적인 형태를 재현한 악골 모형을 만들어 다양한 유리피판을 이용하여 재건 형태를 재현하는 방법 및 필요한 이식골편의 모형을 만드는 방법 등을 고려할 수 있다. 전술한 바와 같이 컴퓨터를 이용하여 영상정보를 처리하는 기법은 수술 계획 및 항법수술뿐만 아니라 수술의 적절성에 대한 평가 및 추후의 추적검사에 응용될 수 있다. 특히 시간대별로 다른 영상을 중첩하여 비교하는 방법이 큰 도움이 될 수 있다. 수술의 적절성을 평가하기 위한 술전 종양의 경계에 대한 정보를 갖고 있는 영상과 술후 종양이 제거된 영상을 비교하여 충분한 안전역이 확보되었는지 비교하면 된다(그림 9.11).[12] 이러한 정보를 토대로 술후 방사선 치료를 계획할 수 있는데, 재건술의 결과가 술전에 시뮬레이션한 결과와 합치하는지에 대한 평가도 시뮬레이션 정보를 술후 촬영한 영상 정보와 중첩시킴으로써 가능하다.[17]

또한, 술후 환자의 추적검사에서도 술전 종양의 경계를 추적 영상 검사와 중첩시킴으로써 재발 병소의 평가를 보다 용이하게 할 수 있다(그림 9.12).[12] 이러한 평가는 영상상의 재발 의심 병소가 염증성인지 혹은 반흔에 의한 것인지 보다 정확하게 감정할 수 있는 기회를 부여하고, 필요할 경우 생검을 위한 항법 지도로 이용된다.

기존의 항법수술을 보완하기 위한 증강현실 기법들은 수술 중 술자에게 유용한 정보를 제공하는 중요한 방법으로, 특히 평면이 아닌 곡면으로 이루어진 수술 시야에 직접 투영하여 술자에게 다양한 정보를 제공하고 술자에게 어떠한 제약도 부가하지 않는 이상적인 방법으로 이용될 수 있다. 항법수술의 단점 중 하나는 수술 중에 쉽게 변형되는 연조직 정보를 충분히 반영하지 못한다는 점인데, 이러한 단점을 보완하기 위해 술중 MRI 및 초음파 영상을 이용한 보정술에 대한 연구들도 진행되고 있다.[20-22] 이러한 술중 영상 기법의 도입은 술전 촬영된 CT 정보에 MRI 등의 연조직 정보를 중첩시킴으로써 연조직에 대한 평가를 하는 기존의 방법보다 더 정확한 연조직 항법수술이 가능해졌다. 컴퓨터보조에 의한 디자인 및 제조 기술과 이에 부합하는 인공이식재의 발전은 향후 공여 부위가 여의치 않은 환자에서 재건술이 매우 유용하게 적용될 수 있으며, 조직공학을 위한 지지체(scaffold)를 형성하는 경우에도 컴퓨터를 이용한 디자인 및 제조 기술이 이용되어 기존의 여러 한계점을 극복할 수 있을 것으로 기대된다.

References

1. Cevidanes LH, Tucker S, Styner M, Kim H, Chapuis J, Reyes M, Proffit W, Turvey T, Jaskolka M. Three-dimensional surgical simulation. Am J Orthod Dentofacial Orthop. 2010;138(3):361-371.
2. Xia J, Ip HH, Samman N, Wang D, Kot CS, Yeung RW, Tideman H. Computer-assisted three dimensional surgical planning and simulation: 3D virtual osteotomy. Int J Oral Maxillofac Surg. 2000;29(1):11-17.
3. Yang X, Hu J, Zhu S, Liang X, Li J, Luo E. Computer-assisted surgical planning and simulation for condylar reconstruction in patients with osteochondroma. Br J Oral and Maxillofac Surg. 2011;49(3):203-208.
4. Kovacs L, Zimmermann A, Wawrzyn H, Schwenzer K, Seitz H, Tille C, Papadopulos NA, Sader R, Zeilhofer HF, Biemer E. Computer aided surgical reconstruction after complex facial burn injuries: opportunity and limitation. Burns. 2005;31(1):85-91.
5. Calignano F, Vezzett E. Soft Tissue Diagnosis in Maxillofacial Surgery: a preliminary study on three-dimensional face geometrical features-based analysis. Aesthetic Plast Surg. 2010;34(2):200-211.
6. Parsai El, Ayyangar KM, Dobelbower RR, Siegel JA. Clinical fusion of three-dimensional images using Bremsstrahlung SPECT and CT. J Nucl Med. 1997;38(2):319-324.
7. Lattanzi JP, Fein DA, McNeeley SW, Shaer AH, Movsas B, Hanks GE. Computed tomographymagnetic resonance image fusion: a clinical evaluation of an innovative approach for improved tumor localization in primary central nervous system lesions. Radiat Oncol Investig. 1997;5(4):195-205.
8. Qi-Xing H, Bart A, Martin W, Leonidas JG. Non-rigid registration under isometric deformations. Eurographics Symposium on Geometry Processing. 2008.
9. Xiaolong Dai, Khorram S. A feature-based image registration algorithm using improved chain-code representation combined with invariant moments. IEEE Transactions on Geoscience and Remote Sensing. 1999;37(5):2351-2362.
10. Hutton BF, Braun M. Software for image registration: algorithms, accuracy, efficacy. Semin Nucl Med. 2003;33(3):180-192.
11. Hohlweg-Majert B, Schön R, Schmelzeisen R, Gellrich NC, Schramm A. Navigational maxillofacial surgery using virtual models. World J Surg. 2005;29(12):1530-1538.
12. Schramm A, Gellrich NC, Schmelzeisen R. Navigational Surgery of the Facial Skeleton. Berlin; New York: Springer. 2007.
13. Voss, PJ, Leow AM, Schulze D, Metzger MC, Liebehenschel N, Schmelzeisen R. Navigation-guided resection with immediate functional reconstruction for high-grade malignant parotid tumour at skull base. Int J Oral Maxillofac Surg. 2009;38(8):886-890.
14. Schramm A, Suarez-Cunqueiro MM, Barth EL, Essig H, Bormann KH, Kokemueller H, Rücker

M, Gellrich NC. Computer-assisted navigation in craniomaxillofacial tumors. J Craniofac Surg. 2008;19(4):1067-1074.

15. Eckardt A, Swennen GR. Virtual planning of composite mandibular reconstruction with free fibula bone graft. J Craniofac Surg. 2005;16(6):1137-1140.
16. Sannomiya EK, Silva JV, Brito AA, Saez DM, Angelieri F, Dalben Gda S. Surgical planning for resection of an ameloblastoma and reconstruction of the mandible using a selective laser sintering 3D biomodel. Oral Surg Oral Med Oral Pathol Oral Radiol Endod. 2008;106(1):e36-e40.
17. Hallermann W, Olsen S, Bardyn T, Taghizadeh F, Banic A, Iizuka T. A new method for computer-aided operation planning for extensive mandibular reconstruction. Plast Reconstr Surg. 2006;117(7):2431-2437.
18. Juergens P, Krol Z, Zeilhofer HF, Beinemann J, Schicho K, Ewers R, Klug C. Computer simulation and rapid prototyping for the reconstruction of the mandible. J Oral Maxillofac Surg. 2009;67(10):2167-2170.
19. Schramm A, Gellrich NC, Gutwald R, Schipper J, Bloss H, Hustedt H, Schmelzeisen R, Otten JE. Indications for computer-assisted treatment of cranio-maxillofacial tumors. Comput Aided Surg. 2000;5(5):343-352.
20. Nijmeh AD, Goodger NM, Hawkes D, Edwards PJ, McGurk M. Image-guided navigation in oral and maxillofacial surgery. Br J Oral Maxillofac Surg. 2005;43(4):294-302.
21. Ecke U, Gosepath J, Mann WJ. Initial experience with intraoperative ultrasound in navigated soft tissue operations of the neck and below base of the skull. Ultraschall Med. 2006;27(1):49-54.
22. Stojadinovic S, Eufinger H, Wehmöller M, Machtens E. One-step resection and reconstruction of the mandible using computer-aided techniques: experimental and clinical results. Mund Kiefer Gesichtschir. 1999;3(Suppl 1):S151-S153.

10

추적시스템

Tracking system

최근 컴퓨터 공학의 급격한 발전으로 인체를 삼차원 컴퓨터 그래픽 영상으로 재구성하고 이를 실제 환자의 수술할 부위와 일치시켜, 수술 전 병소 부위를 술전 시뮬레이션하여 가상수술을 시행해 볼 수 있게 되었다. 또한, 수술 시 직접 수술 부위에서 수술용 탐침자의 위치를 측정한 후 이를 삼차원 컴퓨터 그래픽 영상에 실시간 표시해 주는 최첨단 수술지원 장비인 일명 '수술용 네비게이터'에 대한 연구와 개발이 국·내외에서 활발히 이루어져 왔다. 국내에서는 상대적으로 이러한 연구개발이 미진한 편이었는데 최근 들어 삼차원 그래픽 영상에 대한 실험적 연구가 국내에서도 계속되었고, 실제 환자에 적용할 수 있는 제품의 연구개발은 일부 이루어졌다. 외국에서도 컴퓨터보조 수술의 개념은 최근에 이르러서야 확립되어 그동안 여러 가지 용어인 'interactive image guided surgery', 'medical roboties' 및 'frameless stereotaxy' 등의 용어로 표현되었다. 최근에는 기계적 팔(mechancal arm)의 불편함을 개선하고자 발광다이오드(LED)와 2개 이상의 CCD 카메라를 이용하여 입체 영상을 얻는 수술용 네비게이터가 차세대의 수술용 네비게이터로 사용이 보고되고 있다.

컴퓨터보조 항법수술을 위한 추적 기구의 종류는 크게 틀(frame)을 이용한 입체정위(stereotaxy)적인 방법과 틀을 이용하지 않는 삼차원 추적 기구 또는 추적시스템(tracking system)으로 나눌 수 있다. 삼차원 추적시스템은 위치 검출 방식으로는 크게 기계적 추적시스템(mechanical system), 초음파 시스템(ultrasound system), 관성이용 시스템, 광전자 추적시스템(optoelectronic tracking system) 및 전자기적 항법시스템(electromagnetic tracking system) 등과 같이 다섯 종류로 나누어 생각할 수 있다. 틀을 이용하지 않는 정위 기구는 진정한 의미의 컴퓨터보조 수술의 시작이라는 의미가 있으며, 일반적으로 컴퓨터 워크스테이션(computer workstation)과 연계된 탐침기 및 추적 감각기(tracking sensor)로 시스템이 구성되며, 탐침기와 추적 감각기 사이에 어떠한 방식으로 정보를 주고받느냐에 따라서 추적시스템의 방식이 정해지게 된다.

기계적, 광학 및 전자기적 항법시스템은 각각 제11장~13장에서 자세히 다루기로 하고 이 장에서는 초음파 추적시스템 및 관성이용 시스템 등에 대해 살펴보고자 한다.

I. 틀을 이용한 정위 기구

컴퓨터 그래픽 영상 분야의 최근 괄목할 만한 발전은 인체에서, 특히 뇌 분야에서 집중적으로 이루어져 왔다. 기존 이차원 단층촬영 데이터를 이용한 삼차원 영상의 재구성을 위한 소프트웨어가 처음으로 ISG Technology사에서 개발한 Allegro® 및 General Electric사에서 개발한 3D® 등의 제품이 등장하면서 현재는 MRI, SPECT 및 PET 등의 기능적인 뇌지도(functional brain map) 구조를 삼차원적 컴퓨터 그래픽 영상과 결합시키기 위한 여러 연구가 활발히 진행되고 있다.[1-3]

틀을 이용한 정위 기구는 1873년 Dittmar에 의해 뇌의 연수에서 조직 샘플을 얻기 위해 처음 사용되었으며, 1908년 Horsley와 Clarke에 의해 입체정위 도감(streotactic

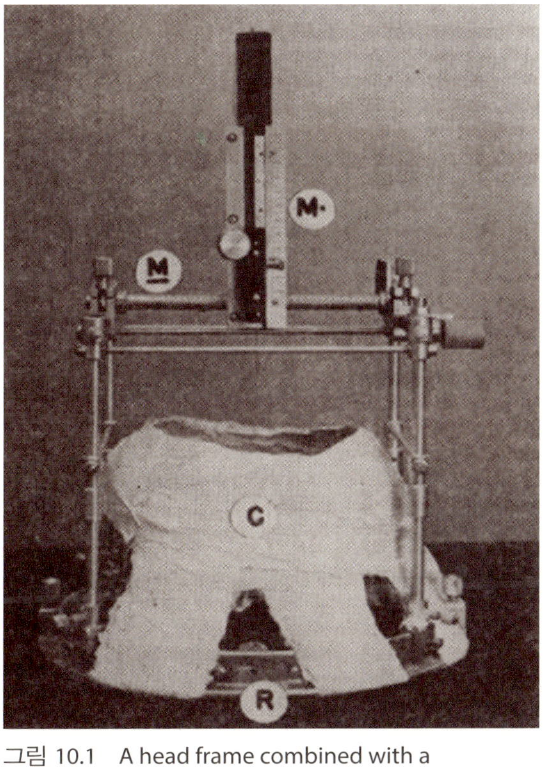

그림 10.1 A head frame combined with a stereotactic atlas, Horsley & Clarke[1-3]

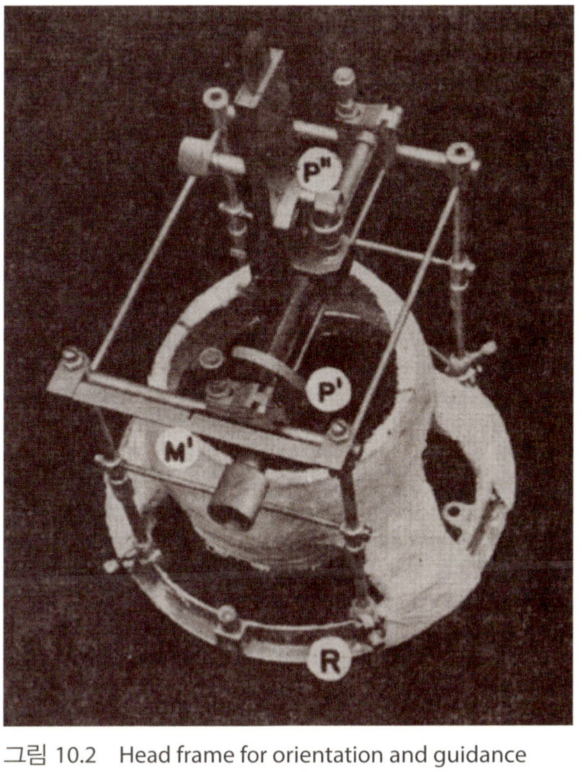

그림 10.2 Head frame for orientation and guidance in human, Spiegel[1]

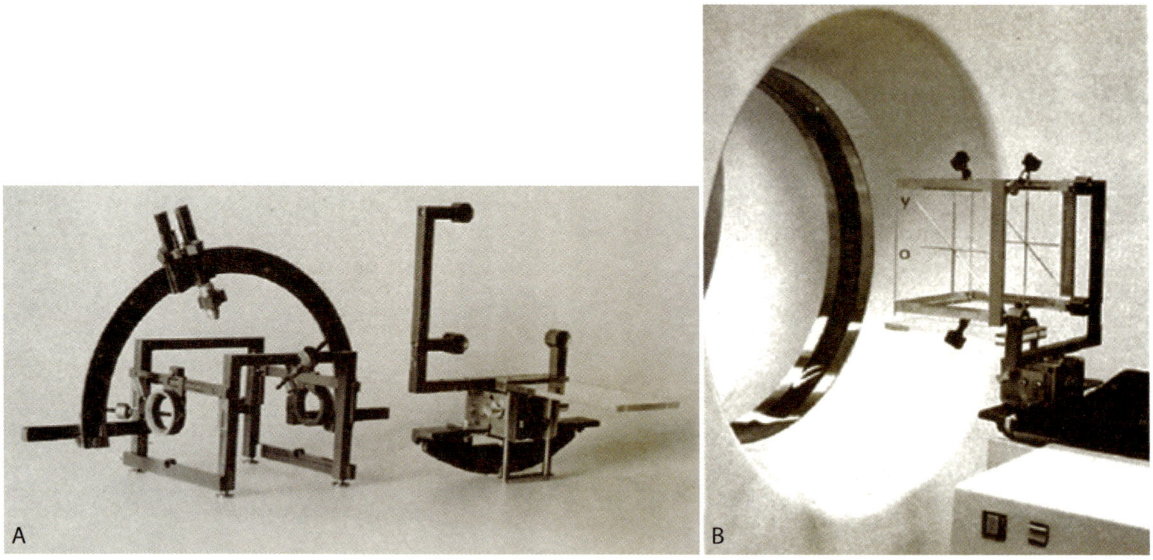

그림 10.3 CT 또는 MRI 유도 입체정위 외과술(stereotactic surgery)을 위한 도구들의 예시

atlas)과 결합된 head frame을 이용하여 뇌 내부의 구조물의 위치를 찾기 위한 시도가 보고된 바 있었다(그림 10.1).[1-3] 1947년 Spiegel은 사람에서 수술의 방향과 기구의 유도 과정을 위한 head frame을 적용한 첫 번째 외과의사로 기록되어 있으며(그림 10.2),[1] 1980년과 1982년에 Leksell, Jernberg, Goerss 등에 의해 입체정위 도감 대신 CT나 MRI에 의해 가이드되는 변형 정위 수술(modifed stereotactic surgery) 기구들이 개발되었다.[4-6]

틀을 이용한 정위 기구의 원리로는 환자의 머리에 틀을 단단히 고정함으로써 틀은 이미지 데이터를 처음 얻거나 수술 진행시 항상 같은 위치를 유지해야만 하고, 따라서 전 수술 과정 내내 환자의 머리에 틀이 유지되어 있어야 한다. 수술 동안에는 술자의 수술 진행을 가이드하기 위한 기구들이 틀에 장착되는데, 입체정위 도감을 기초한 방법으로 모든 내부 구조물은 좌표계상에서 특정한 외부 참고점(external reference)과 연계되어 있다. 이처럼 입체정위 도감은 외부 구조물에 좌표를 할당하기 위해 이용되며, 다양한 입체정위 가운데 어떤 특정한 하나가 외부 좌표계를 규정하기 위해 이용될 수 있으며, 입체정위 도감 대신 CT나 MRI에 의해 가이드되는 변형된 입체정위 기구들이 개발됨으로써 환자들에게 개별적으로 적용되는 정확한 형태 분석이 가능한 특징을 지닌다(그림 10.3).[7]

그러나 단점으로는 수술 기구의 순간적인 위치를 안정적으로 결정할 수 없고 복잡한 틀의 조립체들이 수술 부위로의 접근을 제한하며, 환자 머리의 두개골에 고정하는 나사 등의 침습 정도가 높다. 또한 Carbon이나 Plastic 등의 새로운 소재로 만든 틀이 오차를 줄이는 점에서 자유롭지 못하여 CT 스캔상 이미지와 완전히 호환되기 어려운 점이 있다. 여러 단점을 줄이기 위해 상악 치열궁(maxillary dental arch)에 비침습

적으로 틀을 고정하는 방법이 Carini 등에 의해 소개되었으나, 이 또한 깊은 두개골하 종양이나 종양 주변의 심한 부종으로 경계가 모호한 경우에는 방향 설정에 부가적인 수단이 필요하다는 본질적인 단점이 있다. 이처럼 틀이 있는 정위 수술 기구는 높은 정밀도를 가지고 병변에 접근할 수 있는 장점이 있으나 틀 때문에 수술적 접근 및 활용 공간이 협소해지고, 설치 후에는 이동이 불가능하여 여러 장애 및 제한점이 많은 방법이라 할 수 있다.

II. 삼차원 추적시스템의 종류

삼차원 추적시스템은 위치 검출 방식으로도 설명되며 전술한 바와 같이 크게 기계적, 초음파, 관성이용, 광전자 및 전자기적 항법시스템 등과 같이 다섯 종류로 나누어 생각할 수 있다.

광전자 추적시스템은 최근에 정확성과 안전성 측면에서 주로 이용되어 왔다. 이러한 다양한 시스템이 개발 또는 상용되기 전에 활용되었던 물리적 추적시스템은 가동 관절 기어(gear of movable angles)를 이용하여 위치 계측을 1mm 이하의 정밀도로 시행할 수 있어서 정확성이 높고, 튜브로 덮음으로써 쉽게 소독할 수 있는 장점이 있었다. 그러나 조작하기가 어렵고 제한된 범위 내에서 사용 가능하며 무엇보다 부피가 큰 장치로 인해 많은 공간을 차지하는 단점이 있었다. 광전자 추적시스템은 수술용 탐침자에 2개 이상의 LED를 부착하고 주위에 카메라를 설치하여 삼차원적인 위치를 검출하는 방식이다. LED가 소형이므로 각종 수술 기구에 작게 부착하는 것이 가능하고 수술 시 행동 반경의 확보가 용이한 장점이 있으나, LED와 카메라 간의 시야를 확보해야 하는 단점이 있다. 최근 많이 사용되는 ProReflex Motion Capture MCU240®(Qualisys medical AB, Goeteborg, Sweden), Polaris®(NDI Northern Digital Inc., Ontario, Canada), FlashPoint 5000 3D Localizer®(Image Guided Technologies Inc., Boulder, CO) 등이 이러한 광전자 추적시스템에 해당된다.[8-10]

전자기적 항법시스템은 탐침자 끝에 마그네틱 센서를 부착하여 발생되는 전자기장을 주변 3개의 마그네틱 센서로 검출하여 위치를 측정하는 원리로, 여러 추적시스템과 달리 무선이므로 사용이 가장 용이할 수 있는 장점이 있다. 그러나 수술실 내 전자기로부터 발생되는 전자기파의 간섭 현상과 금속성 수술 기구로 인한 전자기장 왜곡에 의해 검출된 위치의 부정확성이 높아지는 가장 큰 단점이 있다. 최근

표 10.1 네비게이션 추적시스템에 따른 구성 내용 및 장단점 비교

추적시스템	구성	장점	단점
기계식 다관절 시스템	· 6개의 관절로 구성 · 각관절에 센서 부착 위치 검출	· 구성이 단순 · 제작비용 적음	· 6개 관절 반경 내에서만 위치검출이 가능하므로 수술 시 공간적 제한을 받음 · 기계적 노후에 의한 오차 발생 가능
전자기적 항법시스템	· 탐침자 끝에 마그네틱 센서 부착후 발생되는 전자기장을 주위 3개의 마그네틱 센서로 검출하여 위치 측정	· 무선이므로 수술 시 사용상 용이	· 수술실 내 전자기로부터 발생되는 전자기파의 간섭, 금속성 수술 기구로 인해 전자기장 왜곡으로 검출된 위치의 부정확성 우려
광전자 추적시스템	· 수술용 탐침자에 2개 이상 LED를 부착하고 주위에 카메라를 설치하여 삼차원적 위치 검출	· LED가 소형이므로 각종 수술 기구에 부착 가능 · 수술 시 행동반경 확보 용이	· LED와 카메라 간의 시야 확보 필요
초음파 센서 시스템	· 탐침자 끝에 초음파 발생 장치 부착 후 주위에 초음파 검출 마이크를 3개 설치하여 삼차원적 위치 검출	· 무선이므로 수술 시 사용상 용이	· 수술실의 항온, 항습 유지 필요 (검출 위치 오차 발생 요인) · 초음파의 파장을 일정하게 유지 필요
관성이용 시스템	· 반도체 자이로스코프 소자를 이용하여 삼차원적 위치 검출	· 타 방식과 비교하여 오차 발생 요인이 적음	· 소자 자체의 가속도 값에 의한 누적오차 발생 우려

Polhemus IsotracII®(Polhemus Inc., Colchester, VT), Aurora®(NDI Northern Digital Inc.) 등의 시스템이 소개되고 있다.[11-14] 각 추적시스템의 구성 요소 및 장단점을 비교한 내용은 표 10.1과 같다.

초음파 추적시스템은 1~5mm 범위의 기술적으로 충분한 정확성을 지니고 조작하기가 쉽고 소독이 용이한 장점이 있으나, 투영되거나 도플러 효과나 배경 소음과 소리 진동 폐쇄 등의 여러 간섭 요소로 최근에는 많이 활용되지는 않는다. 그러나 광학 시스템과 같이 위성 추적(satellite tracking)의 원리를 이용하여 기계적 추적시스템의 단점을 극복하였다. 즉, transducer에서 방출된 tone이 micro-phone bearing frame에 도달하는 시간을 측정하여 표지자의 위치를 잡아낼 때, 각 frame은 기하학적으로 정교하게 계산된 위치에 놓여 있게 되는 것이다. 그러나 초음파를 이용한다는 점 때문에 공기의 흐름, 되울림(echo), 온도에 의해 영향을 받게 되어 수술 중 정확성을 감소시키는 원인으로 작용하게 된다.[15-16]

관성이용 시스템은 반도체 자이로스코프(gyroscope) 소자를 이용하여 삼차원적인 위치를 검출하는 방식으로 관성항법시스템, 위성항법시스템 및 도플러항법시스템 등과 같이 불리는 방법으로 자립항법시스템(selfcontained navigation system)의 일환으로 이해된다. 즉, 지상항법보조 시설의 도움 없이 독립적으로 작동되어 항공기의 위치 정보를 제공하는 시스템 용어로서 단거리용 항법시스템 중 통신 범위가 가장 넓은 무지향성 라디오비콘(non-directional radio beacon: NDB)과 장거리 항법으로 도플러 레

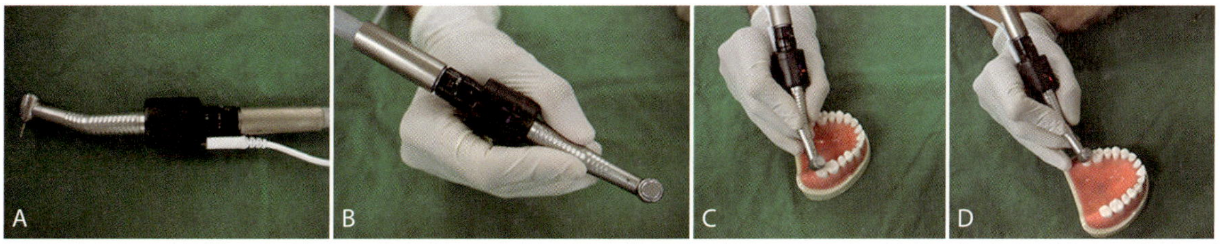

그림 10.4 치과용 핸드피스에 자이로스코프를 탑재한 관성항법시스템의 예시

이더(doppler radar)가 사용되었으며 이들을 총칭하여 관성항법시스템(inertial navigation system: INS)으로 알려져 있다. 따라서 의학용으로 사용될 경우 다른 시스템에 비해 오차 발생 요인이 적은 장점이 있으나, 소자 자체의 가속도 값이 변함에 따른 누적 오차가 발생되는 단점이 있다.

저자 등은 최근 치과용 핸드피스에 자이로스코프를 탑재하여 x 축 및 y 축의 기울임에 따라 간단한 센서가 표시되어 술자의 기본적인 시술 시 삼차원적인 방향 제시를 가이드할 수 있도록 제작하여 임상적으로 활용토록 한 바 있다(그림 10.4).

References

1. Blomstedt P, Olivecrona M, Sailer A, Hariz MI. Dittmar and the histrory of stereotaxy: or rats, rabbits, and references. Neurosurgery. 2007;60(1):198-201.
2. al-Rodhan NR, Kelly PJ. Pioneers of stereotactic neurosurgery. Stereotact Funct Neurosurg. 1992;58(1-4):60-66.
3. Kelly PJ. Sterotactic surgery: what is past is prologue. Neurosurgery. 2000;46(1):16-27.
4. Laitinen LV. Personal memories of the history of stereotactic neurosurgery. Neurosurgery. 2004;55(6):1420-1428.
5. Lasak JM, Gorecki JP. The history of stereotactic radiosurgery and radiotherapy. Otolaryngol Clin N Am. 2009;42(4):593-599.
6. Gildenberg PL. The history of stereotactic neurosurgery. Neurosurg Clin N Am. 1990;1(4):765-780.
7. Rahman M, Murad GJ, Mocco J. Early history of the stereotactic apparatus in neurosurgery. Neurosurg Focus. 2009;27(3):E12.
8. Legett WB, Greenberg MM, Cannon WE, Dekel D, Gabe CJ. Surgical technology. The Viewing Wand: a new system for three-dimensional computed tomography-correlated intraoperative localization. Curr Surg. 1991;48:674-678.
9. Hassfeld S, Muehling J, Zoeller J. Intraoperative navigation in oral and maxillofacial surgery. Int J Oral Maxillofac Surg. 1995;24(1Pt2):111-119.
10. Carrau RL, Snyderman CH, Curtin HD, Janecka IP, Stechison M, Weissman JL. Computer-assisted intraoperative navigation during skull base surgery. Am J Otolaryngol. 1996;17(2):95-101.
11. Schicho K, Figl M, Donat M, Birkfellner W, Seemann R, Wagner A, Bergmann H, Ewers R. Stability of miniature electromagnetic tracking systems. Phys Med Biol. 2005;50(9):2089-2098.
12. Schichor C, Witte J, Schoeller K, Tanner P, Uhl E, Goldbrunner R, Tonn JC. Magnetically guided neuronavigation of flexbile instruments in shund placement, transphenoidal procedures, and craniotomies. Neurosurgery. 2008;63(1 Suppl 1):ONS127-128.
13. Meyer BC, Wolf KJ, Wacker FK. Flat-detector CT-based electromagnetic navigation. Radiologe. 2009;49(9):856-861.
14. Beller S, Eulenstein S, Lange T, Huenerbein M, Schlag PM. Upgrade of an optical navigation system with a permanent electromagnetic position control. J Hepatobiliary Pancreat Surg. 2009;16(2):165-170.
15. Chopra SS, Huenerbein M, Eulenstein S, Lange T, Schlag PM, Beller S. Development and validation of a three dimensional ultrasound based navigation system for tumor resection. Eur J Surg Oncol. 2008;34(4):456-461.
16. Varma TRK, Eldridge P. Use of the NeuroMate stereotactic robot in a frameless mode for functional neurosurgery. Int J Med Robot. 2006;2(2):107-113.

11

기계적 추적시스템

Mechanical tracking system

I. 기계적 추적시스템의 발전 과정과 원리

기계적 추적시스템은 최초로 개발된 항법시스템으로서 보통 기계적 팔(mechanical arm)은 관절(joint) 부위에 센서(sensor)가 있어서 기계적 팔의 끝에 있는 탐침자(probe) 위치와의 거리를 계측한다. 기계적 팔 자체는 두 부분과 6개의 관절로 구성되어 있어 보통 60cm의 접근성과 6개의 자유도(six degrees of freedom)를 가지며, 위치 센서(position sensor)는 보통 컴퓨터에 각 아날로그 신호를 전송하여 디지털 정보로 변환되는데 이를 통해 컴퓨터는 탐침 끝의 위치를 계산하게 된다(그림 11.1). 이런 위치정보는 이후 영상 프로세서로 전송되어 등록된 영상에 나타나게 되며, 보통 탐침 끝의 위치는 초당 30회씩 업데이트가 된다. 이 시스템은 투박하기 때문에 수술장에 공간을 많이 차지하고, 기계적 팔은 탐침의 위치만 알 수 있으므로 환자는 고정된 위치를 유지해야 하는 등 정확성이 떨어진다는 단점이 있다.

기계적 추적시스템에서는 기구의 정확성 평가가 중요한데 Zinreich 등은 Viewing Wand®의 기계적인 정확성을 플라스틱 모델의 두개골을 사용하여 오차를 1~2mm까지 줄였고, 오차가 큰 경우의 95%는 3.7mm 이상으로 나타났는데 이는 기존의 틀이 있는 정위 수술 기구보다도 정확함을 보고하였다.[1]

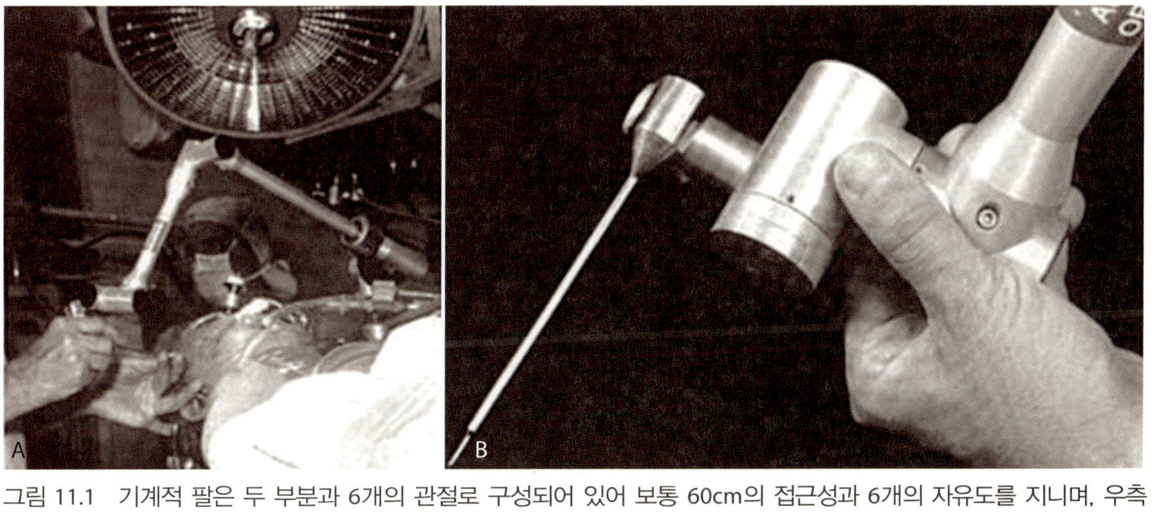

그림 11.1 기계적 팔은 두 부분과 6개의 관절로 구성되어 있어 보통 60cm의 접근성과 6개의 자유도를 지니며, 우측 그림과 같이 기계적 팔 끝에는 탐침이 부착되어 있다.

II. 기계적 추적시스템의 시스템 소개

1987년 일본 동경대학의 Watanabe 교수가 삼차원 영상을 지원하는 6개의 관절 구조를 가진 기계적 팔을 이용하여 이차원 뇌전산화 단층촬영 장치에 신경외과 수술할 위치에 표시함으로써 수술용 네비게이터[2]가 최초로 환자에게 적용된 기계적 추적 기구이다(그림 11.2). 이 초기 모형의 기계적 추적 기구는 가동성 관절기어(gear of movable angles)를 이용하여 1mm 이하의 정밀도로 위치 계측을 시행할 수 있어서 정확성이 높고, 튜브로 덮음으로써 쉽게 소독할 수 있는 장점이 있으나 조작하기가 어렵고 제한된 범위 내에서 사용 가능하며, 무엇보다 부피가 크고 기계적 팔의 무게가 무거워서 행동 반경을 좁게 만드는 단점이 있다는 지적을 받아 왔다.

캐나다의 ISG Technology사에서는 1989년 삼차원 컴퓨터 그래픽 영상을 재구성하는 Allegro®라는 소프트웨어를 개발하고 이를 환자에 적용하여 그 효용성을 입증하였다. 삼차원 영상과 기계적 팔을 결합하여 보다 진보된 형태의 승인을 얻음으로써 미국 및 여러 의료 선진국의 회사에서 이와 유사한 제1세대 뇌수술용 항법시스템이 개발되는 계기가 되었다. 이러한 틀 없는 정위 기구인 ISG Viewing Wand®(ISG Technologeies, Mississaygа, Ontario, Canada)는 국내에서도 신경외과 분야에서 주목을 받아 여러 병원에서 사용되었다. 관절화된 움직임이 가능한 기계적 팔은 컴퓨터와 연결되어 있으며 6개의 자유도를 가지며 x, y, z 축으로의 병진운동과 동시에 축을 중심으로 하고, 또한 축에 대한 회전, 자전의 6 방향으로 움직일 수 있으며 관절부에 있는 탐침기가 기계적 팔 각도의 편향 정도(angular deflection)를 계측하여 추적 감지기로 이용되는 탐침자 끝의 위치를 연산하게 된다(그림 11.3).[1,3]

이를 위해 정위 기구는 컴퓨터 워크스테이션, 삼차원 영상을 지원하는 모니터, 정위적 공간 측정에 사용되는 3개의 관절을 가진 기계 팔(passive articulated mechanical arm) 등으로 구성되며, 탐침기는 팔의 마지막 관절에 붙어서 탐침기의 말단에 센서가 부착된다. ISG Viewing Wand®의 정확성은 다른 기구와 비교하기가 어렵지만, 대부분의 연구 결과는 정확성이 1.5mm에서 3mm로 보고되고 있다. 이 기구를 사용할 때 생기는 오차는 주로 수술 전에 환자를 영상에 등록할 때와 수술 중 환자의 움직임 때문에 많이 발생하며, 등록 시 표지자의 위치, 피부의 압박과 비틀림 등이 제한적 요소이며 등록 후 환자의 이동도 오차를 일으키는 요소가 된다. 이러한 등록 오차를 줄이기 위한 방법으로 환자-영상 등록 방법이 중요한데 보통은 표지자등록과 표면등록을 사용한다. 표면등록이 피부의 이동을 줄인다고는 하나 여러 학자의 보고에서는 오히려 표지자등록의 오차가 작은 것으로 알려져 있어 표지자등록이 표면등록보다 정확하다 볼 수 있다. 표지자등록에서도 영상촬영의 종류에 따라 차이가 있어 일반적으로

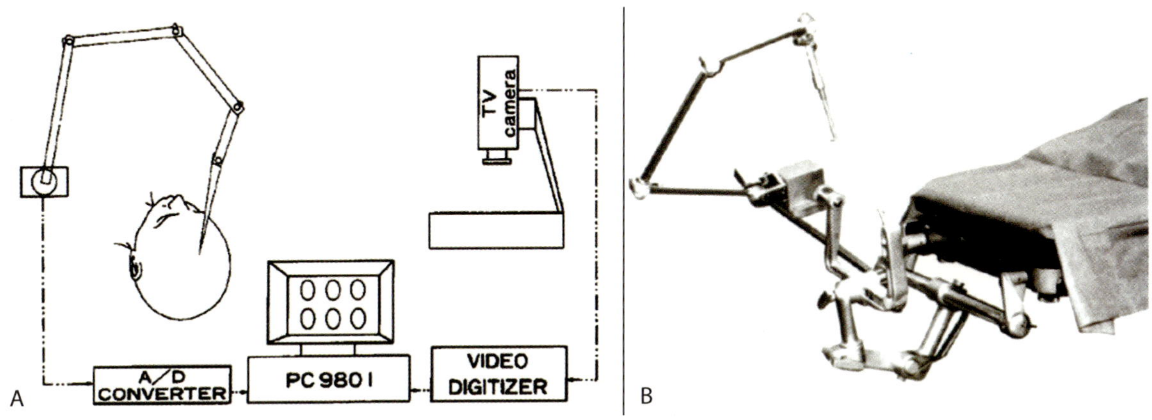

그림 11.2 Watanabe 등에 의해 처음 소개된 기계적 추적시스템

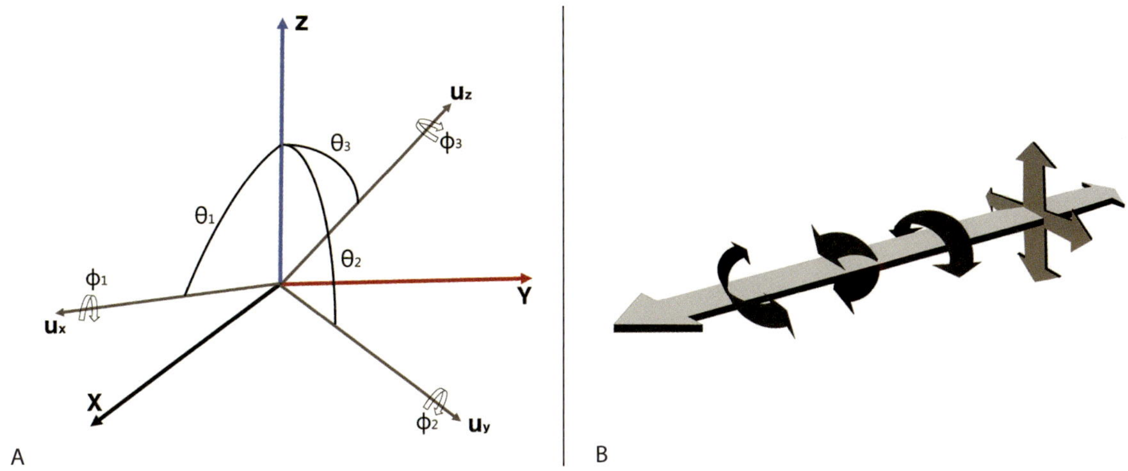

그림 11.3 ISG Viewing Wand®에서의 삼차원 축방향과 편향 정도

CT 촬영보다 MRI 영상에 의한 오차가 작다고 알려져 있다.

결국, 신경외과 영역에서 틀 없는 정위 기구인 ISG Viewing Wand®를 잘 활용하여 수술 중 발생할 수 있는 오차를 최소화하려면 머리 고정을 확실히 하고 개두술과 같은 수술을 주의 깊게 진행해야 한다. 반면에 구강악안면외과 영역에서의 기계적 추적시스템은 현실적으로 제한점이 많은 것이 사실인데, 기존에 확인하였던 광학 추적 및 자기장 추적시스템의 원리를 이해하고 적용하기 위해서는 기계적 추적시스템의 기본 개념을 이해해야 한다. 동시에 향후 수술 중 초음파를 이용하는 추적시스템을 병행함으로써 두개저 부위로 파급된 구강암 절제술 및 다양한 해부학적 구조를 동반한 삼차원적인 상악골 및 인후두부를 재건하는 수술에서 정상적인 해부학적 구조를 보다 잘 표현해 준다면 최소침습화 수술로 보다 안전하게 수술할 수 있는 방향이 제시될 수 있을 것으로 생각된다.

수술 전에 10개의 기준 표지자를 환자의 이마에 부착한 후 CT 또는 MRI 영상을 촬영하며, 오차를 줄이기 위하여 영상촬영 시 눈을 감기고 촬영을 시행한다. 촬영이 끝난 후에는 수술 전까지 환자 및 보호자에게 표지자가 움직이지 못하도록 충분한 교육을 해야 한다. CT 촬영은 대조강화를 시행한 영상을 3mm 간격으로 진행하고, MRI 촬영은 T1 강조영상을 1.5mm 간격으로 촬영하여 그 자료를 ISG Viewing Wand®의 워크스테이션에 입력한다. 워크스테이션에 입력된 자료는 모니터에 영상으로 재생되는데 한 화면에 축상(axial), 관상(coronal) 및 시상(sagittal) 영상으로 동시에 표현되고, 삼차원으로 재구성된 뇌의 모습도 같이 재생된다.[3]

통상적인 수술을 위한 마취 시행 후, 수술에 적합한 자세를 취하도록 Mayfield 두개골 고정장치를 사용한다. 두개골 고정 시 두피가 밀려 이마에 부착한 표지자가 이동할 수가 있는데 이 경우 수술자료 등록 시 오차를 유발할 수 있기 때문에 주의해야 한다. ISG Viewing Wand®의 팔을 Mayfield 두개골 고정장치의 안쪽으로 수술 테이블에 함께 고정하고 탐침 말단이 수술 부위에 쉽게 닿을 수 있도록 환자의 머리에 근접하게 설치한다. 환자와 영상 간의 등록 과정을 위해서는 표지자 등록 방법을 사용하는데, 기계적 팔과 연결된 탐침을 이용하여 환자와 영상 간에 등록을 실시한다. 등록 절차는 자세를 잡고 고정된 환자의 이마에 부착된 표지자의 위치를 화면에 나타난 표지자의 위치와 일치시켜 주는 작업인데 15cm 정도의 긴 탐침은 병변이 심부에 있거나 기저 부위에 있을 때 사용하고, 7.5cm의 짧은 탐침은 표재성 병변이 있는 환자 등록 시 사용된다. 탐침을 이용하여 두개골 고정 시 위치 이동이 없는 5~6개 이상의 표지자를 선택하여 등록을 실시하며, 이때 탐침이 표지자를 심하게 압박하거나 접촉이 좋지 않으면 등록 시 오차가 생길 수 있기 때문에 주의해야 한다. 가용한 오차 범위 내로 등록이 완료되면 이차적으로 등록의 정확성을 확인하기 위하여 해부학적인 등록 확인을 해야 한다. 탐침 말단부를 이주(tragus), 비근점(nasion), 양측눈가(canthus) 및 미간(glabella)에 각각 접촉시켜 모니터 화면에 나타난 각 부분과 일치하는지 확인하고, 표면 검사로서 피부의 축상, 관상 및 시상 면의 세 방향으로, 즉 적어도 네 군데에서 환자와 모니터에 나타난 화면과 일치하는지 확인하게 된다. 등록의 정확성과 오차를 최소화하기 위한 과정으로 보통 전체 대비 정확성(overall correlation accuracy: OCA)의 범위를 가지게 되는데, 이는 최소한의 오차 범위로서 각 시스템별, 그리고 술자의 경험에 따라 기준을 정하게 된다.[1, 3]

수술 중 ISG Viewing Wand®의 정확성을 평가하기 위해 모든 등록을 마친 후에 피부와 골표 면에서의 등록 오차를 알아보기 위한 정확성 검사를 시행한다. 등록을 마친 후에는 이마에 부착된 표지자를 제거하고 통상적인 방법으로 두부를 소독하고 도포한 후 두피를 절개하여 두개골을 노출한다. 개두술을 하기 전에 개두술을 할 위치에서 5mm 밖으로 두개골 표면에 드릴로 4개의 작은 구멍을 표시한다. 4개의 작은 구멍에서 탐침 말단으로 두개골 표면에 등록을 실시한다. 개두술을 실시한 후 경막을 열기 전에 두개 표면이나 환자의 위치가 움직였는지를 알기 위하여 이전에 표시한 4개의 작은 구멍에서 순서대로 오차를 측정하며, 이때 오차가 2mm 이상이면 ISG Viewing Wand®의 유용성이 떨어지므로 ISG Viewing Wand®를 적용하지 않는 것으로 보고되고 있다.

기록의 표현은 획득된 뇌의 정위적 자료(stereotactic data)를 여러 방법으로 컴퓨터 모니터상에 표시하게 된다. 탐침 위치에 따른 CT, MRI 등 삼차원 영상으로의 표시는 탐침의 방향과 환자의 머리 위치에 따라 동일하게 같은 위치에 나타나게 된다. 이러한 방식은 탐침 말단의 연위치에 따른 CT 또는 MRI에서 축상, 관상 및 시상 면을 보이고 추가로 탐침의 직교절선(trajectory line)도 사선으로 나타나게 된다.

ISG Viewing Wand®와 같은 기계적 추적시스템의 단점은 환자의 영상 등록 절차가 약 30분 이상의 시간이 소요되어 수술 전 준비 시간이 길어졌고, 수술 중에는 탐침이 달려 있는 기계적 팔의 적용이 좁은 수술 시야에서는 크고 작은 불편함이 따르게 된다는 것이다. 뇌의 견인이나 뇌척수액의 과도한 흡입으로 인한 수술 중의 뇌이동은 이러한 추적시스템의 적용에 따른 문제점으로 보고되고 있다. 또한, 머리를 확실하게 고정하는 것이 필요한데 수술 중 뇌를 많이 견인하거나 과도한 뇌척수액의 흡입으로 인한 뇌이동은 이 기구의 기술적인 제한점으로 판단된다. 그러나 수술 중 초음파를 병용하면 병변의 위치와 절제 범위를 보정할 수 있으며 이러한 한계성을 극복하면, 틀 없는 정위 기구인 ISG Viewing Wand®는 신경외과의 수술 영역에서 정상 뇌와 병변의 관계를 잘 표현하여 최소침습화 수술로 안전하고 정확하게 수술을 할 수 있게 도와준다고 보고되고 있다.[1,3]

References

1. Legett WB, Greenberg MM, Cannon WE, Dekel D, Gabe CJ. Surgical technology: the Viewing Wand: a new system for three-dimensional computed tomography-correlated intraoperative localization. Curr Surg. 1991;48:674-678.
2. Watanabe E, Mayanage Y, Kosugi Y, Manaka S, Takakura K. Open surgery assisted by the neuronavigator, a stereotactic, articulated, sensitive arm. Neurosurgery. 1991;28(6):792-799.
3. Hwang SH, Shin HJ, Shin DI, Nam DH, Kim JS, Lee JI, Hong SC, Park K, Eoh W, Kim JH. Clinical application of frameless stereotaxy "Viewing Wand": Its usefulness and limitation. J Korean Neurosurg Soc. 1998;27(5):642-647.

12

광학 추적시스템

Optical tracking system

I. 광학 추적시스템의 원리 및 분류

이 장에서는 현재 컴퓨터보조 항법수술이 의학 및 치의학에서 가장 유용하다고 인정되고 있는 광학 추적시스템에 대해 개요 및 연구 내용, 그리고 임상적 적용에 대해 알아본다.

1. 광학 추적시스템의 개요

1992년 Heilbrunn에 의해 처음 소개되었는데, 스스로 발광하는 광원의 기원에 따라 능동 및 수동 방식이 있으며, 처음 소개될 때에는 광전자 추적시스템으로도 불렸다.[1,2] 수술용 탐침자에 2개 이상의 LED를 부착시키고, 주변에 카메라를 설치하여 삼차원적인 위치를 검출하는 방식으로 LED를 소형으로 제작하여 각종 수술 기구에 작게 부착하는 것이 필요하며 수술 시 행동 반경의 확보가 용이한 장점을 지닌다. 광학 추적시스템은 적외선(infrared light)을 이용하므로 기본 기구에 적외선 방출을 위한 LED 또는 반사를 위한 반사체(reflector)가 부착되며, 위치자는 이 광원들을 추적함으로써 환자 진료에 필요한 기구의 위치를 인지하게 된다(그림 12.1). 따라서 적외선을 방출하

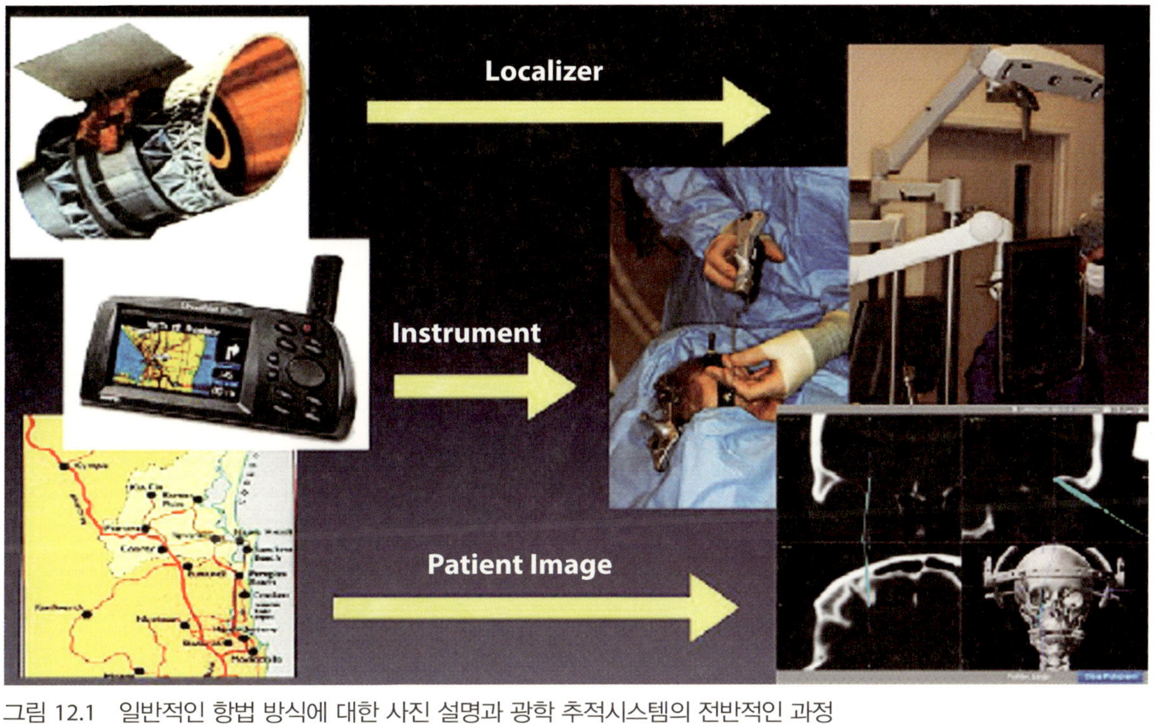

그림 12.1 일반적인 항법 방식에 대한 사진 설명과 광학 추적시스템의 전반적인 과정

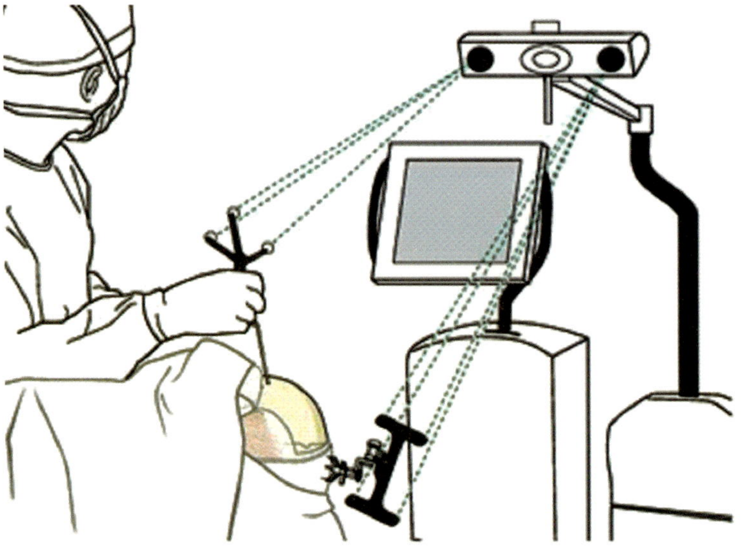

그림 12.2 광학 추적시스템의 작동 원리를 보여 주는 모식도로 중간에 장애물이 없어야 한다.

는 기구와 받아들이는 위치자 사이에는 광원이 진행하는 데 가려지는 장애물이 없어야 하며, 이러한 물리적 간섭 현상이 광학 추적시스템의 가장 대표적인 문제점이 될 수 있다(그림 12.2).

최근 많이 사용되는 ProReflex Motion Capture MCU240®(Qualisys medical AB, Goeteborg, Sweden), Polaris®(NDI Northern Digital Inc., Ontario, Canada), FlashPoint 5000 3D Localizer®(Image Guided Technologies Inc., Boulder Co.) 등이 이러한 광학 추적시스템으로 활용되고 있다.

2. 광학 추적시스템의 분류

광학 추적시스템은 크게 능동추적(active tracking)과 수동추적(passive tracking)의 두 가지 시스템으로 나뉜다. 능동추적시스템의 경우는 수술 기구에 광원인 LED가 부착되는 것이고, 수동추적시스템은 적외선 flash의 빛을 반사할 수 있는 반사체가 달려 있는 경우인데, 두 시스템 모두 각각의 장단점을 지닌다.[3, 4] 능동추적시스템의 경우 직접 빛을 발광하기 때문에 외부 환경의 영향이 덜하고 비교적 정확도가 높은 반면에, 수술 기구들의 크기가 커지는 단점이 있다. 수동추적시스템에서는 기구에 광원을 부착하지 않으므로 실제로 핸들링하는 기구의 무게가 가볍고, 연결되는 전선이 불필요하여 보다 사용하기 편한 장점이 있으나 외부 광원에 의해 간섭받을 수 있는 단점이 있다. 비록 능동추적시스템의 정확도가 더 높다고 하나 수동추적시스템의 정확도 또

표 12.1 서로 다른 추적시스템의 정확성에 대해 3명의 다른 임상의가 시술 후 비교한 결과[5]

(mm)

	모든 외과의	외과의 A	외과의 B	외과의 C
Control	7.1	10.3	7.4	3.5
Optical A	2.1	1.5	2.0	2.7
Optical B	1.9	2.2	2.1	1.4
EM	2.4	1.5	3.7	2.1

한 능동시스템에 비하여 크게 뒤지지 않고, 기구에 광원과 전선 등이 없는 관계로 사용이 편리하기 때문에 수동추적시스템이 점점 널리 사용되는 추세이다. 또한, 수동추적시스템은 기술적으로 정교하고 대부분 수술 환경에서 동작하기에 적합하여 호환성이 높다.

광학 추적시스템의 정확성과 전자기 추적시스템과의 정확도를 비교하기 위해 2008년 Ricci 등[5]은 3명의 경험 많은 정형외과 외상 전문의가 해면골(cancellous bone)과 유사한 블록에 3.2mm의 가이드핀을 식립하는 모의실험을 시행하였다. 각각의 가이드핀 입구는 18mm 직경의 entry zone 안에 두고, 반대편까지는 130mm 두께의 실험 블록을, 반대 면에는 직경 1mm 구형의 방사선불투과성 볼을 두었다. 각 전문의는 10개의 핀을 식립하는데, 한 번은 대조군으로 네비게이션 없이 시행하고 다음 세 번은 실험군으로 Medtronic iON StealthStation의 Optic A군, BrainLAB VectorVision의 Optic B군 및 GE Medical systems InstaTrak 3500 system의 EM군으로 나누어서 각각 시술한 후 정확도를 측정하였다. 네비게이션 시스템을 이용하지 않은 대조군에 비해 광학 추적시스템이나 전자기적 항법시스템 모두 정확도는 매우 향상되었고, 두 종류 간의 정확성에서의 차이점은 관찰되지 않았다(표 12.1). 이러한 내용은 기존 Fried 등이 보고한 전자기적 항법시스템의 정확도인 2~4mm의 결과와 유사하였다.

II. 광학 추적시스템의 임상적 적용

1. 임플란트 식립 및 두개안면 수술 시 적용

구강악안면외과 영역에서 사용되는 네비게이션 시스템은 크게 치과용 임플란트 식립 및 두개안면 수술로 나뉘어 적용될 수 있다. 임상적으로 다른 두 시스템 적용에 따라 원리적인 차이는 없으나 각각의 수술 환경에 맞는 최적의 시스템을 구현하기 위해 세부적인 구성에서는 약간의 차이를 보인다.

임플란트 식립에 사용되는 방식 중 대표적인 것으로 IGI® system을 예로 들 수 있다(그림 12.3).[6] IGI® system은 환자의 구강내 장착하는 서지템플레이트에 센서가 부착되는 방식을 사용한다. 임플란트를 식립하려는 곳에 대략 1~2mm 정도의 매우 적은 골만이 잔존한 경우나, 상악 특히 전치부에서 상악동의 측벽이 근접해 있는 경우, 상악동 거상술을 시행하기 어려운 경우, 즉시 식립 시에 최대한의 bone contact을 얻으려는 경우 등이 추천되는 적응증이다. 특히 하악에 매우 적은 양의 잔존골만이 있으나 골이식 등을 시행하기 어려운 경우, 이 시스템을 이용하여 하악관의 위치를 피해 협설 방향으로 측방 식립하는 경우에 많은 도움이 될 수 있다(그림 12.4).[3,6]

두개안면 수술에 사용되는 시스템들은 대부분 신경외과 영역에서 뇌수술을 위해 고안된 모델에 그 기원을 두고 있다. 일반적으로 기구에서 발사되는 적외선을 인지하는 위치자가 높은 곳에 달려 있으며, 영상처리 및 확인을 위한 컴퓨터와 모니터를 포함한 시스템으로 구성되어 있는 경우가 많다. 대표적인 제품들로는 BrainLab사의 Vector Vision®, Medtronic사의 LandmarkX® 등이다. 환자의 두경부에 등록 과정을 위한 센서를 부착하는 과정에서 제품에 따라 환자에게 침습적으로 식립하는 방법과 피부 표지자 등을 이용하여 부착하는 방법을 활용하게 된다. 침습적인 마커를 식립하는 방식에서는 마커의 움직임이 적어 정확도가 높은 장점이 있으나 환자에게 외상이 가해질 수 있고, 부착하는 방식에 비해 마커를 식립하는 데 시간이 많이 소요된다. 최근에는 피부에 초기 표지자를 부착하는 방식이 보다 널리 사용되는 추세인데, 이 방식은 환자에게 외상을 덜 주고 편리한 장점이 있으나 부착된 피부가 움직이거나 부착된 마커가 떨어지는 등의 문제점으로 정확도가 감소하는 단점이 있다.[7]

각 회사 제품 간에 원리상 큰 차이는 없으나 세부적 작동 방식에 따라 오차는 약간씩의 차이를 보인다. Casap 등[3]은 하악에 생긴 점액표피양 암종의 완전한 절제를 위해 임플란트 식립에 사용되는 시스템인 IGI® system과 두경부 수술에 사용되는 시스템인 LandmarkX®의 정확도를 비교 분석하였는데, IGI®의 오차 정도가 0.5mm 이하인 것에 비해 LandmarkX®는 약 3~4mm 정도의 오차를 보인다고 하였

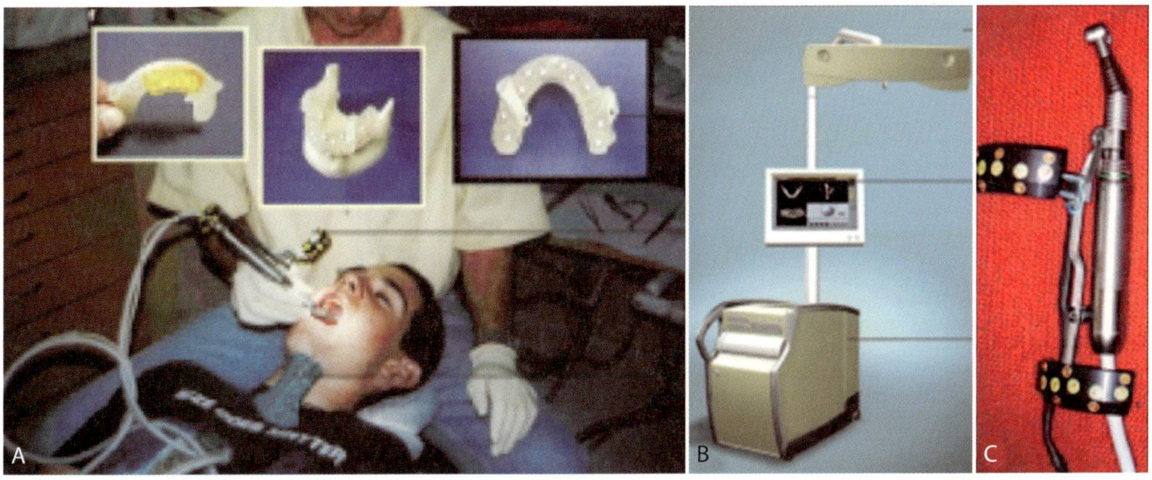

그림 12.3 IGI® system의 예

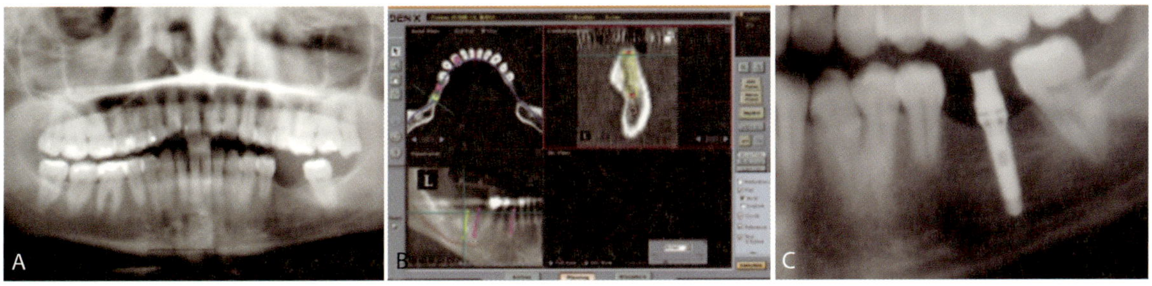

그림 12.4 IGI® system을 이용하여 하악관을 피해 임플란트를 식립하는 모습의 예

다. 이는 IGI® system이 구내에 고정되는 서지템플레이트에 센서가 부착되는 반면 LandmarkX®는 센서가 두경부의 피부에 부착되는 표지자를 이용하는 점에 기인한다고 하였다. 즉, 연조직에 부착되는 방식에 비해 구강내에 고정되는 방식이 움직임이 덜하고, 구강내 스플린트가 수술 시 악골 자체에 고정되지만 피부 표지자는 시술 시야 외부에 고정되기 때문에 이러한 차이를 보이는 것으로 생각된다. Knott 등도 현재 출시되어 있는 두개안면 외과용 제품을 분석한 결과 1.5~2.5mm의 범위 내에서 제품 간 약간의 차이를 보이는 것으로 확인되었다.[8,9]

전술한 바와 같이 두개안면 외과술에 사용되는 제품들이 주로 뇌수술에서의 사용을 위해 제작되었기에 이러한 모델들의 정확도는 구강악안면외과 분야, 특히 악교정수술 분야에 적용되기에는 오차 범위가 큰 단점이 있다.[10] 기존의 서지컬 웨이퍼(surgical wafer) 또는 스텐트를 이용하는 방식에 비해 정확도가 떨어지고, 등록 과정에서 시간이 소요되고 표지자의 위치가 수술에 방해가 되는 점 등의 단점으로 아직까지는 악교정수술 분야에서 많이 사용되지 못하고 있다. 이러한 문제점들을 해결하는 동시에 수술의 정확도를 수술장에서 바로 확인할 수 있는 장점을 부각시킨다면 악교정

분야에서 널리 이용될 수 있을 것으로 예상된다.

2. 투시형 항법시스템

기존 C-arm 방식으로 알려진 투시경(fluoroscopy)을 응용한 투시형 항법시스템(fluoroscopic navigation)도 광학 추적시스템으로 활용될 수 있다. 즉, 여러 번의 C-arm 방사선 조사로 인한 지나친 방사선 노출의 단점을 보완하고자 고안된 방법으로 우선 환자의 몸에 LED를 이용한 마커를 부착한 후 내시조영술을 시행하고, 이를 컴퓨터로 전송하면 컴퓨터에서는 이를 calibration하여 기구의 움직임을 촬영한 내시조영술의 이미지와 중첩하여 보여 주게 된다(그림 12.5).[11] 이 고안은 기존의 광학 추적 및 일반적인 항법시스템에서 필요한 등록 과정이 없다는 편리함과 장점이 있다.

이처럼 광학 추적시스템은 컴퓨터보조 수술 또는 컴퓨터보조 항법수술 영역에서 현재 가장 널리 이용되고 있는 시스템으로 다른 방법들에 비해 많은 장점을 가지고 있다. 그러나 line-of-sight의 문제점인 장애물이 없어야 하고, 수술 기구가 크다는 기본적인 문제점 등이 있어서 이들에 대한 보완과 동시에 오차의 범위를 줄이는 것이 광학 추적시스템의 임상 적용 시 성공 여부를 판가름하는 관건이 될 것으로 생각된다.

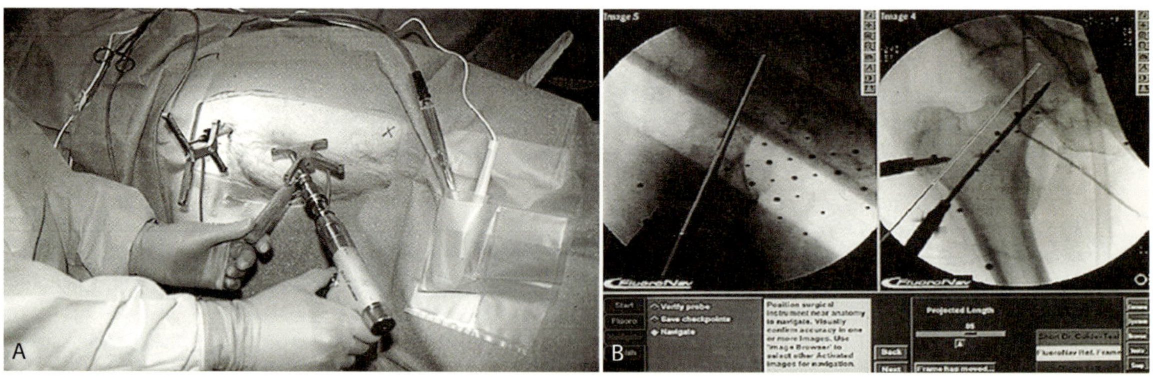

그림 12.5 투시형 항법시스템을 이용한 최소 절개 고관절 수술의 모습

References

1. Bell RB. Computer planning and intraoperative navigation in cranio-maxillofacial surgery. Oral Maxillofac Surg Clin North Am. 2010;22(1):135-156.
2. Kawachi H, Kawachi Y, Ikeda C, Takagi R, Katakura A, Shibahara T. Oral and maxillofacial surgery with computer-assisted navigation system. Bull Tokyo Dent Coll. 2010;51(1):35-39.
3. Casap N, Wexler A, Eliashar R. Computerized navigation for surgery of the lower jaw: comparison of 2 navigation systems. J Oral Maxillofac Surg. 2008;66(7):1467-1475.
4. Citardi MJ, Batra PS. Intraoperative surgical navigation for endoscopic sinus surgery: rationale and indications. Curr Opin Otolaryngol Head Neck Surg. 2007;15(1):23–27.
5. Ricci WM, Russel TA, Kahler DM, Terrill-Grisoni L, Culley P. A comparison of optical and electromagnetic computer-assisted navigation systems for fluoroscopic targeting. J Orthop Trauma. 2008;22(3):190-194.
6. Palty A. 3D Navigation with the IGI system: indications and contraindications. Int Mag Oral Implantology. 2002;3:20-23.
7. Finke M, Schweikard A. Motorization of a surgical microscope for intra-operative navigation and intuitive control. Int J Med Robot. 2010;6(3):269–280.
8. d'Hauthuille C, Taha F, Devauchelle B, Testelin S. Comparison of two computerassisted surgery techniques to guide a mandibular distraction osteogenesis procedure Technical note. Int J Oral Maxillofac Surg. 2005;34:197–201.
9. Feichtinger M, Pau M, Zemann W, Aigner RM, Karcher H. Intraoperative control of resection margins in advanced head and neck cancer using a 3D-navigation system based on PET/CT image fusion. J Craniomaxillofac Surg. 2010;38:589-594.
10. Matsuo A, Kono M, Toyoda J, Nakai T, Tsuzuki M, Chiba H. Navigation surgery for Le Fort 1 osteotomy in a fibrous dysplasia patient. Odontology. 2010;98:181–184.
11. Kahler DM. Image guidance: fluoroscopic navigation. Clin Orthop Relat Res. 2004;421:70–76.

13

전자기적 항법시스템

Electromagnetic tracking system

수술의 정확도와 편의성을 높이기 위하여 여러 항법시스템이 소개되고 있으며, 이 중 가장 활발하게 상용화되고 있는 것은 광학 추적항법시스템이다. 그러나 추적시스템이 크고 광원이 주변 장애물에 쉽게 가려짐으로써 기능하지 못하는 한계점이 있었기에, 이를 극복하기 위한 대안으로 최근에 새롭게 주목받고 있는 것이 전자기적 항법시스템(electromagnetic tracking system: EMTS)이라 할 수 있다. 그러나 이 장치도 광학 추적시스템의 단점을 보완하기는 하나 자기장 발생장치(field generator)의 측정 부피가 작다는 점과 강자성물질(ferromagnetic materials)에 의한 왜곡(distortion) 현상이 발생한다는 점이 역시 한계점으로 인식되고 있다. 이에 이 장에서는 전자기적 항법시스템의 기본 원리 및 구성 요소를 이해하고, 이를 임상에 적용하였을 때 어느 정도의 안정성을 보일 수 있는지 살펴보고자 한다.

I. 전자기적 항법시스템의 구성 및 종류

외과적 수술 시 항법시스템에 대한 끊임없는 시도와 발전이 거듭되고 있으며, 최근에는 광학 추적시스템과 더불어 전자기적 항법시스템에 대한 관심이 커졌다. 많은 수술 영역에서 광학 추적시스템이 주를 이루는 것이 사실이나 추적 기구의 크기가 너무 크고 광원이 장애물에 가려질 수 있다는 단점들이 있어서 이러한 수술적 한계를 극복하고자 최근에 시도되고 있는 시스템이 전자기적 항법시스템이다.[1]

기본적으로 전자기적 항법시스템은 자기장 발생장치(field generator), 센서(sensor), 센서접속장치(sensor interface unit) 및 조정장치(system control unit)로 구성된다(그림 13.1). 자기장 발생장치에서 일정 영역의 자기장을 방출하고, 이를 인지한 센서는 센서접속장치를 통해 조정장치로 정보를 전송하게 된다. 자기장 발생장치와 센서는 광학적 항법시스템에서 광학카메라(optic camera)와 적외선 발광다이오드(infrared light-emitting diode)에 해당된다.[1,2]

현재 상품화되어 있는 Aurora®(Northern Digital Inc., Waterloo, ON, Canada) 제품을 보면, 5개의 자유도(degree of freedom) 및 6개의 자유도 센서를 이용하고 있으며, 최대 13mm 이하의 센서를 지니고 있다. 따라서 광학 추적시스템과는 달리 기구에 매식(embed)하기 쉬운 크기를 지녀서 광학 추적시스템의 단점이었던 센서 크기의 한계를 극복할 수 있다. 자기장 발생장치는 일정 크기의 측정 부피를 제공하는데, Aurora®의 경우 반구(dome) 및 정육면체(cube) 형태의 부피를 제공할 경우, 정육면체 형태는 500mm×500mm×500mm의 크기를 제공하고, 반구 형태는 R1=660mm,

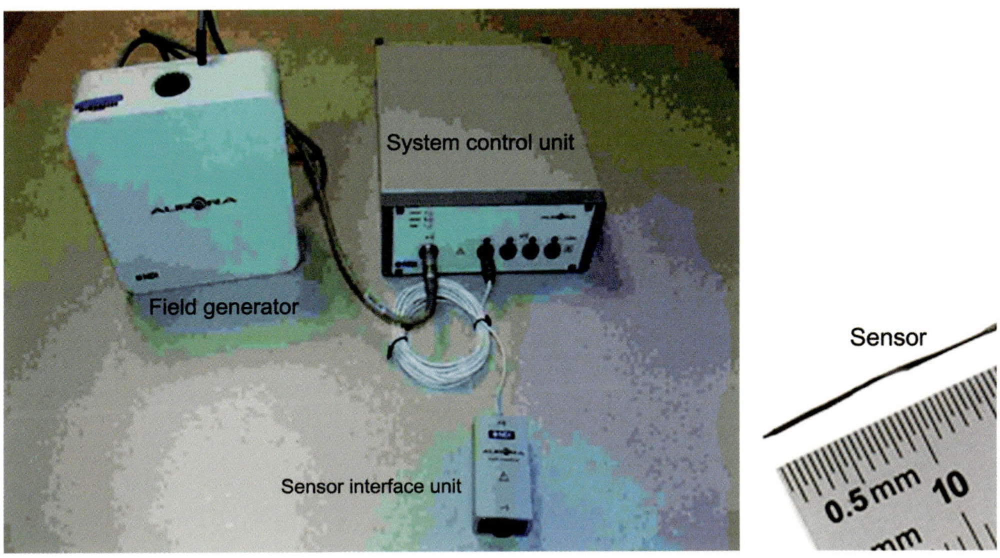

그림 13.1 전자기적 항법시스템의 구성 요소

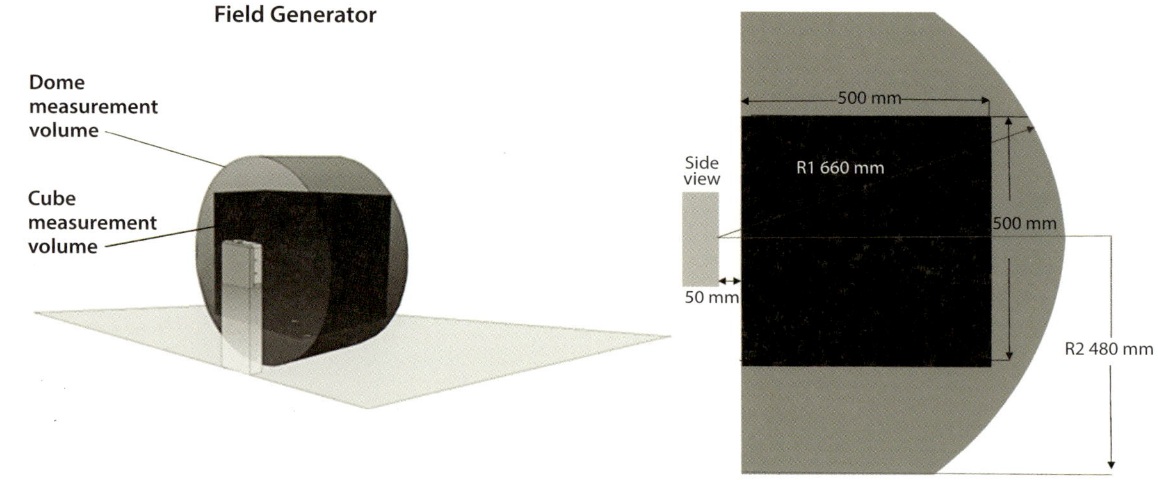

그림 13.2 반구 및 정육면체 형태의 자기장 발생장치

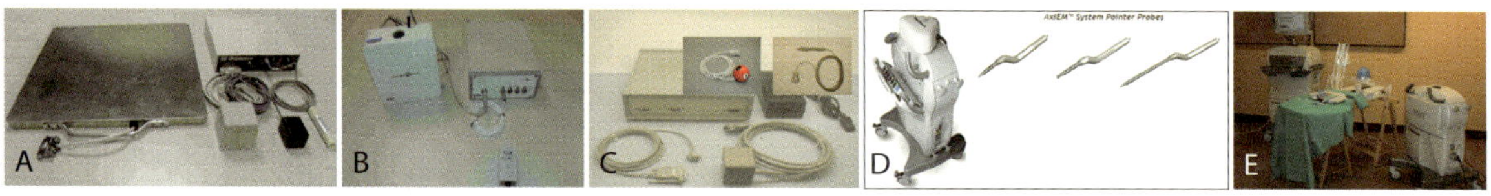

그림 13.3 전자기적 항법시스템의 예(좌측부터 3D Guidance®, Aurora®, Polhemus Isotrac II™®, AxiEM® 및 Treon-EM®)

R2=480mm의 크기를 제공한다(그림 13.2).[3, 4]

현재 외국의 여러 회사에서 다양한 전자기적 항법시스템을 시판하고 있는데, 주로 3D Guidance®(Ascension Technology Co., Milton, VT, USA), Aurora®, Polhemus Isotrac II™®(Polhemus Inc., Burlington, VT, USA), AxiEM®(Medtronic navigation, Coal Creek, Colo., USA) 및 Treon-EM®(Medtronic navigation, Coal Creek, Colo., USA) 등이 이용되고 있다(그림 13.3).[3-5]

전자기적 항법시스템은 탐침자 끝에 마그네틱 센서를 부착하여 발생되는 전자기장을 주변 3개의 마그네틱 센서로 검출하여 위치를 측정하는 원리로, 여러 추적시스템과 달리 무선이므로 사용이 가장 용이할 수 있는 장점이 있다. 그러나 수술실 내 전자기로부터 발생되는 전자기파의 간섭 현상과 금속성 수술 기구로 인한 전자기장 왜곡으로 검출된 위치의 부정확성이 높아지는 가장 큰 단점이 있다. 시스템의 구성은 저주파수의 자기장을 수술 부위에 중첩시킨 후 자기장의 강자성부(ferromagnetic part)를 분석하여 추적 탐침자의 위치를 결정하게 되며, 자기장에 기초한 시스템의 정확도는 대략 2~4mm 정도가 된다. 자기장의 불안정성은 가장 큰 단점인데, 움직이는 금속체 및 외부 자기장의 영향에서 벗어날 효과적인 방법이 현재까지는 없어서 광학적 추적시스템이 정확성과 안전성 측면에서 주로 이용되어 왔다.

II. 전자기적 항법시스템의 정확성에 관한 기존 연구

전자기적 항법시스템과 광학 추적시스템의 기계적 축의 정확성에 관한 비교 연구를 통해 기계적 축(mechanical axis)을 측정하는 데 전자기적 항법시스템이 얼마만큼의 정확도를 보이는지 확인한 대표적인 연구가 있다.

실제 환자 및 실험모델인 환자 대상 연구의 정확도를 평가하기 위해 슬관절 전치환술 환자 20명을 대상으로 대퇴골두의 중심(femoral head center), 대퇴골 원위부 중심(center of distal femur), 경골 근위부 중심(center of proximal tibia), 무릎 중심(ankle center)으로 이어지는 축(axis)의 값을 스캔촬영법(scanogram) 및 광학적 항법시스템인 Orthopilot®, 전자기적 항법시스템인 AxiEM® 등의 세 가지 방법으로 측정하였다. 스캔촬영법은 정형외과 영역에서 사용하는 X-ray 방사선 사진을 통해 술자가 직접 측정한 축의 값으로 하였는데, 실험 결과 임상적으로는 AxiEM®이 10.25°±5.10°, Orthopilot®이 9.02°±5.18° 보를 보여 더 높은 내반각을 보였다. Orthopilot®과 AxiEM®의 축 값에서는 평균 1.23°의 차이를 보였으며, 3° 이상의 차이를 보이는 환자군은 15%에 불과하였다(표 13.1, 13.2).[6]

또한, 실험모형 연구에서는 합성골(synthetic bone)을 제작하여 CT(ORTHODOC®) 및 AxiEM®, Orthopilot®을 통해 축을 평가하였는데, 축을 측정하는 위치는 환자 대상의 연구에서 지정하였던 곳과 동일하게 대퇴골두의 중심(A), 대퇴골 원위부 중심(B), 경골 근위부 중심(C), 무릎 중심(D) 등을 측정하였다(그림 13.4).[7]

표 13.1 슬관절 전치환술 환자의 술전 기계적 축의 값 결과 비교

	Scanogram®	Orthopilot®	AxiEM®
MA(°) varus	9.45 ± 7.90	9.02 ± 5.18	10.25 ± 5.10

MA, mechanical axis (p = 0.078)

표 13.2 두 항법시스템 간의 기계적 축의 값 차이

Difference range (°)	No. of cases (%)
No difference	1(5%)
Less than 1	5(25%)
Less than 2	6(30%)
Less than 3	5(5%)
More than 3	3(15%)

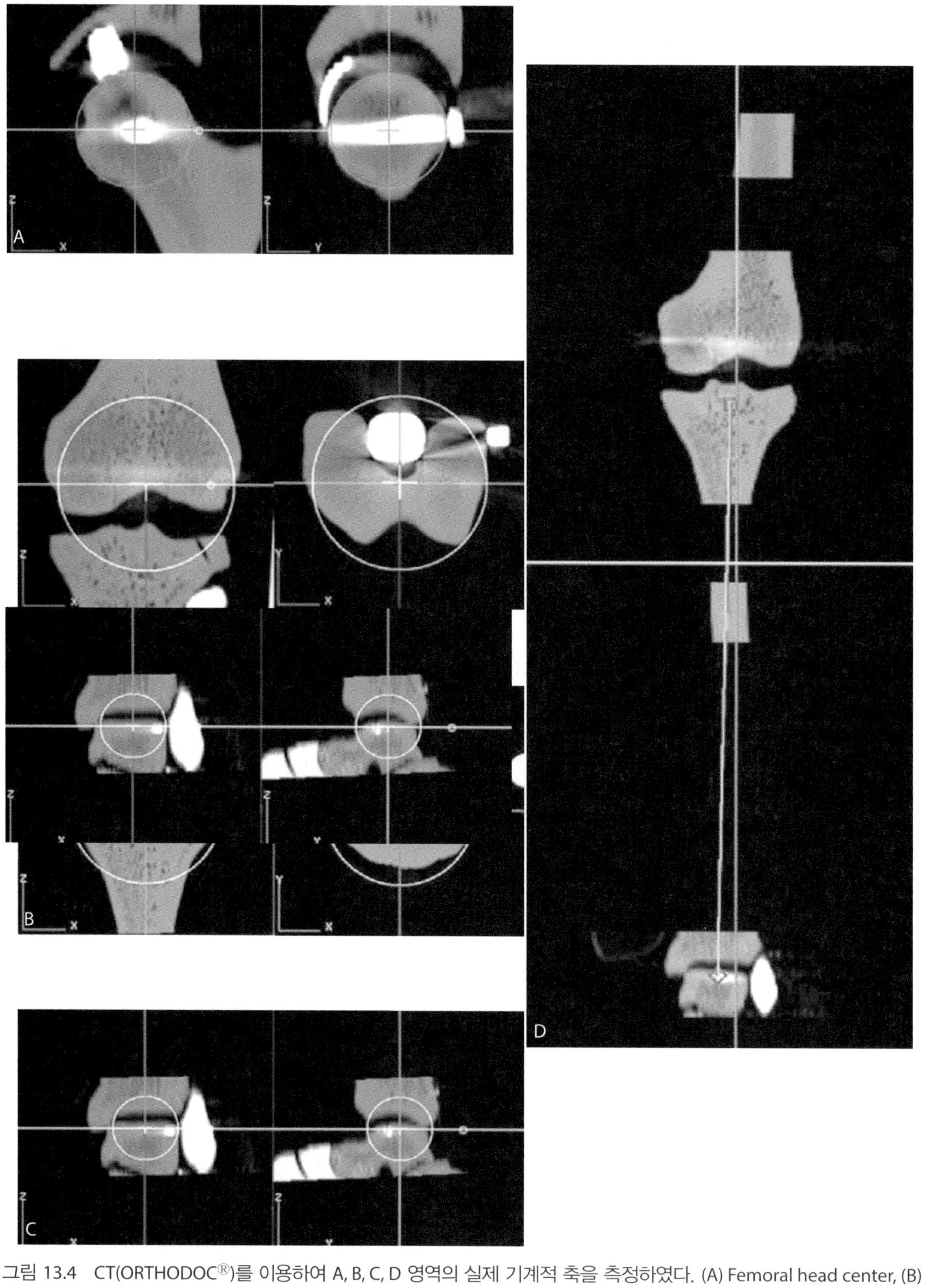

그림 13.4 CT(ORTHODOC®)를 이용하여 A, B, C, D 영역의 실제 기계적 축을 측정하였다. (A) Femoral head center, (B) Center of distal femur, (C) Center of proximal tibia, (D) Ankle center

표 13.3 합성골에서의 기계적 축의 값 비교

	ORTHODOC® (°)	Orthopilot® (°)	AxiEM® (°)
A	-1.3 ± 0.14	-1.4 ± 0.54	-1.9 ± 0.68
B	-1.2 ± 0.16	-1.2 ± 0.47	-1.8 ± 0.64
C	–	-0.8 ± 0.83	-1.6 ± 0.86
D	–	-0.1 ± 0.54	-1.8 ± 0.83
Mean (SD)	-1.25 ± 0.15	-1.10 ± 0.64	-1.78 ± 0.79

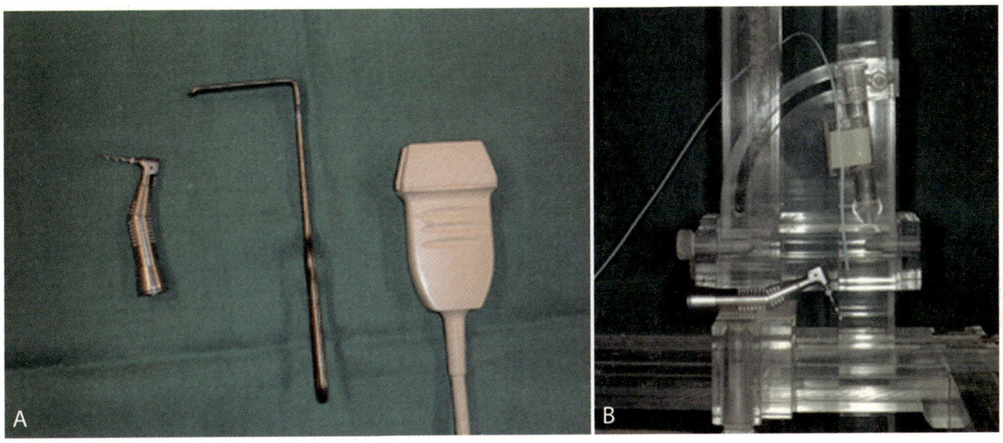

그림 13.5 좌측의 치과용 드릴과 핸들, large Langenbeck hook 및 초음파 스캔 장치 등의 모습과 우측의 세 기구를 실험 고정틀에 장착한 모습[8]

합성골에서 CT로 측정한 실제 기계적 축(true mechanical axis)의 값은 내반각 1.25°였으며 Orthopilot®의 경우 1.10°±0.64°, AxiEM®의 경우 1.78°±0.79° 값을 보였다. 결론적으로 기계적 축의 값 차이에서는 Orthopilot®이 보다 높은 정확도를 보였으나 각 시스템상에서 유의한 차이는 나타나지 않았다(표 13.3).

전자기적 항법시스템의 안정성에 대한 또 다른 연구[8]에서는 전자기적 왜곡(distortion)을 알아보기 위해 Treon-EM®과 NDI Aurora®를 이용하여 실험하였으며, 치과 및 안면부 수술 시야에서 흔히 쓰이며 왜곡을 유발할 수 있는 세 가지 기구인 치과용 드릴과 핸들, large Langenbeck hook 및 초음파 스캔 장치 등이 어느 정도의 왜곡 현상을 유발하는지 평가해 보았다. 세 가지 기구를 각각 고정틀에 그림 13.5와 같이 장착하여 전자기적 항법시스템의 센서가 10mm의 거리로 떨어진 지점을 Position 1로 설정하고, 이후 Position 6까지 단계적으로 10mm씩 거리를 더 떨어뜨린 상태에서 왜곡 정도를 측정하였다. x, y, z 축에 대해 각각 그 정도를 측정하였으며 총왜곡 값 또한 산술적으로 계산하였다.

Treon-EM®의 경우 최대 왜곡 값은 US scanhead에 의해 유발되었으며 x 축으

표 13.4 세 가지 기구인 치과용 드릴과 핸들, large Langenbeck hook 및 초음파 스캔 장치 등을 Treon-EM® 및 Aurora®에 적용하였을 때 나타나는 왜곡 값을 보여 준다.

	Langenbeck			Drill			Scanhead		
Statistics	x	y	z	x	y	z	x	y	z
Treon-EM™®									
Mean (mm)	-0.1	0.2	0.0	-0.1	0.2	0.1	0.6	0.0	0.1
Min (mm)	-0.2	0.0	-0.1	-0.2	0.0	0.0	0.0	-0.1	0.0
Max (mm)	0.1	0.3	0.1	0.0	0.2	0.2	1.3	0.2	0.2
Variance (mm^2)	0.0	0.0	0.0	0.0	0.0	0.0	0.2	0.0	0.0
Aurora™®									
Mean (mm)	-0.1	0.4	1.4	0.4	-0.3	-0.1	0.8	-2.2	0.4
Min (mm)	-0.3	-2.1	0.0	0.0	-1.0	-0.7	0.0	-5.1	-0.1
Max (mm)	0.3	1.1	2.1	1.2	0.0	0.2	2.6	0.0	1.6
Variance (mm^2)	0.1	1.4	0.8	0.1	0.2	0.1	0.9	2.6	0.4

로 최대치 1.3mm를 보였고 치과용 드릴과 핸들, large Langenbeck hook은 어떠한 위치에서도 0.3mm 이하의 왜곡 값을 보였다. Aurora®의 경우에서도 마찬가지로 US scanhead로 인해 가장 큰 왜곡을 보였는데, 그 값은 x 축으로 2.6mm였다(표 13.4). 결과 Treon-EM®이 기구에 대해 Aurora®보다 적은 왜곡된 값을 보인 것을 알 수 있다.

Buchholz 등[7] 및 Birkfellner 등[8]의 선학들의 보고에 의하면 컴퓨터보조 수술의 적용에 있어 1.5mm 이하의 정확도는 허용 범위 안에 들 수 있는 것으로 되어 있으나, 실제 치과 및 구강악안면외과 영역에서의 이 값은 결코 작은 수치가 아니다. 즉, 이러한 실험 결과치를 임플란트 식립 시에 적용하기에는 1.5mm의 왜곡이 적절한 임플란트 식립의 방해 요소가 될 수 있음을 기억해야 한다. 전자기적 항법시스템은 임상적으로 적용하기에는 큰 무리가 없을 수 있으나, 강자성물질(ferromagnetic materials)에 의한 왜곡의 문제는 향후 해결되어야 할 문제임이 분명하다. 전자기적 항법시스템의 하나인 Aurora®의 경우 자기장 발생장치의 부피가 정육면체 형태의 경우 500mm×500mm×500mm의 크기를 반구 형태의 경우 R1=660mm, R2=480mm의 크기를 제공하는데, 이는 실제로 구강악안면외과 영역에서 행해지는 수술에 적용하기에는 다소 작은 크기임을 알 수 있다. 이렇게 측정 부피가 적다는 것도 아직까지는 전자기적 항법시스템을 치과 영역에 두루 적용하기에는 다소 무리가 따를 수 있음을 시사한다. 따라서, 이러한 왜곡 문제 및 작은 영역을 가진 자기장 발생장치의 문제를 향후 해결할 수 있다면 치과 및 구강악안면 영역에서의 컴퓨터보조 항법수술은 많은 발전이 있을 것으로 기대된다.

References

1. Schicho K, Figl M, Donat M, Birkfellner W, Seemann R, Wagner A, Bergmann H, Ewers R. Stability of miniature electromagnetic tracking systems. Phys Med Biol. 2005;50(9):2089-2098.
2. Glossop ND. Advantages of optical compared with electromagnetic tracking. J Bone Joint Surg Am. 2009;91(1):23-28.
3. http://www.medtronic.com/for-healthcare-professionals/products-therapies/spinal-orthopedics/surgicalnavigation-imaging/surgical-navigation-systems/
4. http://www.ndigital.com/medical/technology-em.php
5. http://www.lamce.coppe.ufrj.br/grva/data/hardware/hw_drivers/isotrak/Iso2Manual.pdf
6. Song EK, Seon JK, Park SJ, Yoon TR, Park KS, Kim SK. Comparison of accuracy of navigation between infrared optical and electromagnetic systems. J Korean Orthop Assoc. 2009;44(1):68-75.
7. Buchholz RD, Ho HW, Rubin JP. Variables affecting the accuracy of stereotactic localization using computerized tomography. J Neurosurg. 1993;79(15):667–673.
8. Birkfellner W, Watzinger F, Wanschitz F, Ewers R, Bergmann H. Calibration of tracking systems in a surgical environment. IEEE Trans Med Imaging. 1998;17(5):737–742.

14

악교정수술에서 광학 추적 마커를 이용한 상악골 위치 변화의 계측

Algorithm calculation of maxillary positioning change by using of optical tracking marker in orthognathic surgery

구강악안면외과에서 널리 시행하고 있는 악교정수술에서 계획된 위치로 골절편을 정확히 이동시키는 것은 매우 중요한 수술 과정이라 할 수 있다. 상악골과 하악골이 이상적인 정중선을 유지하고 좌우 대칭을 이루면서 삼차원적으로 계획된 위치에 잘 고정되어야 기능적이고 심미적인 좋은 결과를 얻을 수 있다. 이를 위해 일반적으로 활용되고 있는 방법은 반조절성 교합기(semi-adjustable articulator)에 인기된 모형상에서 치료 계획에 따라 모형수술을 시행한 후, 이를 바탕으로 제작된 중간 스플린트(intermediate splint)를 수술 중에 사용하여 상악골을 재위치시키는 것이다. 실제 수술에서는 환자의 하악골 움직임이 최소한이라는 가정하에 중간 스플린트를 하악골을 기준으로 두개골에서 분리된 상악골을 원하는 위치에 고정한다. 재위치된 상악골은 수술 전에 계획한 계측점 간의 거리 변화 및 술자의 경험적인 판단에 의존하여 고정됨으로써 수술이 진행된다. 그러나 이 방법은 수술 도중에 임상적인 수작업으로 변위량을 측정해야 하며, 환자 머리의 위치, 부종 정도 및 근육이완제 등의 사용 정도에 따라 수술 시 변화하는 환경의 영향을 많이 받게 되고, 무엇보다 수작업에 의존하는 기존의 모형 분석과 교합기상의 모형 제작에 의존하는 방법에서 크게 벗어나지 못하는 단점이 있다.[1, 2]

최근 악교정수술을 위한 광학 추적항법시스템과 사용방법이 외국에서 일부 제안되고 있는데 이는 광학 추적 카메라, 적외선 마커 및 컴퓨터 프로그램을 이용하여 컴퓨터상에서 수술 전에 삼차원으로 미리 재현 가능한 알고리듬이 계산되어 있어야 가능한 방법이라 할 수 있다.[3-6] 점 표지자(point marker)를 이용한 측정의 편의성과 정확성, 그리고 일정한 알고리듬 변환식의 정확한 사용 여부가 항법시스템의 정확성과 편의성에 많은 영향을 가져온다. 이에 이 장에서는 시뮬레이션 과정에서 측정된 좌표 데이터를 이용하여 수술 전후의 변화 양상을 나타내는 변환식을 구하기 위해 유사변환인 아핀변환(affine transform, affine transformation) 공식을 적용하여 변환 알고리듬을 고안하여, 이를 통해 (1) 시술 전후 계측을 통한 유사변환식을 적용하는 방법과 (2) 시술 후 계측만을 통한 유사변환식 적용 방법을 각각 시행하여 이들의 유용성 여부를 조사하였다.

I. 광학 추적시스템에서의 유사변환식 적용

광학 추적시스템의 카메라와 적외선 표지자로 구성된 Polaris Vicra®(Northern Digital Inc., Ontario, Canada) system(그림 14.1)을 활용하여 점 표지자를 이용하였으며 적외선 카메라에서 얻은 데이터를 컴퓨터 프로그램상에서 처리하여 원하는 삼차원 좌표(three dimensional coordinates)를 구하고, 유사변환을 시행하였다. 점 표지자로 측정하는 점들은 수술 시 사용하는 스플린트 상에 위치시켰으며 이 스플린트를 모형과 환자의 구강내에 각각 적용시켜 측정하였다(그림 14.2). 유사변환식은 Polaris Vicra® system 구

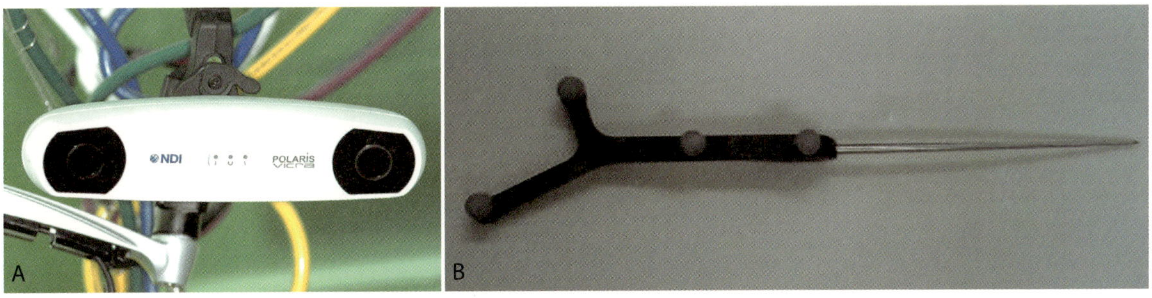

그림 14.1 Infrared Polaris Vicra® camera(A), and Registration point marker, TSA prove®(Cybermed Co., Seoul, Korea) marker(B) used in this study

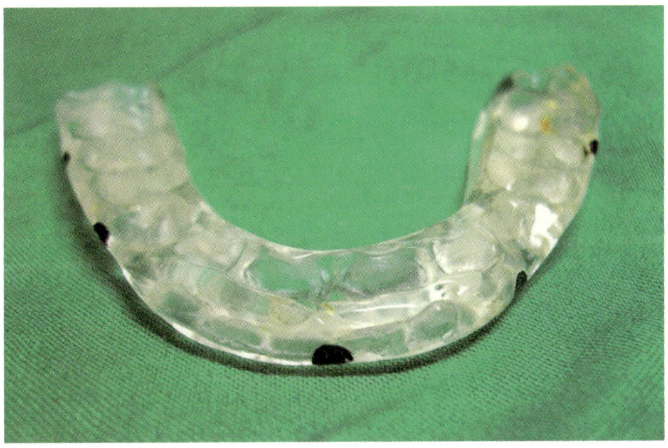

그림 14.2 Surgical stent with five marking points, individually used in this study

동을 위한 NDI사에서 제공한 소프트웨어 개발도구(software developer's kit: SDK) 프로그램을 기반으로 윈도우용 프로그램 개발 라이브러리인 Microsoft Foundation Class Library®(MFC)를 이용하여 Visual studio®(Microsoft Co., USA) 프로그램상에서 만들었다(그림 14.3). 프로그램에서는 점 표지자로 측정된 좌표를 가지고 수술 전후의 이동 정보를 갖는 변환식 및 모델 좌표계와 환자 좌표계를 매칭(matching)시키는 변환식, 그리고 원하는 좌표 값을 구하도록 하였으며, 변환식은 아래와 같은 기본 원리의 유사변환식을 이용하였다.[7-9]

$$A = \begin{matrix} a & b & c \\ d & e & f \\ g & h & i \end{matrix} \qquad B = \begin{matrix} \alpha \\ ß \\ \gamma \end{matrix} \qquad X = \begin{matrix} x_1 \\ y_1 \\ z_1 \end{matrix} \qquad Y = \begin{matrix} x_2 \\ y_2 \\ z_2 \end{matrix}$$

$$Y = AX + B$$

유사변환은 위의 A, B 두 변환식에 의해 결정되며, 변환식은 4개 이상의 이동된 점을 측정하여 구할 수 있고, 스플린트 상의 5개의 표지 중 4점을 이용하여 변환하도록 설계하였다(그림 14.3).

시술 전후 계측을 통한 유사변환식 적용 방법에서는 먼저 교합기상 수술 전후의 이동 변환식을 구하고 이를 환자에게 적용하도록 하였다. 그림 14.2의 스플린트와 같이 5개의 계측점을 지닌 스플린트를 제작하고, 이 스플린트를 수술 전의 상악 모형에 위치시켜서 5개의 계측점을 적외선 카메라와 점 표지자를 이용하여 계측하였다. 이때 모델의 수술 전후 측정에서 교합기의 위치가 변할 수 있으므로 전후의 좌표를 고정시키기 위한 기준 좌표를 교합기상에 5군데 설정하여 함께 측정하였다. 모델 수술을 시행한 후에 동일한 방법으로 상악 모형에 스플린트를 위치시키고 계측점의 좌표를 측정한 후에, 기준 좌표를 사용하여 시술 전후의 좌표 계측점을 매칭시켜서 이러한 좌표 변화를 이용하여 모델 수술 전후의 이동 변환식을 계산하였다. 수술실에서 실제로 환자에게 적용하기 위해 움직이지 않는 교합기상에서 스플린트 상의 계측점과 기준 좌표와 같은 측정 좌표들을 두 번씩 측정하여 이상적인 항등변환(identity transformation)이 나오도록 프로그램 값을 조정하였다.[8,9]

실제로 환자 수술 시 동일한 방법으로 수술 전에 스플린트를 위치시키고 스플린트 상의 계측점 좌표와 미리 설정된 기준 좌표를 적외선 카메라와 점 표지자로 측정하였다. 르포씨 1형 골절단술을 시행한 후에 분리된 상악 골편을 계획된 위치로 이동, 고정시킨 후에 다시 상악에 스플린트를 장착시켜서 스플린트 상의 계측점들을 다시 적외선 카메라와 점 표지자로 측정하였고, 이들 측정치를 모델상에서 구한 이동 변환

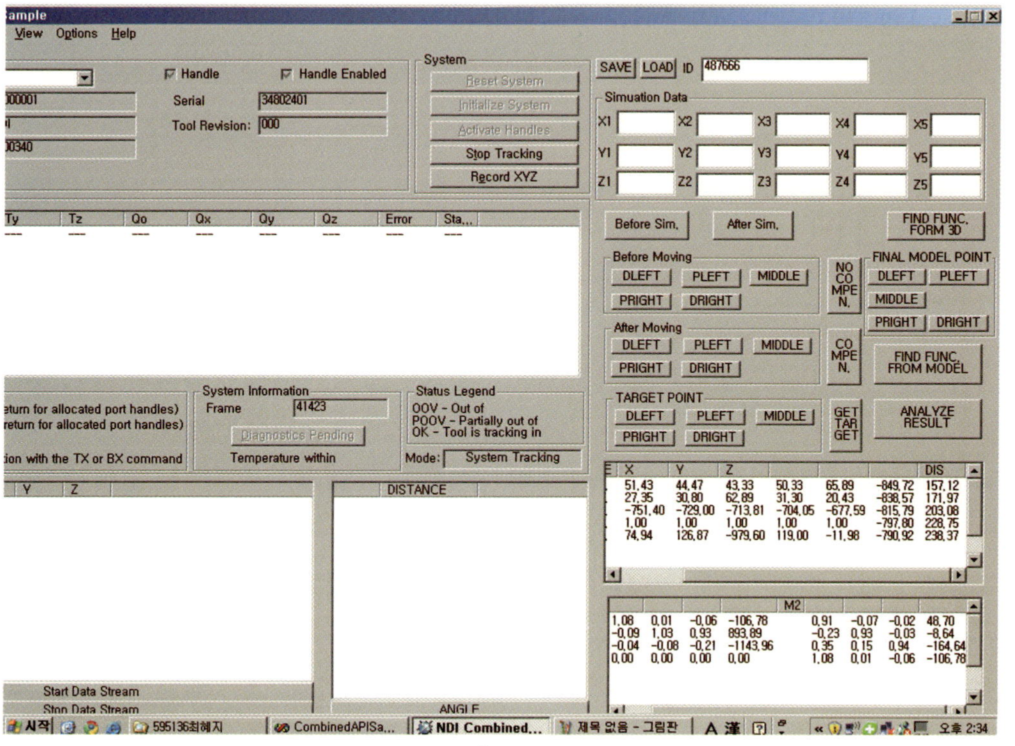

그림 14.3 Microsoft Foundation Class Library® software program showing affine transformation algorithm, which was based on Visual studio® software developer's kit program

식에 대입하여 예상 좌표를 구하였다. 수술 전후에 환자의 움직임으로 발생할 수 있는 오차는 기준 좌표를 통해 보상하였으며, 계산한 예상 좌표와 수술 후에 실제로 구한 좌표를 비교하였다. 이때 이동 변환식 등은 유사변환 공식으로 구하였으며 예상 좌표를 구하기 위하여 유사변환을 두 번씩 활용하여 적용하였다(그림 14.3).

시술 후 계측만을 통한 유사변환식 적용 방법에서는 시술 전후의 이동 변환식을 구하지 않고 모델과 환자 수술 후 상태만을 비교하여 계측하였다. 이때에도 실제 환자와 모델상에서 공유하는 기준 좌표가 필요하므로 미리 스플린트를 제작하고 5개의 계측점을 만들어서 상악골의 수술 후 상하악 스플린트를 위치시키고, 상악과 하악에 각각 5개씩 10개의 점을 적외선 카메라와 점 표지자로 계측하였다. 그리고 실제로 수술 후 고정한 상악골에 스플린트를 위치시켜 같은 방법으로 상하악의 각각 5개씩 총 10점을 적외선 카메라와 점 표지자로 계측하였다. 하악 측 스플린트 5개의 계측점을 얻어 모델과 환자에서의 좌표 공간을 맞추고 모델에서 계측된 상악 스플린트에서의 좌표와 실제 환자에서 계측된 상악 스플린트의 좌표를 유사변환을 활용하여 비교하였다. 첫 번째 방법과 같이 움직이지 않는 교합기에 장착된 상하 스플린트 상에서 앞서 설명한 측정 좌표들을 적외선 카메라와 점 표지자로 두 번씩 측정하여 변환식이 이상적인 항등변환이 나오도록 조정하였다. SPSS for Windows(Ver. 12.0, SPSS Inc.,

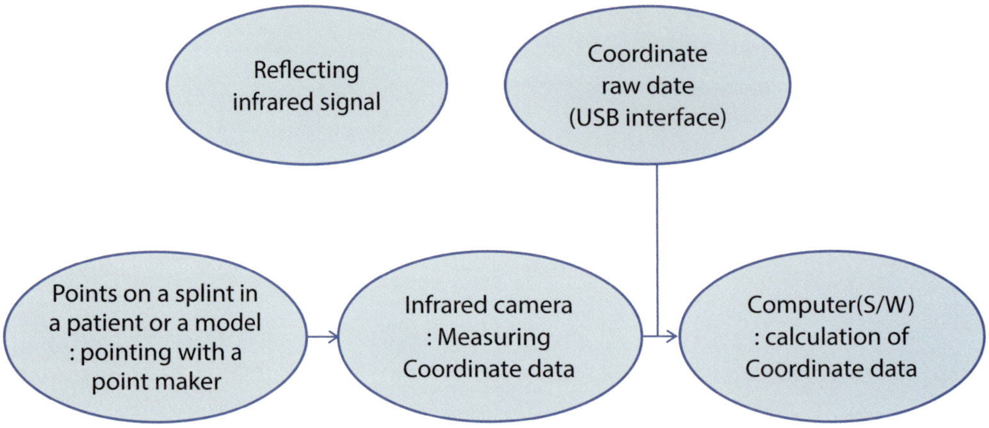

그림 14.4 Schematic expression of whole algorithm process of this study

Chicago, USA) 프로그램을 통해 Two-way analysis of variance(ANOVA)와 Paired t-test를 통한 통계적 유의성을 검증하였고 $p<.05$의 값만을 유의한 것으로 해석하였다. 전체 연구방법 및 결과도출에 대한 모식도는 그림 14.4와 같다.

두 개의 모델상에서의 유사변환을 통한 예상 최종 측정값(P)과 실제로 계측한 최종값(F)을 비교하였다(표 14.1). 스플린트 상의 5군데 위치(m1~m5)에 대해 P 값과 F 값의 삼차원 좌표를 각각 표시하여 x, y, z 값을 측정하고 이들 간의 측정 오차(E1) 값을 구하였는데, 측정 오차는 0.25에서 1.84까지 다양함을 보였다. 이상적으로는 예상 최종 측정값(P)과 실제로 계측한 최종값(F)은 같게 나와야 하나 이들의 측정 오차 값은 평균 1.027±0.587로 통계적 유의성을 보였다. 이는 유사변환식에서의 오차이기보다는 측정 시 표지자가 정확한 위치 표시를 하지 않았기 때문인 것으로 생각되었다.

4명의 환자에서 측정한 결과는 5개의 계측점에 대해 매우 다양한 결과 값을 보였으며, 오차의 범주도 모델상에서 계측한 값에 비해 평균 332.191±249.333으로 상대적으로 크게 계산되었다(표 14.2, $p>.05$). 이는 유사변환식을 설정함에 있어서 항등변환식에 대한 호환 요소를 부족하게 적용한 것으로 생각되었으며, 진행되는 추후 연구에서는 변환 요소 값을 추가하여 기준값 설정이 새로이 필요할 것을 시사하였다.

시술 후 계측만을 통한 유사변환식 적용 결과 모델상에서의 값은 표 14.3과 같으며 0.37~2.06의 다양한 오차를 보였다. 평균 0.928±0.549로 수술 전의 계측치와 비교한 첫 번째 방법에 비해 오차가 더 크지 않음을 알 수 있었다($p<.05$). 또한, 시술 후 모델상에서 측정한 값과 실제 환자의 시술 후 계측 값을 측정하여 이를 유사변환식을 적용한 결과 1.70에서 10.06까지의 다양한 계측치를 보였고, 평균 4.785±2.495의 값을 보였다(표 14.4, $p<.05$). 이는 시술 전후 유사변환식을 적용한 값에 비해 오차 를 많이 줄인 수치로 평가된다. 따라서 유사변환의 적용을 위해서는 시술 전 술식과 관

표 14.1 Three dimensional coordinates of predictive measuring value (P) and final measuring value (F) and their difference (E1) in the five points of splint(m1~m5)

	Splint	P	F	E1 (mm)
Model 1	m1	(219.12, -275.29, -1028.86)	(218.18, -275.63, -1028.83)	1.09
	m2	(202.08, 275.96, -1018.85)	(201.62, -276.88, -1017.66)	0.79
	m3	(192.81, -270.43, -1001.34)	(192.17, -270.84, -1001.31)	0.77
	m4	(206.58, -266.87, -981.87)	(205.69, -267.35, -982.61)	1.84
	m5	(220.03, -262.15, -972.41)	(218.86, -263.20, -974.01)	2.06
Model 2	m1	(218.20, -275.52, -1028.57)	(218.26, -275.70, -1029.60)	1.05
	m2	(201.61, -276.62, -1018.41)	(201.67, -276.46, -1018.59)	0.25
	m3	(191.91, -270.78, -1002.15)	(192.15, -270.80, -1001.49)	0.70
	m4	(205.25, -266.90, -983.11)	(205.52, -267.05, -982.90)	0.37
	m5	(218.25, -261.71, -974.64)	(218.80, -262.83, -974.10)	1.35

표 14.2 Three dimensional coordinates of four patients, preoperative measuring value (P) and postoperative measuring value (F) and their difference (E2) in the five points of splint(m1~m5)

	Splint	P	F	E2 (mm)
Patient 1	m1	(249.82, 59.34, -706.02)	(134.89, -6.50, -809.79)	168.26
	m2	(244.48, 72.87, -636.08)	(112.62, -4.93, -793.25)	219.41
	m3	(240.51, 74.63, -613.75)	(109.78, -5.77, -772.03)	220.47
	m4	(239.57, 67.49, -624.42)	(121.03, -7.12, -755.2)	191.63
	m5	(240.90, 57.88, -653.32)	(136.38, -8.80, -747.74)	155.84
Patient 2	m1	(71.00, 84.50, -968.66)	(111.79, -9.70, -849.72)	157.12
	m2	(58.46, 90.94, -969.19)	(100.26, -12.81, -838.57)	171.97
	m3	(52.06, 107.84, -972.67)	(94.30, -14.02, -815.79)	203.08
	m4	(63.38, 120.73, -977.14)	(106.90, -14.43, -797.80)	228.75
	m5	(74.94, 126.87, -979.60)	(119.00, -11.98, -790.92)	238.37
Patient 3	m1	(103.69, -701.60, -684.29)	(110.25, 30.79, -827.03)	746.20
	m2	(107.38, -608.71, -680.12)	(97.32, 28.41, -816.69)	651.67
	m3	(110.21, -584.58, -666.77)	(91.99, 26.99, -797.56)	625.67
	m4	(112.70, -710.98, -623.43)	(101.46, 25.42, -777.35)	752.40
	m5	(111.94, -877.66, -592.69)	(118.66, 25.31, -773.43)	920.90
Patient 4	m1	(-37.73, 149.51, -974.33)	(171.51, 3.64, -871.98)	274.84
	m2	(-31.23, 131.30, -946.84)	(151.26, 3.55, -864.07)	237.64
	m3	(-5.70, 105.87, -908.93)	(140.35, 3.83, -842.79)	190.04
	m4	(26.89, 88.69, -881.48)	(146.94, 4.82, -823.77)	157.41
	m5	(68.83, 75.16, -860.92)	(168.40, 4.25, -810.70)	132.15

표 14.3 Three dimensional coordinates of four models from different patients, postoperative measuring value at first time (M1) and postoperative measuring value at second time (M2) and their difference (E3) in the five points of splint(m1~m5)

	Splint	M1	M2	E3 (mm)
Model 1	m1	(93.36, -59.15, -908.93)	(93.20, -58.74, -909.65)	0.84
	m2	(72.84, -49.70, -909.06)	(72.93, -49.10, -908.79)	0.67
	m3	(62.53, -28.66, -910.92)	(62.95, -27.92, -909.27)	1.86
	m4	(69.46, -10.37, -914.04)	(69.42, -9.64, -913.13)	1.17
	m5	(91.33, 2.69, -914.76)	(91.55, 2.83, -915.17)	0.48
Model 2	m1	(219.12, -275.29, -1028.86)	(218.30, -275.95, -1029.16)	1.09
	m2	(202.08, -275.96, -1018.85)	(201.47, -276.46, -1018.87)	0.79
	m3	(192.81, -270.44, -1001.34)	(192.11, -270.70, -1001.49)	0.77
	m4	(206.58, -266.87, -981.87)	(205.42, -267.26, -983.23)	1.84
	m5	(220.03, -262.15, -972.41)	(218.88, -262.81, -974.00)	2.06
Model 3	m1	(214.85, -132.72, -807.70)	(214.57, -132.79, -807.38)	0.43
	m2	(200.41, -133.10, -795.26)	(200.29, -133.02, -794.91)	0.37
	m3	(195.93, -132.11, -782.61)	(196.59, -131.91, -781.53)	1.29
	m4	(204.22, -130.27, -761.222)	(204.30, -130.10, -760.96)	0.32
	m5	(218.86, -128.88, -753.02)	(218.82, -128.78, -752.92)	0.15
Model 4	m1	(221.19, -79.17, -749.06)	(221.05, -78.97, -749.90)	0.87
	m2	(211.00, -80.31, -737.67)	(210.87, -80.08, -738.22)	0.61
	m3	(205.61, -76.73, -722.77)	(205.48, -76.41, -723.08)	0.47
	m4	(213.85, -73.84, -704.80)	(213.67, -73.48, -705.67)	0.96
	m5	(226.40, -66.66, -693.74)	(226.03, -65.72, -694.89)	1.53

련하여 계측치를 계산하는 방법보다는 모델 수술 후 계측한 값에 변환식을 적용하여 이 값과 실제 수술 후 환자의 변화된 값과의 비교가 보다 정확함을 시사하였다.

II. 악교정수술에서의 유사변환식 적용

악교정수술에서 컴퓨터보조 항법시스템을 사용하는 것은 골편의 움직임을 실시간으로 삼차원적인 확인이 가능하고, 수술 전 계획대로 수술이 진행되고 있는지를 즉각적

표 14.4 Three dimensional coordinates of four patients with individual model, postoperative measuring value from marked splint positioned at each model (M1) and postoperative measuring value from same splint positioned at each patient (R2) and their difference (E4) in the five points of splint(m1~m5).

	Splint	M1	R2	E4 (mm)
Patient 1	m1	(168.04, 16.98, -879.35)	(166.25, 19.16, -877.20)	3.55
	m2	(148.38, 17.69, -873.60)	(145.36, 20.01, -867.55)	7.11
	m3	(138.68, 17.28, -854.64)	(134.33, 20.17, -848.91)	7.75
	m4	(146.60, 16.13, -836.32)	(140.95, 19.37, -830.67)	8.63
	m5	(168.20, 12.83, -820.50)	(162.87, 15.67, -815.79)	7.65
Patient 2	m1	(153.46, 65.43, -794.94)	(151.60, 68.35, -794.15)	3.55
	m2	(136.40, 61.86, -786.22)	(134.09, 64.58, -782.05)	5.49
	m3	(126.59, 61.89, -771.69)	(125.68, 62.78, -768.30)	3.63
	m4	(139.29, -59.46, -754.83)	(138.97, 60.81, -744.86)	10.06
	m5	(152.50, 60.10, -747.22)	(152.13, 62.46, -739.37)	8.20
Patient 3	m1	(132.600, -58.748, -857.341)	(131.949, -56.636, -857.494)	2.22
	m2	(118.497, -56.480, -845.693)	(117.565, -53.434, -845.308)	3.21
	m3	(114.434, -54.207, -833.437)	(113.588, -50.793, -832.554)	3.63
	m4	(123.194, -52.393, -811.633)	(121.332, -49.265, -812.372)	3.71
	m5	(137.925, -52.595, -802.610)	(135.795, -50.671, -803.844)	3.13
Patient 4	m1	(218.71, 26.15, -699.43)	(215.22, 27.19, -701.05)	3.98
	m2	(207.43, 24.68, -688.81)	(204.27, 25.33, -690.02)	3.44
	m3	(201.79, 26.03, -673.89)	(198.82, 26.14, -673.99)	2.98
	m4	(207.69, 22.72, -656.62)	(206.00, 22.53, -656.45)	1.70
	m5	(220.09, 23.77, -643.83)	(218.05, 23.95, -644.22)	2.09

으로 확인할 수 있다는 장점을 지닌다. 특히 상악구치부 및 상악동 후방부 등과 같이 심부 구조물로 접근 시 시야가 제한되는 단점을 최소화하여 침습적인 수술을 최소화할 수 있다. 그러나 여러 다양한 임플란트 수술 및 악교정, 구강악안면 영역의 재건술에 실제적으로 적용시키기에는 극복해야 할 여러 한계점을 동시에 지니고 있다.[5,6] 이에 항법수술을 직접 악교정수술에 적용하기 위한 단계별 접근으로 수술 전후 및 수술 후 모델과 환자에서의 변화량을 광학 추적시스템을 이용한 계측을 통해 유사변환식의 유용성을 알아보고자 하였으며, 이러한 연구 결과를 바탕으로 실시간 계측이 가능하도록 예비연구를 진행하였다.

점 표지자를 이용하기 위해서는 각 좌표의 점에 정확히 표지하는 것이 가장 중요하며, 이를 위해서는 우선 점 표지자가 재현성 있고 독립적으로 유일하게 놓일 수 있도록 서지컬스텐트 상에 정확한 점 표지 위치가 제작되어야 한다. 그리고 측정 시

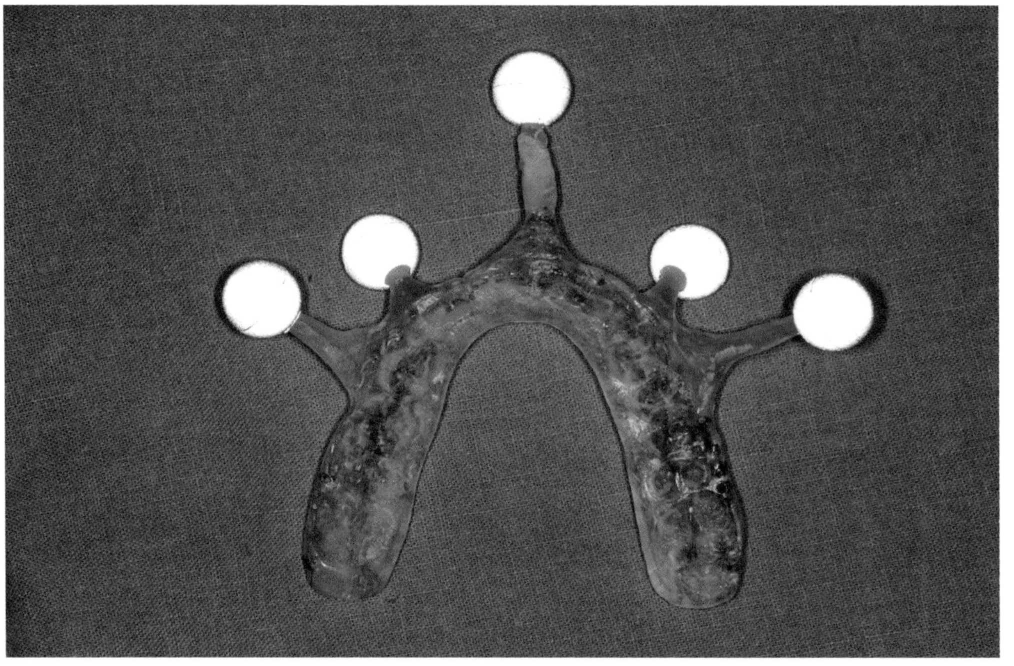

그림 14.5 New designed surgical stent with five infrared ball markers in different positions

환자의 위치를 고정시킬 수 있는 방법도 같이 고안되어야 하는데, 서지컬스텐트 상의 좌표를 구강 밖으로 위치시키는 방향으로 서지컬스텐트를 고안하는 것이 측정 시 시야를 확보하고 견인에 의한 환자의 움직임을 최소화할 수 있어 오차를 크게 줄일 수 있을 것으로 생각된다. 향후 연구에서는 점 표지자 측정을 위한 서지컬스텐트를 정밀한 디자인으로 기공하여 만들어야 하며, 이 연구에서 사용하였던 서지컬스텐트 표지점보다는 그림 14.5와 같이 서지컬스텐트 상에 볼 표지자(ball marker)를 미리 위치시켜서 수술 전 단층촬영상을 얻고 이후 등록 과정을 비롯한 모든 항법시스템 기술에서 적용하는 방법으로 진행되어야 한다. 이후, 이에 대한 정확성을 기존의 방법과 비교할 계획이다. 점 표지자를 사용하는 술자의 실수를 보안하기 위해 여러 개의 점을 사용하여 이 중 잘 찍힌 점을 최소자승법(least-squares method, 최소이승법) 등으로 프로그램에서 선택할 수 있겠으나,[8, 9] 대부분 환자에서 상하악 치아에 교정용 브라켓과 와이어를 가지고 있기 때문에 서지컬스텐트 제작이 쉽지만은 않다. 여러 번 찍는 것은 번거로울 뿐 아니라 성의 없게 측정될 경우에는 많은 오차가 발생하게 되며, 부가적으로 서지컬스텐트가 움직이지 않는 정확한 위치에 장착하는 것도 매우 중요하다.

이 연구에서 첫 번째 실험군은 교합기상 수술 전후의 이동 변환식을 구하고 이를 환자에게 적용할 수 있는지를 확인하기 위하여 5개의 계측점을 지닌 중간상 서지컬스텐트를 제작하고, 이를 수술 전의 상악 모형에 위치시켜서 5개의 계측점을 적외선 카메라와 점 표지자를 이용하여 계측하였다. 이후에 모델 수술을 시행하고 동일한 방법으로 상악 모형에 서지컬스텐트를 위치시키고 계측점의 좌표를 측정한 후에, 기준 좌표를 사용하여 시술 전후의 좌표 계측점을 매칭시켜서 이러한 좌표 변화를 이용하여 모델 수술 전후의 이동 변환식을 계산하였다. 반면에, 두 번째 실험군은 시술 전후의 이동 변환식을 구하지 않고 수술 후 모델과 환자 상태에서 직접 계측하여 비교하였다. 실제 환자와 모델상에서 공유하는 기준 좌표가 필요하므로 미리 서지컬스텐트를 제작하고 5개의 계측점을 만들어서 상악골의 수술 후 상악과 하악에 각각 5개씩 모두 10개의 점을 적외선 카메라와 점 표지자로 계측함을 우선하였다. 그리고 실제로 수술 후 고정한 상악골에 서지컬스텐트를 위치시켜 상하악을 같은 방법으로 각각 5개씩 총 10개의 점을 적외선 카메라와 점 표지자로 계측함으로써 5개의 계측점을 얻어 모델과 환자에서의 좌표 공간을 맞추고 모델에서 계측된 상악 서지컬스텐트에서의 좌표와 실제 환자에서 계측된 상악 서지컬스텐트의 좌표를 유사변환을 활용하여 비교한 것이다.

첫 번째로 시술 전후 계측을 통한 유사변환식 적용에서 점 표지자가 재현성 있게 각 좌표점에 재위치시킬 수 있는가의 여부에 관하여 살펴보았다. 표 14.1과 같이 평균 오차가 1.29mm 정도였는데, 실제 악교정수술에서는 0.5~1.0mm의 오차 범위도 수술 결과에 큰 영향을 미칠 수 있기 때문에 이러한 계측치가 임상으로 바로 적용시키기에는 한계가 있다고 할 수 있다. 큰 오차가 발생한 원인으로는 유사변환식에서 오차가 지속적으로 축적되었고, 또한 서지컬스텐트 상에서 점 표지자를 동일한 좌표에 재위치시키는 과정의 재현성 부족으로 생각된다.[5, 6] 실제로 각 좌표점은 교합상에서 라운드 바를 사용하였고 추가로 펜으로 표시하였는데, 표시된 점마다 크기, 깊이 및 모양에 있어 완전한 동일성은 재현하기 어려웠고, 많은 경우에서 표지자 홀(point hole) 내부에서 표지자 첨부의 미세한 움직임이 허용되는 정도였다. 따라서 보다 정밀한 가공을 통해 표지자 첨단부가 정확하게 위치될 수 있는 표지자 홀을 형성하는 것이 매우 중요하다고 생각된다.

표 14.2와 같은 4명의 환자에서 측정한 결과에서는 평균 332.191±249.333으로 상당히 큰 결과치가 측정되었는데, 이는 유사변환식을 설정함에 있어서 항등변환식에 대한 호환 요소를 부족하게 적용한 것으로 생각되며, 유사한 추후 연구에서는 변환 요소 값을 추가하여 기준값 설정 항목을 수정하여야 할 것임이 시사되었다. 수술실에서 실제 계측 시 광학 추적시스템이 점 표지자를 인지하여 여러 좌표를 측정할 때, 환자 두부의 위치 변화가 없어야 하는데, 실제 환자의 위치를 고정된 상태로 유지하기 어렵고 수술 과정에서 서지컬스텐트 주변부 연조직을 견인시켜 측정을 해야 하기 때문에 오차가 더욱 커진 것으로 생각되었다.[10] 또한, 제한적인 수술 시야, 좌표 측정 시 재현성 부족, 모델상에서의 측정자와 수술장에서의 측정자가 다른 사람일 경우도 오차 발생에 큰 영향을 미치게 되고, 이러한 여러 영향이 동시에 반영되면 유사변

환식의 변수 추가와 무관하게 더 큰 오차가 발생할 수 있겠다. 실제로 측정 오차가 유사변환에 축적되면 더 큰 오차가 발생되며, 특히 유사변환의 특성상 오차가 있는 경우에 유사변환을 구한 좌표에서 멀리 있는 영역일수록 변환의 왜곡이 심해진다. 유사변환은 많은 변환 내용을 담고 있으며, 추가적인 유사변환식으로 축척(scaling) 및 전단변형(shearing transformation)식을 고려하여야 한다. 그러나 유사변환식을 두 번 이상 반복하면서 오차가 누적될 가능성이 많고, 변환식을 구하는 좌표인 기준점과 상악 서지컬스텐트의 좌표 거리가 상당히 멀게 설정되면, 변환식만으로 해결되기 어려우므로 기술적으로 기공 과정에서의 노력이 필요할 것으로 생각된다.[7-9]

반면에 시술 후 계측만을 통한 유사변환식 적용에서는 유사변환을 한 차례만 적용하였고 서지컬스텐트 상의 기준 좌표와 실제 상악 계측점과의 거리가 멀지 않았기 때문에 보다 정확한 유사변환식이 적용되어 오차가 작은 값으로 표현되었다(표 14.4). 이는 유사변환의 적용을 위해서 시술 전 술식과 관련하여 계측치를 계산하는 방법보다는 중간 서지컬스텐트 제작을 위한 모델상에서의 수술 후 계측한 값에 유사변환식을 적용하여 이 값과 실제 수술 후 변화된 값에 적용하는 것이 보다 정확함을 시사하는 것으로 이 연구의 중요한 결과라 할 수 있다.

이 연구에서 응용한 유사변환은 이차원 평면도형의 선형, 일차변환의 평행선을 변환 후에도 계속 유지하는 변환으로, 2차 선형변환으로 평행이동(translation), 축척, 회전(rotation), 전단변형 등의 변환을 모두 고려하여 시행하였다.[8, 9]

x 축 방향으로 평행이동 버튼을 위해 X+, X- 버튼, y 축 평행이동을 위한 Y+, Y- 버튼, 그리고 x 축의 축척변형을 위한 XS+, XS- 버튼, y 축으로의 축척변형을 위한 YS+, YS - 버튼 및 회전이동을 위한 R+, R- 버튼과 x 축 및 y 축으로의 전단변형을 위한 XSH+, XSH- 버튼 및 YSH+, YSH- 버튼을 설정하여야 하고, 이 중 그림 14.3에서와 같이 (x, y)를 (x', y')으로 변환하는 2차 아핀변환을 위해

$$\begin{cases} x' = ax + by + e \\ y' = cx + dy + f \end{cases}$$

로 표현하고 이를 행렬로 아래와 같이 표시하여,

$$\begin{pmatrix} x' \\ y' \end{pmatrix} = \begin{pmatrix} a & b \\ c & d \end{pmatrix} \begin{pmatrix} x \\ y \end{pmatrix} + \begin{pmatrix} e \\ f \end{pmatrix}$$

와 같이 유사변환의 행렬식을 고안하여 그래픽 변환을 유도하도록 프로그램을 설계하였다. 그 밖의 평행이동 변환식은 a=d=1, b=c=0인 변환을 위해 x 축으로 e만큼, y 축으로 f만큼 평행이동한 것을 가정하여 $x'=x+e, y'=y+f$의 수식으로 나타내고, 이를 행렬식으로

$$\begin{pmatrix} x' \\ y' \end{pmatrix} = \begin{pmatrix} 1 & 0 \\ 0 & 1 \end{pmatrix} \begin{pmatrix} x \\ y \end{pmatrix} + \begin{pmatrix} e \\ f \end{pmatrix}$$

과 같이 산출하였으며, 축척변환은 a=m, d=n, b=c=0이며 e=f=0인 변환을 표현하기 위하여 x 축으로 m배만큼 크게 하고, y 축으로 n배만큼 크게 하는 축적식으로 $x' = kx$, $y' = ky$와 같이, 그리고 행렬식으로

$$\begin{pmatrix} x' \\ y' \end{pmatrix} = \begin{pmatrix} m & 0 \\ 0 & n \end{pmatrix} \begin{pmatrix} x \\ y \end{pmatrix} + \begin{pmatrix} 0 \\ 0 \end{pmatrix}$$

와 같이 변환하는 것을 기본으로 하였다. 또한, 회전변환은 a=cosθ, b=-sinθ, c=sinθ, d=cosθ로 하면서 e와 f는 임의의 값으로 하였는데 $x'=x \cdot cos\theta - y \cdot sin\theta + e$, $y'=x \cdot sin\theta + y \cdot cos\theta + f$의 변환식을 기본으로(e, f)의 점을 중심으로 seta(radian 단위)만큼 반시계 방향으로 회전이동함으로써

$$\begin{pmatrix} x' \\ y' \end{pmatrix} = \begin{pmatrix} cos\theta & -sin\theta \\ sin\theta & cos\theta \end{pmatrix} \begin{pmatrix} x \\ y \end{pmatrix} + \begin{pmatrix} e \\ f \end{pmatrix}$$

의 행렬식을 지니고, 마지막으로 전단변형은 위의 축척변환 중에서 x와 y쪽 중의 한 쪽만 변하는 것으로 x 축 방향으로 m만큼, y 축 방향으로 n만큼 찌그러뜨리는 변형을 행렬식

$$\begin{pmatrix} x' \\ y' \end{pmatrix} = \begin{pmatrix} 1 & m \\ n & 1 \end{pmatrix} \begin{pmatrix} x \\ y \end{pmatrix} + \begin{pmatrix} 0 \\ 0 \end{pmatrix}$$

과 같이 표현하여 활용하게 된다.

유사변환을 사용할 때 가능한 적은 과정의 변환식을 사용하면 오차가 축적되는 현상을 피할 수 있을 것이며, 유사변환을 구하는 좌표와 실제 변환식에 대입되는 좌표는 가능한 큰 범주 내에 있지 않는 가까운 값이 정확하며, 이를 위해 유사변환을 구하는 좌표를 가능한 넓게 잡기 위해 서지컬스텐트 상의 점 표지도 넓게 위치시키는 것이 오차를 줄이기 위한 필수사항으로 생각된다.

References

1. Schwestka-Polly R, Roese D, Kuhnt D, Hille KH. Application of the model-positioning appliance for three-dimensional positioning of the maxilla in cast surgery. Int J Adult Orthodon Orthognath Surg. 1993;8(1):25-31.
2. Santler G. 3-D COSMOS: a new 3-D model based computerised operation simulation and navigation system. J Craniomaxillofac Surg. 2000;28(5):287-293.
3. Schmelzeisen R, Schramm A. Computer-assisted reconstruction of the facial skeleton. Arch Facial Plast Surg. 2003;5(5):437.
4. Wagner A, Rasse M, Millesi W, Ewers R. Virtual reality for orthognathic surgery: the augmented reality environment concept. J Oral Maxillofac Surg. 1997;55(5):456-462.
5. Schramm A, Gellrich NC, Gutwald R, Schipper J, Bloss H, Hustedt H, Schmelzeisen R, Otten JE. Indications for computer-assisted treatment of craniomaxillofacial tumors. Comput Aided Surg. 2000;5(5):343-352.
6. Watzinger F, Wanschitz F, Rasse M, Millesi W, Schopper C, Kremser J, Birkfellner W, Sinko K, Ewers R. Computer-aided surgery in distraction osteogenesis of the maxilla and mandible. J Oral Maxillofac Surg. 1999;28(3):171-175.
7. Goldberg JL. Matrix Theory with Applicaions. McGraw-Hill. 1992.
8. Lee IH. Linear algebra. JayuAcademy. 1996.
9. Metaxas D, Venkataraman S, Vogler C. Image-based stress recognition using a model-based dynamic face tracking system. ICCS. 2004;3038:813-821.
10. Schramm A, Gellrich NC, Schmelzeisen R. Navigational Surgery of the Facial Skeleton. Springer. 2007.

15

르포씨 제1형 골절단 가상수술에서 광학 추적시스템의 정확성

Accuracy of simulation surgery of Le Fort I osteotomy using optical tracking system

구강악안면외과 영역의 악교정수술에서 사용되는 고전적 방법은 반조절성 교합기에 인기된 모형상에서 미리 계획된 치료 계획에 따라 모형수술을 시행한 후, 이를 바탕으로 제작된 중간상 스플린트(intermediate splint)를 이용하는 것이다. 실제 수술 시 환자에서 하악의 움직임이 최소한이라는 가정하에 중간 교합상을 사용하여 두개골에서 분리된 상악골을 원하는 위치에 고정하는 것이다. 최근 사용되는 컴퓨터 기반의 광학 추적항법시스템을 사용한 악교정수술은 미리 획득한 삼차원 컴퓨터 단층촬영(3-dimensional computed tomography: 3D CT) 영상자료를 이용하여, 상악의 기준점들의 위치 변화를 미리 시뮬레이션한 후 실제 수술에서 참고로 하여 상악골을 원하는 위치에 고정하는 방법이다.[1,2] 그동안의 많은 연구와 임상적 경험으로 두 가지 방법 모두 높은 정확도로 이상적인 상악골의 위치 변화를 얻을 수 있다는 사실이 증명되었다.[2] 하지만 광학 추적항법시스템은 고가의 장비와 실제 수술에서 사용의 불편함과 어려움 등의 단점으로 악교정수술에서 아직 보편적으로 사용되지는 못하고 있다.

기존의 모형수술은 반조절성 교합기에 환자의 상하악 석고모형을 중심위 교합관계로 장착한 후, 하악을 기준으로 상악의 수술 계획에 따라 상악의 상하좌우 및 회전 이동 후 고정하여 중간 교합상을 제작하는 방식이었다.[3] 그러나 교합기는 두개골과 상악골의 관계를 정확하게 재현하지 못하여 그에 기인한 오차가 존재할 수밖에 없었다. 대신 3D CT 영상자료를 바탕으로 제작한 급속조형모델(rapid prototyping model: RP model)은 상악골을 포함한 두개골을 높은 해상도로 재현할 수 있어 급속조형모델상에 모형수술을 시행할 경우, 보다 높은 정확도를 기대할 수 있지만 교합면의 재현에 있어서 CT 영상 해상도의 한계와 금속에 의한 허상(artifact) 발생 가능성 등의 현실적인 한계가 있다는 단점이 있었다.[4,5]

실제 임상에서 사용하기 편리한 광학 추적항법시스템 개발 과정의 일환으로서, 광학 추적항법시스템을 이용한 급속조형모델상에서 가상수술을 통해 위 술식의 정확도를 평가하고, 컴퓨터 기반의 광학 추적항법시스템의 새로운 방향을 모색해 보는 것은 의미가 있는 작업이라고 할 수 있다. 특히 3D CT 영상 기반의 가상수술 프로그램이 개발되고 있는 시점에서 한발 물러나 급속조형모델의 가상수술이라는 좀 더 물리적이고 구체적인 방법을 시행해 보고 고찰한다면 프로그램상의 가상수술에 대한 제언도 가능할 것이다.[6,7]

이 장에서는 르포씨 제1형 골절단술(Le Fort I osteotomy)이 시행된 환자들에서 수술 전 3D CT 영상을 바탕으로 제작된 RP 모형에 가상수술한 것과 수술 전후 실제 3D CT 영상자료를 실제 혹은 가상 악교정수술 시행 전후의 두개골 상의 참고점과 상악골의 기준점 사이의 거리를 측정하고 비교하였기에, 이에 대한 결과를 살펴본다.

I. 르포씨 제1형 골절단술 모형에서의 광학 추적시스템 적용

2004년부터 2009년까지 서울대학교치과병원 구강악안면외과에서 르포씨 제1형 골절단술을 시행받은 환자 중 수술 전후로 3D CT를 시행한 18~26세의 환자(남성 4명, 여성 8명) 12명을 대상으로 시행하였다. 수술 전 촬영된 3D CT 영상에서 두개골 상의 4개의 참고점으로 우측 안와상공(supraorbital foramen: RSF), 좌측 안와상공(LSF), 우측 안와하공(infraorbital foramen: RIF), 좌측 안와하공(LIF)을 정하였다. 또한, 상악골 위에 3개의 기준점으로 우측 상악 제1대구치 근심협측교두정(RMBC), 좌측 상악 제1대구치 근심협측교두정(LMBC), 상악 중절치간 최하방 접촉점(ICP)을 정하여 이들 간의 거리인 12개의 값을 측정하였다(그림 15.1). 그리고 수술 전 촬영된 3D CT 영상자료를 기반으로 제작된 RP 모형상에서도 마찬가지로 12개의 값을 측정하였다. 측정은 3D CT 영상 기반 프로그램인 In2Vision®(CyberMed Co., Seoul, Korea)과 Polaris Vicra®(Northern Digital Inc., Ontario, Canada)를 사용한 광학 추적항법시스템을 사용하였다(그림 15.2). 총 12명의 환자에서 얻은 144쌍의 데이터는 통계프로그램인 SAS Ver. 9.2®(SAS Institute Inc., NC, USA)를 사용하여 Paired t-test로 통계적 차이를 분석하고 Pearson 상관관계와 회귀분석을 통해 술전 3D CT 영상에서 측정한 거리와 RP 모형상에서 얻은 거리 간의 상관관계를 알아보았다. 회귀분석은 측정값 전부를 변수로 하여 다중분석을 시행하였고 독립변수로 선형회귀분석을 선택하였다.

환자의 RP 모형에 실제 환자에서 시행된 상악 악교정수술 기록표를 바탕으로 가상수술을 시행하였는데, 모의 수술은 악교정수술을 위한 중간상 스플린트 제작 시

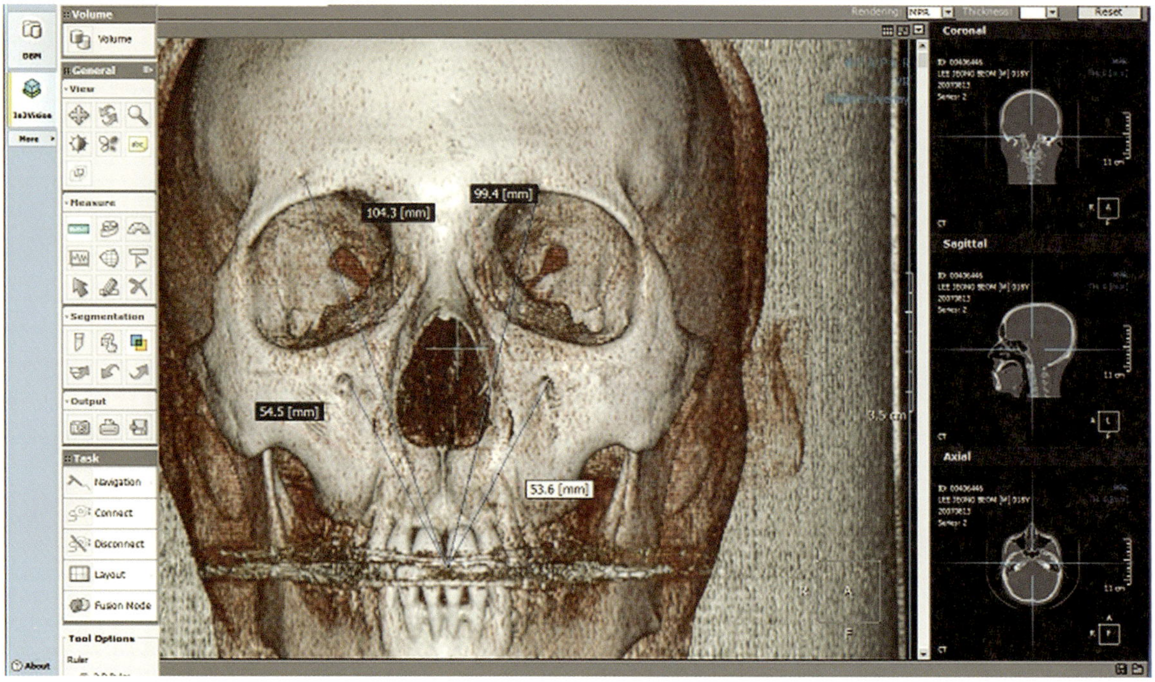

그림 15.1 Measuring the distance between 4 reference points and contact point of maxillary central incisors on a In2Vision® 3D surgical navigation system

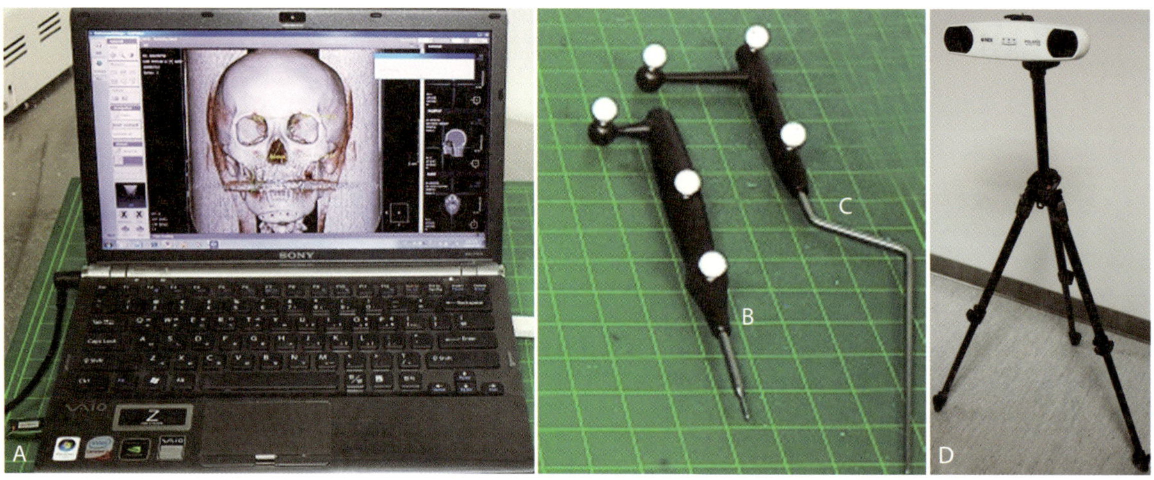

그림 15.2 Used tools in this study. (A) Computer system displaying In2Vision® system, (B) Registration probe, (C) Navigation probe, (D) Infrared Polaris Vicra® camera

의 기공 과정을 참고로 하여 RP 모형상의 두개골 상 세 점인 비근점(nasion)과 양측 안와상공의 점을 기준하고, 상악골 상의 3점인 양측 상악 중절치 사이 접촉점과 양측 상악 제1대구치의 근심협측교두정부 사이의 3개의 수직거리인 비근점-상악 중절치 접촉점과 양측 안와상공-상악 제1대구치 근심협측교두정의 거리를 기준으로 하였다. 즉, 수술 계획에 기록된 상악 절치부 정중선 수정량, 상악골의 수평적 전, 후방이동 정도, 상악골 회전량과 방향, 상악골의 양측 구치부에서의 수직적 길이 신장 혹은

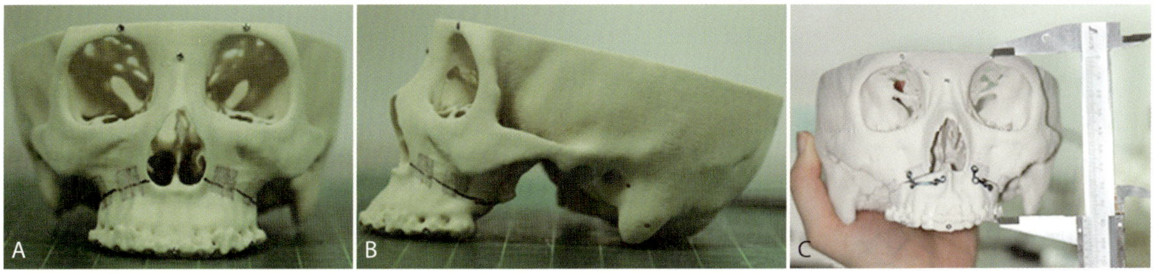

그림 15.3 Preparation and measurement of rapid prototype model in this study, (A) Microscrews were implanted in nasion, both supraorbital foramen, contact point of maxillary central incisors for the reproducible measurement, (B) Gradation was drawn over the maxillary canine and first molar and SAS was implanted in mesiobuccal cusp tip of maxillary first molar, (C) Measuring the vertical distance between left supraorbital foramen and mesiobuccal cusp tip of left maxillary first molar

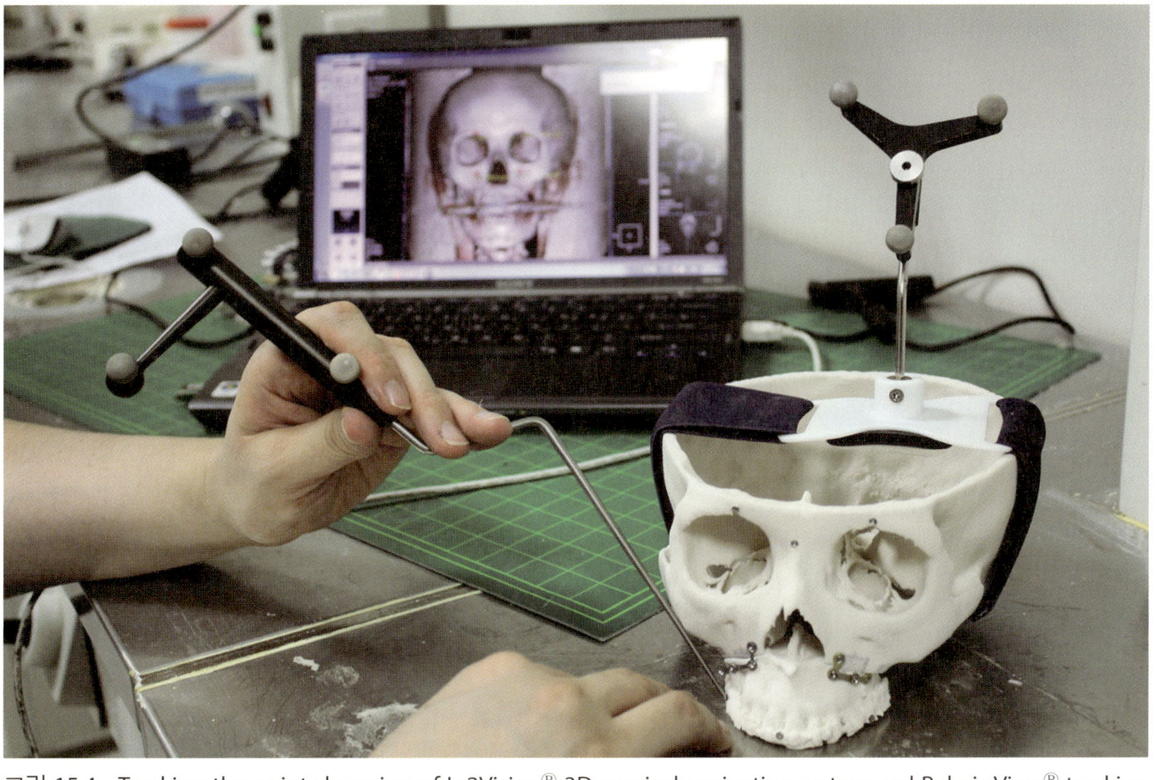

그림 15.4 Tracking the points by using of In2Vision® 3D surgical navigation system and Polaris Vicra® tracking device

축소 등을 바탕으로 3개의 수직거리의 변화를 예측하고, 3개의 수직거리가 동시에 실제 수술과 일치할 때 금속판과 골나사를 사용하여 상악골 RP 모형을 고정하였다(그림 15.3). 따라서 가상수술 중 여러 번의 수직거리 측정이 필요하므로 6개의 점에 골내 고정원(skeletal anchoring system: SAS)을 식립하여 항상 같은 위치에서 거리를 측정할 수 있도록 하였다. 또한, 상악골 삭제 시 삭제량과 이동량을 쉽게 확인할 수 있도록 양측 상악 제1대구치과 견치 상방에 가로 10mm, 세로 10mm 길이로 1mm 간격의 눈금을

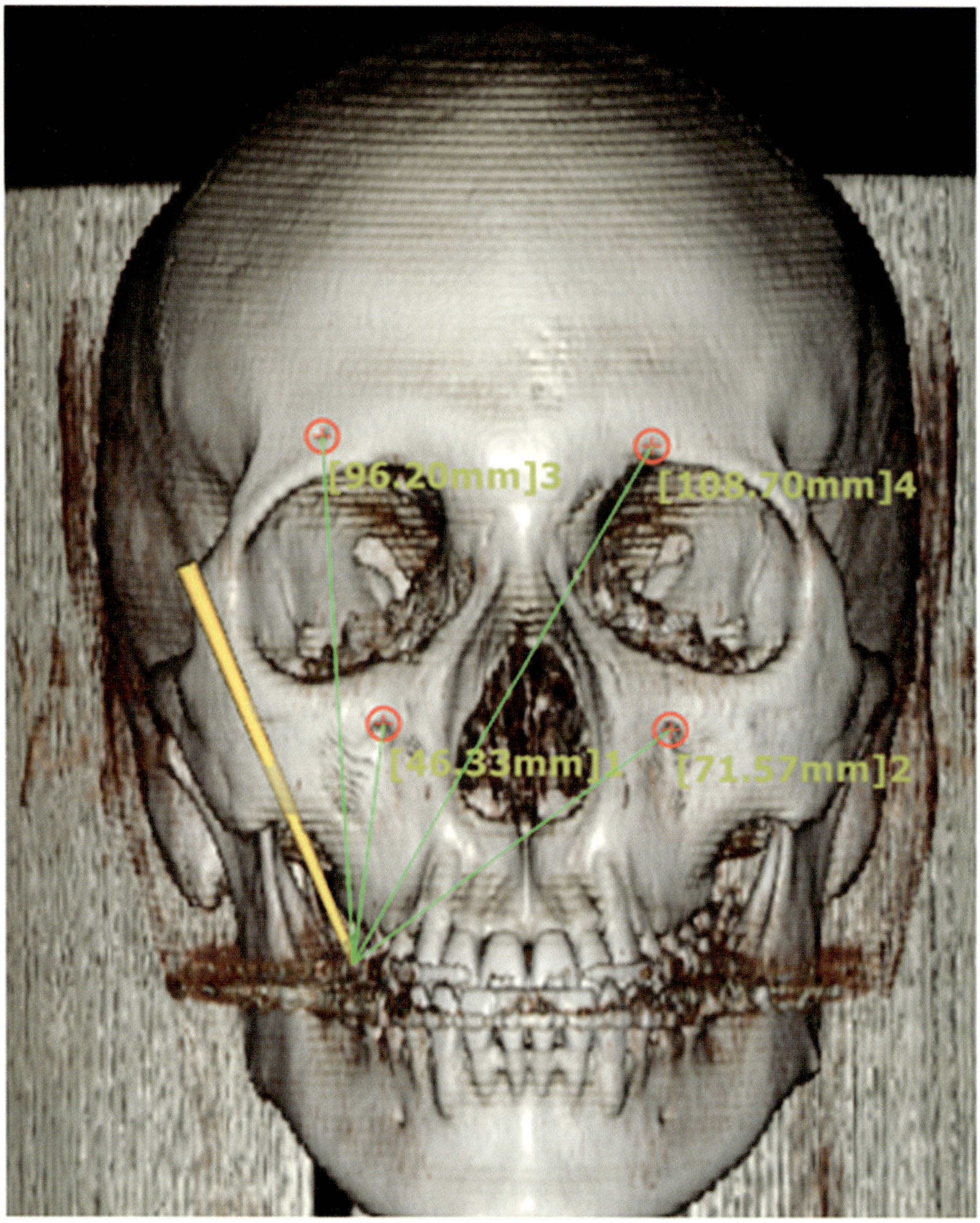

그림 15.5 Measuring the distance between 4 reference points on skull and ICP after simulation surgery on RP model

그려 넣고 버니어 캘리퍼스를 사용하여 측정하였다(그림 15.4).

앞에서 설정했던 두개골 4점과 상악골 3개의 기준점 간 거리인 12개의 값을 수술 기록 내용과 동일한 계획하에 가상수술 후 소형 금속판으로 상악골이 고정된 급속조형모델상에서도 측정하였다. 또한, 수술 후 환자가 촬영한 3D CT 영상에서도 12개의 거리를 측정하였다(그림 15.5). 이렇게 얻은 데이터와 앞에서 얻은 데이터를 사용하여 술전과 술후 12개의 거리 값의 차이를 계산하였다. 위에서 계산된 변화량을 통해, 실제 환자의 수술 결과와 RP 모형상에서 실행한 가상수술 결과를 각 환자별로 비교

표 15.1 The distance between 4 points on skull and 3 points on maxilla from 3D CT image before Le Fort I osteotomy(mm)

Pt. No	RIF			LIF			RSF			LSF		
	RMBC	ICP	LMBC	RMBC	ICP	LMBC	RMBC	ICP	LMBC	RMBC	ICP	LMBC
1	44.6	54.5	68.9	70.2	53.6	41.6	93.9	104.3	112	107.4	99.4	90.3
2	41.8	53	68	66.2	51.7	41.6	82.3	91.3	98	96.8	91.8	84
3	53.7	62.8	75.1	76.7	60.2	46.8	101	106.6	110.1	114.1	105.3	95.6
4	41	50.7	65.5	67.1	53.4	43.7	92.6	99	106	105	99.7	93.3
5	47.3	58.8	72.3	73.7	59.5	48.8	96.8	105.3	110.8	112.1	107.1	100.4
6	41.6	52.4	65.9	65.5	50.5	38.2	90.3	96.9	100.6	104.7	99.5	90.2
7	44.3	52.2	67	63.5	48.2	42.1	86.8	92.2	101.1	100.1	91.2	86.6
8	42.7	51.5	69.3	68.6	51.3	43	91.4	97.4	107.8	109.5	100.4	95.1
9	44.9	52.3	67.5	69.6	53.5	44	94.5	96.8	105.1	108.6	98.5	93.5
10	49.2	56.4	73.6	71.2	55.4	47.4	97.4	102.5	111	110.9	102.2	96.5
11	41.7	52.6	70.4	67	50.3	41.5	88.1	92.5	100.2	100.6	92.3	87.4
12	43.9	49.1	68.2	63.7	48.9	41.2	88.4	90.7	101.1	101.1	90.4	85.2

하였다. 통계분석은 SAS 프로그램(Ver. 9.2)의 Paired t-test로 변화량 사이의 차이를 분석하고 Pearson 상관계수와 회귀분석을 통해 두 가지 경우의 변화량의 상관관계를 확인하였다. 이들 상관관계는 모두 RMSE(root mean square error)로 평가하였으며 대부분의 값이 일관되지 않고 유연하게 공차를 지니는 것으로 판단되어 다중선형 회귀분석을 시행하였다.

수술 전 촬영한 3D CT 영상과 RP 모형의 비교에서는 수술 전 촬영한 환자의 3D CT 영상으로 측정한 기준점 사이의 거리에서 RP 모형상 실제로 측정한 거리를 뺀 값은 -7.01mm에서 -4.91mm의 변이를 보였으며 평균 -1.07mm로 통계적으로 유의한 차이를 보였다(표 15.1, 15.2, 15.3, $p<.05$). 그러나 CT 영상자료와 RP 모형의 측정값 사이에 Pearson 상관계수가 0.995로 매우 높은 양의 상관관계를 보임을 알 수 있었다(그림 15.6. $p<.0001$).

수술 전후 3D CT 영상과 RP 모형의 변화를 보면, 같은 환자에 대해 실제 악교정수술을 한 후 촬영한 3D CT 영상에서 측정한 기준점 간 거리의 변화량이 RP 모형상 같은 수술 계획을 가지고 가상수술을 시행한 후 모델상에서 측정한 변화량을 뺀 값은 -9.66mm에서 -7.43mm의 다양함을 보였으며 평균 1.33mm로서 두 변화량 사이에는 유의한 차이를 보였다(표 15.4, 15.5, 15.6. $p<.05$). 실제 3D CT 영상에서 측정한 변화량과 RP 모형에서 측정한 변화량 사이에는 Pearson 상관계수가 0.13844로 약한 양의 상관관계를 보였다(그림 15.7. $p<.1$).

표 15.2 The distance between 4 points on skull and 3 points on maxilla from rapid prototyping(RP) model before simulation surgery(mm)

Pt. No	RIF			LIF			RSF			LSF		
	RMBC	ICP	LMBC	RMBC	ICP	LMBC	RMBC	ICP	LMBC	RMBC	ICP	LMBC
1	46.33	59.93	70.83	71.57	57.94	42.21	96.2	110.91	114.72	108.7	104.52	92.52
2	43.89	52.48	68.74	67.59	53.38	44.22	84.39	90.23	99.53	99.05	91.88	86.53
3	57.54	64.69	78.99	80.4	62.13	47.61	105.76	108.03	113.51	118.5	106.75	96.45
4	39.21	51.08	68.9	67.65	52.47	43.7	89.93	99.35	106.49	103.74	99.06	92.49
5	48.33	60.09	72.44	75.98	61.89	47.84	99.49	105.72	111.68	114.85	108.29	100.6
6	45.69	51.83	66.79	68.05	52.63	39.51	94.74	98.39	100.25	108.04	100.97	92.03
7	44.44	53.03	63.23	67.23	52.26	40.07	89.16	96.47	99.42	103.78	96.43	86.24
8	44.01	48.99	64.39	69.58	51.79	39.54	94.5	97.18	104.67	110.6	100.01	91.59
9	45.66	53.26	65.12	70.87	57.89	45.23	97.07	98.82	106.42	109.7	100.27	94.55
10	51.46	59.37	72.22	78.21	61.48	51.33	101.9	105.93	112.98	116.68	105.84	100.49
11	39.44	48.83	66.15	70.48	48.19	39.12	86.64	89.2	97.26	101.22	88.9	84.69
12	41.92	50.74	65.84	67.09	48.65	40.13	87.57	91.84	98.5	102.02	90.7	82.81

표 15.3 The difference of measured 12 distances between 3D CT image and RP model before surgery(mm)

Pt. No	RIF			LIF			RSF			LSF		
	RMBC	ICP	LMBC	RMBC	ICP	LMBC	RMBC	ICP	LMBC	RMBC	ICP	LMBC
1	0.8	3.2	2.9	0.5	2.8	3	-0.1	3.3	2.3	1.3	3.6	2.7
2	-0.6	-1.5	1.3	2.4	-1.2	1.6	0.1	0.2	2.9	0.3	-0.8	1.3
3	9.5	4.3	-0.6	6.6	3.4	1.9	8.9	4.4	-1.1	8.6	4	1.2
4	2.3	1	1.3	2.2	1.2	4.3	2.2	1.7	3.6	2.8	2.8	5.1
5	-1.2	2.2	2	1.8	3.5	1.9	-0.3	4.2	2.2	2.4	4.9	4.5
6	0.1	2.2	0.5	-1	0	-1.1	1.2	1.5	-0.7	2.2	1.4	-0.8
7	3.9	1.6	3.2	0.2	-1.9	2.5	2.8	0.6	3.6	2.9	-0.5	2.9
8	-1.7	-2.3	-0.3	0.5	-1.6	2	-1.7	-2.4	1.7	0.1	-1.5	2.6
9	3.2	-3.2	-2.2	2.2	-2.6	1.1	4.5	-3.1	0.7	4.3	-2.2	2.7
10	6.1	1.4	3.8	2	0.3	0.2	4.5	3.2	3.5	3	1.3	0.4
11	2.3	2.7	3.6	0.6	1.4	1.4	2.4	2.6	3	2.1	2.5	2.1
12	6.3	-2	1.1	2.8	-1.9	1.8	6.4	-0.8	2.5	4.2	-2.4	2.1

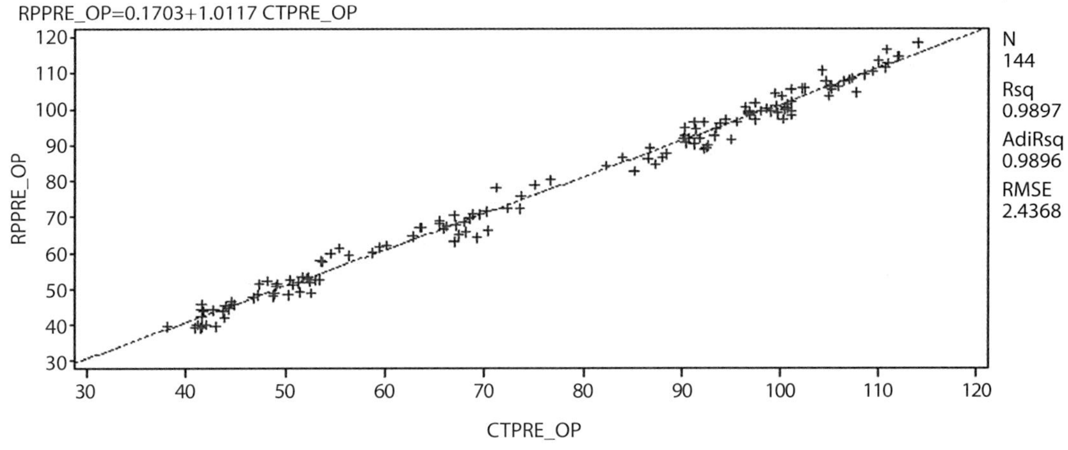

그림 15.6 RMSE analysis graph of measured distances between 3D CT image in X axis and RP model in Y axis before surgery(mm)

표 15.4 The distance between 4 points on skull and 3 points on maxilla from 3D CT image after Le Fort I osteotomy(mm)

Pt. No	RIF			LIF			RSF			LSF		
	RMBC	ICP	LMBC	RMBC	ICP	LMBC	RMBC	ICP	LMBC	RMBC	ICP	LMBC
1	43.8	51.3	66	69.7	50.8	38.6	94	101	109.7	106.1	95.8	87.6
2	42.4	54.5	66.7	63.8	52.9	40	82.2	91.1	95.1	96.5	92.6	82.7
3	44.2	58.5	75.7	70.1	56.8	44.9	92.1	102.2	111.2	105.5	101.3	94.4
4	38.7	49.7	64.2	64.9	52.2	39.4	90.4	97.3	102.4	102.2	96.9	88.2
5	48.5	56.6	70.3	71.9	56	46.9	97.1	101.1	108.6	109.7	102.2	95.9
6	41.5	50.2	65.4	66.5	50.5	39.3	89.1	95.4	101.3	102.5	98.1	91
7	40.4	50.6	63.8	63.3	50.1	39.6	84	91.6	97.5	97.2	91.7	83.7
8	44.4	53.8	69.6	68.1	52.9	41	93.1	99.8	106.1	109.4	101.9	92.5
9	41.7	55.5	69.7	67.4	56.1	42.9	90	99.9	104.4	104.3	100.7	90.8
10	43.1	55	69.8	69.2	55.1	47.2	92.9	99.3	107.5	107.9	100.9	96.1
11	39.4	49.9	66.8	66.4	48.9	40.1	85.7	89.9	97.2	98.5	89.8	85.3
12	37.6	51.1	67.1	60.9	50.8	39.4	82	91.5	98.6	96.9	92.8	83.1

* Comparison with parameters in Table 1, $p<.05$

표 15.5 The distance between 4 points on skull and 3 points on maxilla from RP model after simulation surgery of Le Fort I osteotomy(mm)

Pt. No	RIF			LIF			RSF			LSF		
	RMBC	ICP	LMBC	RMBC	ICP	LMBC	RMBC	ICP	LMBC	RMBC	ICP	LMBC
1	50.09	57.01	70.97	73.54	57.49	40.43	100.38	107.38	114.63	112.55	101.65	91.05
2	43.05	49.01	67.99	69.05	51.21	42.06	85.49	88.69	100.09	101.06	90.54	87.33
3	55.42	62.73	78.1	80.04	64.2	49.48	103.26	107.24	113.1	117.99	109.52	99.29
4	40.25	50.15	65.32	67.63	53.08	41.01	91.89	98.56	104.59	104.16	97.83	90.62
5	49.49	63.87	77.22	75.3	62.46	50.2	99.43	108.08	114.18	112.88	107.24	100.72
6	48.81	53.16	66.89	72.5	58.1	41.56	97.67	100.15	104.73	109.99	101.98	92
7	45.16	54.11	66.6	67.59	53.92	41.58	89.77	95.86	99.48	102.77	97.03	87.82
8	44.15	48.36	63.83	72.95	53.31	40.11	91.69	95.57	102.56	111.98	101.4	92.11
9	40.97	53.45	62.29	65.74	56.78	37.23	92.32	97.36	100.8	105.78	99.63	89.11
10	50.61	55.57	69.47	76.19	58.48	47.45	100.9	103.78	110.35	113.67	104.1	95.16
11	41.36	52.46	64.08	69.81	56.45	38.87	89.62	89.01	95.92	103.42	91.06	84.83
12	37.35	45.9	64.72	63.69	49.59	37.16	82.39	85.21	96.59	98.82	88.8	81.74

* Comparison with parameters in Table 2, $p<.05$

표 15.6 The difference of change in measured 12 distances of 3D CT image and RP model before and after surgery(mm)

Pt. No	RIF			LIF			RSF			LSF		
	RMBC	ICP	LMBC	RMBC	ICP	LMBC	RMBC	ICP	LMBC	RMBC	ICP	LMBC
1	4.56	0.28	3.04	2.47	2.35	1.22	4.08	-0.23	2.21	5.15	0.73	1.23
2	-1.44	-4.97	0.55	3.86	-3.37	-0.56	1.2	-1.34	3.46	2.31	-2.14	2.1
3	7.38	2.34	-1.49	6.24	5.47	3.77	6.4	3.61	-1.51	8.09	6.77	4.04
4	3.34	0.07	-2.28	2.18	1.81	1.61	4.16	0.91	1.7	3.22	1.57	3.23
5	-0.04	5.98	6.78	1.12	4.07	4.26	-0.36	6.56	4.7	0.43	3.85	4.62
6	3.22	3.53	0.6	3.45	5.47	0.95	4.13	3.26	3.78	4.15	2.41	-0.83
7	4.62	2.68	6.57	0.56	-0.24	4.01	3.41	-0.01	3.66	1.89	0.1	4.48
8	-1.56	-2.93	-0.86	3.87	-0.08	2.57	-4.51	-4.01	-0.41	1.48	-0.11	3.12
9	-1.49	-3.01	-5.03	-2.93	-3.71	-6.9	-0.25	-4.56	-4.92	0.38	-2.84	-2.74
10	5.25	-2.4	1.05	-0.02	-2.7	-3.68	3.5	1.05	0.87	-0.01	-0.44	-4.93
11	4.22	6.33	1.53	-0.07	9.66	1.15	5.38	2.41	1.66	4.3	4.66	2.24
12	1.73	-6.84	-0.02	-0.6	-0.96	-1.17	1.22	-7.43	0.59	1	-4.3	1.03

* Comparison with parameters in Table 3, $p<.05$

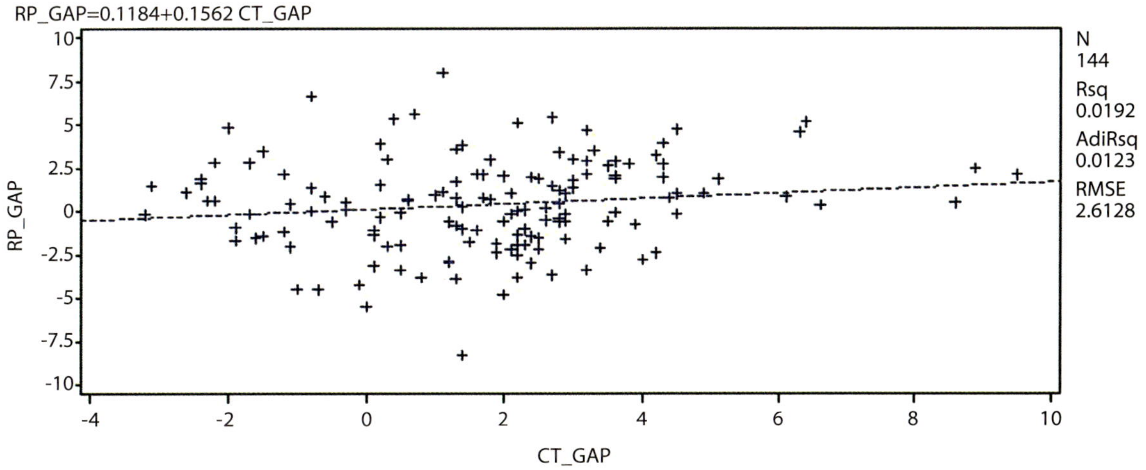

그림 15.7 RMSE analysis graph showing changes between before and after surgery in measured distances of 3D CT image in X axis and RP model in Y axis(mm)

II. 르포씨 제1형 골절단술 환자에서의 광학 추적시스템과의 비교

삼차원 추적시스템은 위치 검출 방식으로도 설명되며 전술한 바와 같이 기계적 추적시스템(mechanical system), 초음파 시스템(ultrasound system), 관성이용 시스템, 광전자 추적시스템(optoelectronic tracking system) 및 전자기적 항법시스템(electromagnetic tracking system) 등과 같이 다섯 종류로 나누어 생각할 수 있다. 이 중 광전자 추적시스템이 정확성과 안전성 측면에서 주로 이용되어 왔다.[8-11]

광전자 추적시스템은 광학 추적시스템으로 알려졌으며 수술용 탐침자에 2개 이상의 LED를 부착하고 주위에 카메라를 설치하여 삼차원적인 위치를 검출하는 방식으로 LED가 소형이므로 각종 수술 기구에 작게 부착하는 것이 가능하고 수술 시 행동반경의 확보가 용이한 장점이 있으나, LED와 카메라 간의 시야를 확보해야 하는 단점이 있다. 현재 이러한 광학 추적시스템은 컴퓨터보조 외과시술을 위한 장비들 중에서 대부분 채택되는 방법으로 적외선을 이용하는 경우 기구에는 적외선 방출을 위한 LED 또는 반사를 위한 반사체(reflector)가 부착되며, localizer는 이 광원들을 추적함으로써 환자에 대한 기구의 위치를 파악하게 된다. 따라서 적외선을 방출하는 기구와 받아들이는 localizer 사이에는 광원이 진행하는 데 장애가 될 만한 것이 존재해서는 안 되는 기본적인 단점이 있게 된다. 광학 추적시스템은 능동과 수동적인 추적시스템과 같이 크게 두 가지로 나뉘는데, 능동적인 시스템은 수술 기구에 광원인 LED

가 부착되며, 수동적인 시스템은 적외선 flash의 빛을 반사할 수 있는 반사체가 달려 있는 것을 의미한다. 두 시스템은 각각의 장단점을 지니며 능동적인 시스템은 직접 빛을 발광하기 때문에 외부 환경의 영향이 덜하고 정확도가 비교적 높은 반면에, 수동적인 시스템은 기구에 광원을 부착하지 않아도 되기 때문에 기구의 무게가 가볍고 전선이 불필요하여 사용하기 간편하다는 장점을 지닌다. 그러나 외부 광원에 의한 간섭을 받을 수 있는 본질적인 단점은 남아 있게 된다.[8-11]

최근 많이 사용되는 ProReflex Motion Capture MCU240® 장치(Qualisys medical AB, Goeteborg, Sweden), Polaris Vicra®, FlashPoint 5000 3D Localizer® 장치(Image Guided Technologies Inc., Boulder Co., USA) 등이 이러한 광전자 추적시스템에 해당된다.[12-14] 이 중 이 연구에서는 비록 고가이나 가장 많이 국내에 수입되어 판매되고 있는 Polaris Vicra®를 사용하였다. 수술 전 3D CT 영상에서 측정한 점 간 거리와 RP 모형에서 측정한 거리의 차이는 통계적으로 유의한 차이를 보였으며, 그 상관 정도가 매우 높고 유의한 것으로 나타났다. 이는 RP 모형이 환자의 3D CT 영상을 기반으로 제작되었으므로 3D CT 영상의 해상도와 RP 모형의 해상도에 차이가 있음에 기인한 것으로 판단된다. 즉, 3D CT 영상의 기존 해상도에서 동일한 비율로 해상도를 낮춰 RP 모형을 제작하기 때문에 같은 점 간 거리에서 일정한 비율의 차이가 나타나는 것이다.[15, 16]

구강악안면외과 영역에서의 악교정수술 시 동일한 치료 계획을 가지고 최종 목표가 같은 한 환자에서 어떤 방법으로 수술을 시행하든지 거의 동일한 결과를 보여야 하는 것이 당연하다고 생각할 수 있다. 하지만 RP 모형의 해상도에 따른 차이는 논외로 하더라도, 예상과 달리 상악 악교정수술을 받은 실제 환자와 가상수술을 시행한 RP 모형에서 동일한 점 간 거리가 유의한 차이를 보이는 것은 르포씨 제1형 골절단술에서 볼 수 있는 여러 가지 상황에서 기인하는 것으로 보인다. 첫째, 두개골에서 분리된 상악골은 치료 계획에 따라 원하는 위치에 고정되기 위하여 일부를 삭제하거나 수평 또는 수직으로 회전시키게 된다. 이 과정에서 두개골과 상악골 사이에 공간이 생길 수 있는데, 이 공간 때문에 상악골을 두개골에 고정시키는 과정에서 오차가 발생할 수 있다. 둘째, 악교정수술 시 술자의 순간적 판단과 상황변화, 삭제 순서 등에 따라 공간의 크기가 달라질 수 있어서 같은 치료 계획과 목표를 설정하더라도 매번 차이를 보이는 것이다. 한 환자에게 동일한 수술을 시행하더라도 차이를 보일 것인데, 실제 수술 시에는 중간상 스플린트를 사용하여 하악골 기준으로 상악을 고정하였고, RP 모형에서는 교합상 제작 시의 모형수술 방법과 유사한 두개골 상의 기준점과 상악골 상의 기준점 사이의 수직거리를 측정하면서 상악을 고정하는 다른 방법을 시행하여 더 많은 차이가 나타나는 것이다. 셋째, 르포씨 제1형 골절단술식 과정상 분리된 상악골을 적정 위치에 한 번에 고정하는 것이 아니라 한 부위씩 플레이트와 SAS로 최종 고정하므로 각 고정 단계별로 오차가 누적될 수 있는데 이 오차가 매번 달라질 수 있기 때문이다.

실제 악교정수술을 한 후 촬영한 3D CT 영상으로 측정한 기준점 간 거리의 변화량에서 RP 모형상 같은 수술 계획을 가지고 가상수술을 시행한 후 RP 모형상에서 측정한 변화량을 뺀 값 사이에 유의한 차이가 나타나는 현상은 이 두 군 간의 통계적 유의성을 설명해 주고 있으며, 이들 간의 상관 요소를 밝혀낼 수 있으면 이의 실제 임상에서의 적용이 가능할 것이다. 이 연구에서는 이러한 연관 요소(correlation factor)를 변환식 또는 일련공식으로 재구성하지는 못하였으나, 일관된 회귀분석에서의 형태를 보임을 확인할 수 있었다. 따라서 광학 추적시스템의 시술 전후의 계측은 실제 수술할 때 충분히 적용 가능한 실시간 계측 기구로 사용할 수 있으리라는 중요한 의미를 시사한다.

현재 구강악안면외과 영역의 악교정수술에서 르포씨 제1형 골절단술은 모형수술을 통해 제작하는 중간상 스플린트가 아주 중요한 역할을 담당한다. 하지만 치아모형을 반조절성 교합기에 부착하여 행하는 모형수술은 교합기의 두개골과 상악골의 관계를 정확히 재현하지 못하는 근본적인 오차를 가지고 있어 악교정수술 중에 술자의 경험과 술중 환자 계측점의 측정을 통해 보완할 수밖에 없는 것이 현실이다. 또한, 술중에도 분리된 상악골을 적절한 위치에 한 번에 고정시키는 것이 아니라 공중에 떠 있는 상악골을 한 부위씩 플레이트와 나사로 두개골에 고정시키면서 최종적으로 원하는 위치에 고정되도록 하는 방법인데 매 고정 시마다 발생하는 오차가 누적될 가능성을 가지고 있고, 같은 치료 계획이라도 술자의 경험도에 따라 다른 결과를 가지고 올 수 있는 상황을 야기한다. 이러한 문제점은 3D CT 영상을 사용한 광학 추적항법 시스템을 사용하여 프로그램상의 이미지를 이용한 가상수술이나, 높은 해상도를 가진 RP 모형상에 가상수술을 시행한 후 얻은 술후 기준점들에 대한 위치 영상자료를 이용하여 모형수술이나 교합상을 사용하지 않고 악교정수술을 시행할 수 있다. 또한, 상악골 고정 전에 상악골의 위치를 일정하게 유지시키면서 원하는 위치로 자유롭게 이동시킬 수 있는 장치나 방법을 개발한다면 술자나 수술 환경에 무관하게 원래 계획했던 치료 목표를 매번 동일한 정확도로 얻을 수 있을 것이다.[17]

References

1. Ewers R, Schicho K, Undt G, Wanschitz F, Truppe M, Seemann R, Wagner A. Basic research and 12 years of clinical experience in computer-assisted navigation technology: a review. Int J Oral Maxillofac Surg. 2005;34(1):1-8.
2. Klug C, Schicho K, Ploder O, Yerit K, Watzinger F, Ewers R, Baumann A, Wagner A. Point-to-point computer-assisted navigation for precise transfer of planned zygoma osteotomies from the stereolithographic model into reality. J Oral Maxillofac Surg. 2006;64(3):550-559.
3. Ellis E 3rd. Accuracy of model surgery: evaluation of an old technique and introduction of a new one. J Oral Maxillofac Surg. 1990;48:1161-1167.
4. Nizam A, Gopal RN, Naing L, Hakim AB, Samsudin AR. Dimensional accuracy of the skull models produced by rapid prototyping technology using stereolithography apparatus. Archives of Orofacial Sciences. 2006;1:60-66.
5. Choi JY, Choi JH, Kim NK, Kim Y, Lee JK, Kim MK, Lee JH, Kim MJ. Analysis of errors in medical rapid prototyping models. Int J Oral Maxillofac Surg. 2002;31(1):23-32.
6. Hassfeld S, Muhling J, Zoller J. Intraoperative navigation in oral and maxillofacial surgery. Int J Oral Maxillofac Surg. 1995;24(1 Pt 2):111-119.
7. Hassfeld S, Muhling J. Computer assisted oral and maxillofacial surgery: a review and an assessment of technology. Int J Oral Maxillofac Surg. 2001;30(1):2-13.
8. Wagner A, Ploder O, Enislidis G, Truppe M, Ewers R. Image-guided surgery. Int J Oral Maxillofac Surg. 1996;25(2):147-151.
9. Wagner A, Ploder O, Enislidis G, Truppe M, Ewers R. Virtual image guided navigation in tumor surgery-technical innovation. J Craniomaxillofac Surg. 1995;23(5):271-273.
10. Wagner A, Rasse M, Millesi W *et al.* Virtual reality for orthognathic surgery: the augmented reality environment concept. J Oral Maxillofac Surg. 1997;55(5):456.
11. Watzinger F, Birkfellner W, Wanschitz F, Ziya F, Wagner A, Kremser J, Kainberger F, Huber K, Bergmann H, Ewers R. Placement of endosteal implants in the zygoma after maxillectomy: a cadaver study using surgical navigation. Plast Reconstr Surg. 2001;107(3):659-667.
12. Ewers R, Schicho K, Wagner A, Undt G, Seemann R, Figl M, Truppe M. Seven years of clinical experience with teleconsultation in craniomaxillofacial surgery. J Oral Maxillofac Surg. 2005;63(10):1447-1454.
13. Wagner A, Millesi W, Watzinger F, Truppe M, Rasse M, Enislidis G, Kermer C, Ewers R. Clinical experience with interactive teleconsultation and teleassistance in craniomaxillofacial surgical procedures. J Oral Maxillofac Surg. 1999;57(12):1413-1418.
14. Eliashar R, Sichel J, Gross M, Hocwald E, Dano I, Biron A, Ben-Yaacov A, Goldfarb A, Elidan J.

Image of guided navigation system-a new technology for complex endoscopic endonasal surgery. Postgrad Med J. 2003;79(938):686-690.

15. Schicho K, Figl M, Seemann R, Ewers R, Lambrecht JT, Wagner A, Watzinger F, Baumann A, Kainberger F, Fruehwald J, Klug C. Accuracy of treatment planning based on stereolithography in computer assisted surgery. Med Phys. 2006;33(9):3408-3417.
16. Jones RM, Khambay BS, McHugh S, Ayoub AF. The validity of a computer-assisted simulation system for orthognathic surgery(CASSOS) for planning the surgical correction of class III skeletal deformities: single-jaw versus bimaxillary surgery. Int J Oral Maxillofac Surg. 2007;36(10):900-908.
17. Choi JY, Song KG, Baek SH. Virtual model surgery and wafer fabrication for orthognathic surgery. Int J Oral Maxillofac Surg. 2009;38(12):1306-1310.

16

삼각측량기법을 이용한 광학 추적시스템의 상악골 변위 계측에 대한 정확성 검증

Accuracy verification of optical tracking system for the maxillary displacement estimation by using of triangulation

구강악안면외과 의사에게 악교정수술은 필수적인 수술 분야이다. 이를 성공적으로 진행하기 위해서는 정확한 계측을 통하여 상악골 및 하악골의 골편을 적절한 위치에 고정시키는 것이 무엇보다 중요하다. 동시에 심미적으로 환자가 만족할 수 있고 기능적으로도 좋은 결과를 얻기 위한 상악골과 하악골이 이상적인 정중선을 유지하며 좌우 대칭을 이루면서 삼차원적으로 계획된 위치에 잘 고정되어야 하는 것이 기본 술기라 할 수 있다. 현재까지 일반적으로 활용되고 있는 방법은 반조절성 교합기에 인기된 모형상에서 치료 계획에 따라 모형수술을 시행한 후, 이를 바탕으로 제작된 중간상 스플린트를 수술 중에 사용하여 하악골에 기준하여 상악골을 재위치시키는 것이다. 이는 실제 수술에서는 환자의 하악골 움직임이 최소한이라는 가정하에 중간상 스플린트를 하악골에 기준하여 두개골에서 분리된 상악골을 원하는 위치에 고정한다. 재위치된 상악골은 수술 전에 계획한 계측점 간의 거리 변화 및 술자의 경험적인 판단에 의존하여 고정됨으로써 수술이 진행된다. 그러나 이 방법은 수술 도중에 임상적인 수작업으로 변위 되는 정도를 측정해야 하며 환자 머리의 위치, 부종 정도 및 근육이완제의 사용 정도 등 수술 시 변화하는 환경의 영향을 많이 받게 될 뿐 아니라, 수작업에 의존하는 기존의 방사선 사진과 모형 분석 및 교합기상의 모형 제작에 의존하는 방법에서 크게 벗어나지 못하는 단점이 있다.[1-3]

정확성을 보다 향상시키기 위한 방안으로서 악교정수술에서 상악골 고정을 위한 실시간 계측을 바탕으로 하는 광학 추적시스템을 이용한 항법수술법이 외국에서 일부 제안되었고, 여러 선행 연구가 이루어져 왔다. 광학 추적시스템을 이용한 항법수술을 하기 위해서는 광학 추적 카메라, 적외선 반사체(infrared reflector) 및 이를 운용하기 위한 컴퓨터 프로그램으로 구성된 시스템이 구축되어야 한다.[3-9] 컴퓨터 프로그램은 수술 계획 정보를 바탕으로 술전 상악골의 위치로부터 술후 상악골의 고정 위치를 계산해 내어 삼차원 컴퓨터 단층촬영(3D CT) 화면에 표시하여 수술 중 원하는 목표 위치로 안내할 수 있어야 하는데, 저자들은 최근에 이러한 수술 전후의 상악골의 변화 양상에 대한 유사변환 공식을 적용하여 변환 알고리듬 변환식을 구한 바 있었으며, RP 모형을 이용하여 가상수술을 시행하여 상악골 이동 시 기준점에 대한 거리를 측정하여 광학 추적시스템의 악교정수술 시 적용에 대한 일관된 연구를 진행한 바 있었다.[3-5]

삼각측량기법(triangulation)은 대표적인 위치 척도 기법으로 인공위성 위치 확인 시스템(global positioning system: GPS)의 측위 원리이며, 동시에 삼면법 측위 방법이라고도 불리는 측위 방식 중 하나로서 이 연구에서 수술 전후의 공간적 위치를 계측하기 위하여 의학적으로 적용하였다.[10, 11] 최근까지 시판되고 있는 광학 추적시스템은 악교정수술을 목적으로 개발된 것이 아니어서 그 적용 방식이 번거롭고 술자를 비롯한 수술진의 시술을 방해하는 측면이 있었다. 또한, 광학 추적시스템을 이용한 측정 자체의 정확성도 아직 충분한 검증이 되지 않았기에 이 장에서는 술중 광학 추적시스템을 시술에 방해 없이 적용하기 위한 보다 실용적이면서 정확성과 재현성을 담보할 수 있는 방안을 강구하고자 르포씨 제1형 골절단술을 시행한 환자를 대상으로 삼각측량기법을 이용한 방법을 고안하였다.

I. 광학 추적시스템을 이용한 상악골 변위 계측

광학 추적시스템으로 NDI사의 Polaris Vicra®(Northern Digital Inc., Ontario, Canada) 광학 카메라(그림 16.1.A)의 수동적 방식을 사용하였고 수술 기구에 적외선 반사체를 부착하였다(그림 16.1.B). 구표지자 스플린트는 두 가지 용도로 사용하여 악교정수술 전의 3D CT와 피험자와의 정보를 연동시키기는 등록 과정에서 사용하였고, 동시에 구표지자의 위치 변화를 통해 골편의 이동을 측정하는 계측점의 용도로 사용하였다. 이러한 두 가지 용도를 감안하여 스플린트 설계 시 구표지자의 위치는 수직적 높이를 달리하여 우측 구치부, 우측 견치부, 전치부, 좌측 견치부, 좌측 구치부의 다섯 부위로 위치시켜서 제작하였다(그림 16.1.C). CT상에서 표지가 잘 되게 하기 위해 표지자는 직경 5.0mm의 금속구를 제작하였으며, 등록 과정과 측정을 위해서는 여러 탐침자의 말단부를 금속구 부분에 정확하고 재현성 있게 적합시켜야 하므로 금속구에 라운드 버를 이용하여 직경 약 1.5mm 크기의 반구 형태의 홈을 파서 사용하였다. 또한, 구표지자의 수직적 높이를 달리함으로써 등록 과정의 범위를 넓혀 악교정수술 내에서 정확성을 높이도록 고려하였다.

적외선 반사체가 달린 두부장착 추적시스템(head tracker)은 신경외과 수술 시 많이 활용되는 장치이나 악교정수술은 신경외과 수술과는 달리 수술 중 두부가 고정되지 않는 단점이 있어서, 광학 추적시스템을 사용할 경우 절대 좌표계를 기반으로 할 수 없고, 두부의 특정점을 기준점으로 하여 이로부터 상대적인 좌표관계를 확립해야 계측 시 두부의 위치가 변해도 그 위치 관계가 변하지 않음을 고려하였다. 광학 추적시스템에서는 적외선 반사체가 달린 두부장착 추적시스템이 두부 상에 기준점을 설정해 주는 역할을 하므로 재부착 시 기존의 헤어밴드 형태의 상용품인 Polaris Vicra® 의 부속품을 활용하였다. 또한, 적외선 반사체가 달려 있는 기구의 위치는 기준점이 되는 적외선 반사체가 달린 두부장착 추적시스템과의 상대적 위치 관계를 통해 결정되도록 고안하였다(그림 16.1.D). 아울러 고정을 확고히 하고 보다 높은 재현성을 위해 아쿠아플라스트(Aquaplast® splinting material)와 작은 고정나사를 이용하여 재장착되도록 동시에 고안하여 진행하였다(그림 16.2). 안면 인상체는 비근점(nasion)보다 약간 하방에서 시작하여 비근점을 포함하고 안와 부위는 피해야 하며 이마의 2/3 정도를 덮도록 디자인하였다. 악교정수술 시 계측을 위하여 비근점에 작은 고정 나사를 식립하게 되는데 이를 이용하여 첫 고정을 시행하고 좌우 상안와연 부근에 2개의 작은 고정나사를 더 식립하여 고정성을 높였다. 안면 인상체 위에 다시 고정나사를 이용하여 두부장착 추적시스템을 고정하였는데 고정한 나사만 풀거나 조여줌으로써 탈착 및 재장착 과정을 정확하고 재현성 있게 수행하도록 하였다.

사이버메드사에서 개발한 OnDemand3D®(Cybermed Co., Seoul, Korea) 항법수술용 프로그램을 활용하여 광학 추적시스템의 제어 및 이를 활용한 계측을 시행하였다. 우선 대상 환자의 CT 영상 파일을 이 프로그램의 데이터베이스에 입력해야 하는데 이때 CT 영상 파일은 이차원적인 단층촬영상을 의학용 DICOM 파일로 변환하여 입력하였다. 이 프로그램은 적외선 카메라가 인지한 기구 및 탐침의 현 위치를 CT 화면에 표시할 수 있으며 CT 화면상에서 거리계측이 가능하다. 지정된 복수의 위치로부터 특정 위치까지의 거리를 동시에 측정할 수도 있는데 이 연구에서는 술후 구표지자의 위치 좌표를 추정하기 위하여 이 기능을 이용하여 술전 5개의 구표지자들의 위치로부터 술후 변화된 위치에 놓여 있는 각 구표지자까지의 거리를 측정하였다(그림 16.3). 이 프로그램에는 MMI(maximal mutual information) 알고리듬에 기반하며 상호 최대한의 일치를 나타내도록 두 CT상을 중첩해 주는 기능이 있는데, 이 기능을 활용하여 수술 전후의 두 CT상을 중첩시켜서 수술 전후의 골편의 변위를 확인할 수 있었다. 술전 CT와 술후 CT의 중첩상으로 구표지자의 술전, 술후 변위량을 계측하였고, 이로부터 술후 구표지자의 좌표를 정하였으며(그림 16.4), 광학 추적시스템을 이용하여 계측한 위치 좌표 값과 술전, 술후 CT 비교를 통해 계측한 위치 좌표 값을 비교함으

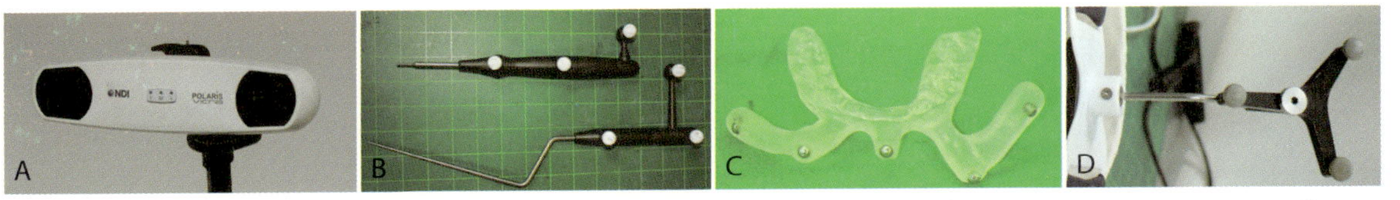

그림 16.1 Hardwares used in this clinical study, (A) Infrared Polaris Vicra® camera, (B) Registration probe® with infrared reflectors(upper) and TSA Probe®(lower, Cybermed Co., Seoul, Korea), (C) Surgical Stent with five metal ball markers points in different positions designed for this study, (D) Head Tracker with infrared reflectors(Cybermed Co., Seoul, Korea)

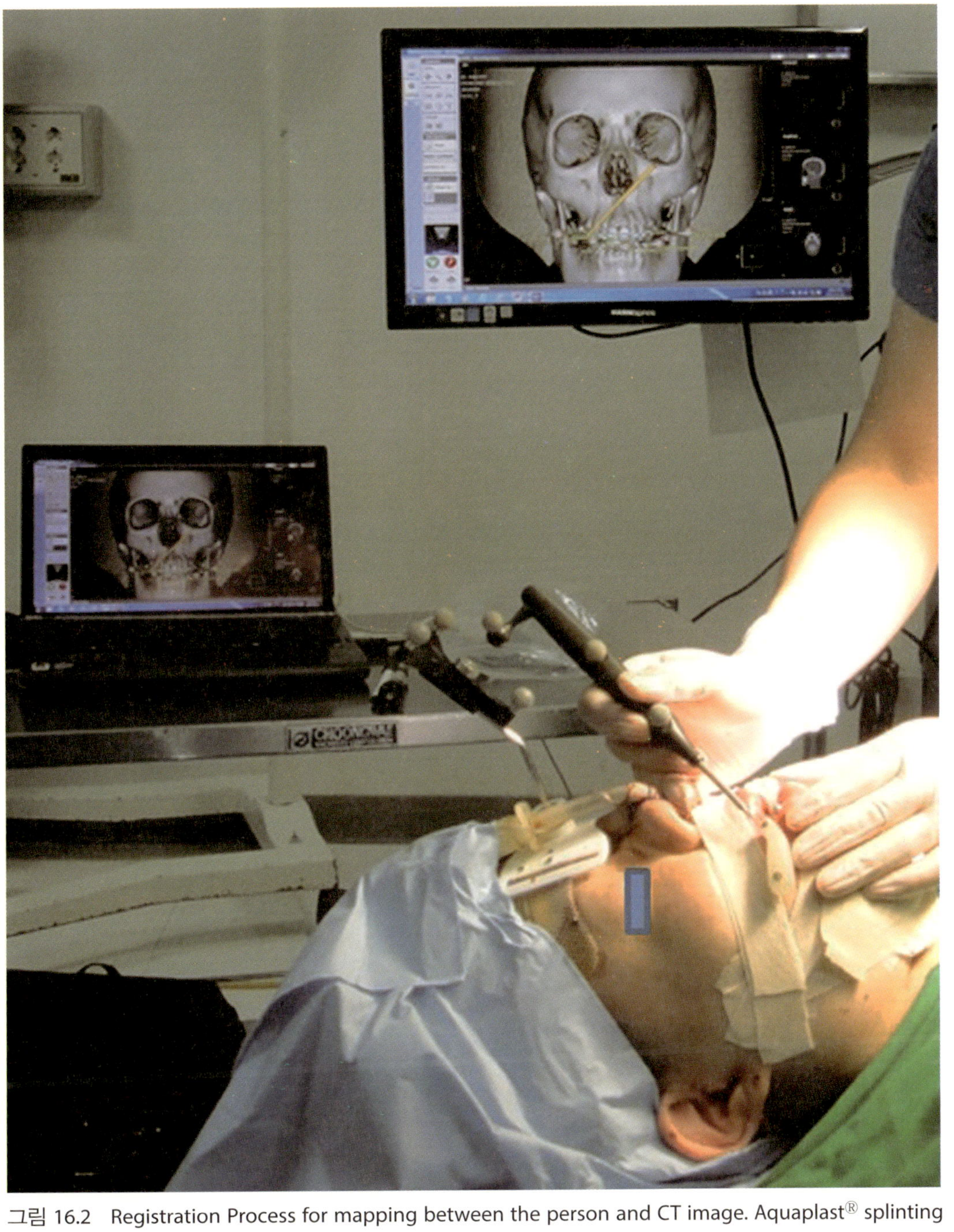

그림 16.2 Registration Process for mapping between the person and CT image. Aquaplast® splinting material and mini-screw were used for fixation of head tracker

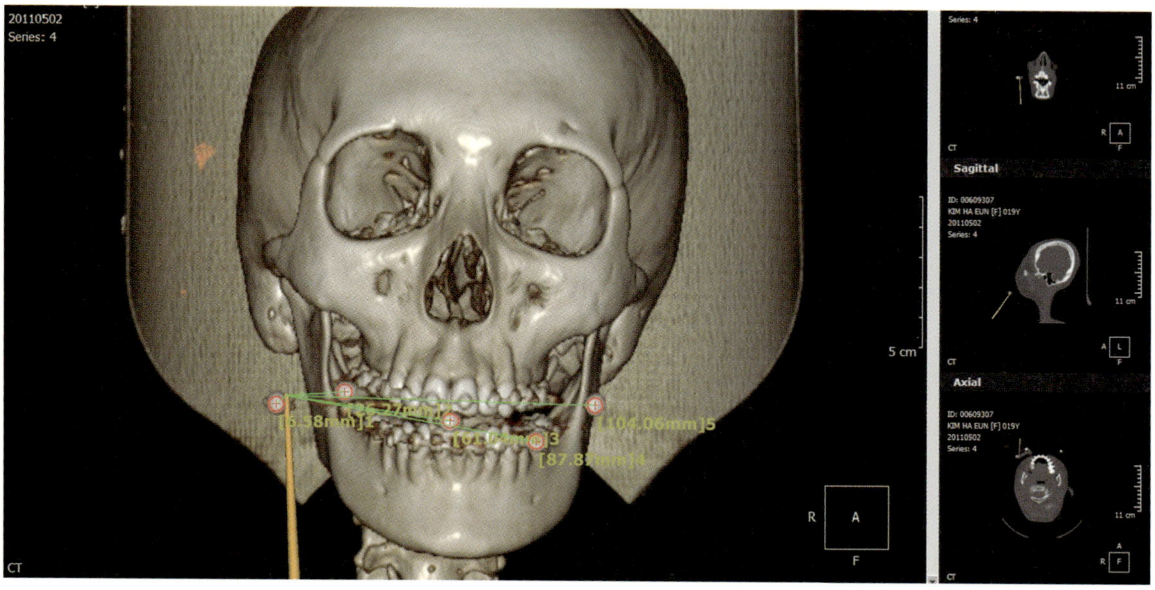

그림 16.3 Measuring the distances between preoperative positions of five ball markers and postoperative position of ball marker. Distances can be measured simultaneously by OnDemand3D®

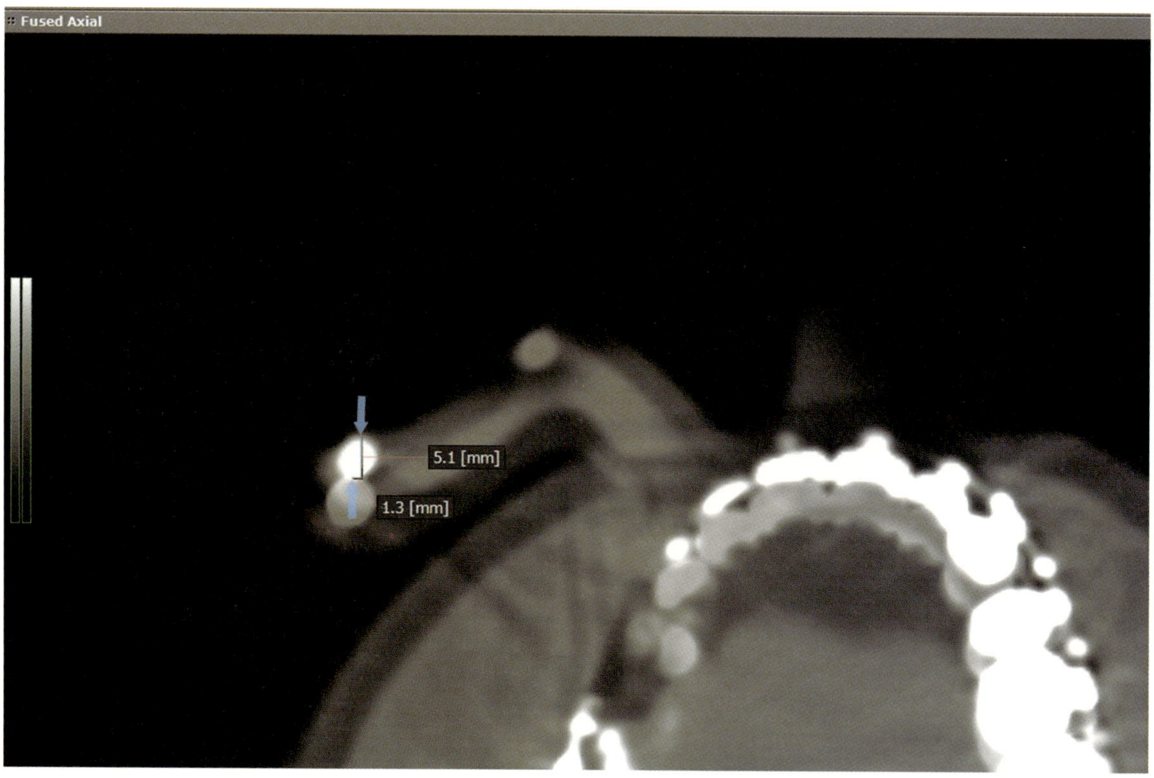

그림 16.4 The fused image from pre-, and post-operative CT. Image fusion is performed by OnDemand3D Fusion® software which based on mutual maximal information algorithm

로서 광학 추적시스템을 이용한 측정의 정확성을 검증하였다.

르포씨 제1형 골절단술을 포함한 악교정수술이 시행된 환자 7명, 남성 4명 및 여성 3명에 대해 진단준비 과정에서 인상을 채득하고 구표지자 스플린트(ball marker splint)를 제작하여 이 스플린트를 구강내에 장착한 상태에서 술전 CT를 촬영하였다. 악교정수술을 진행하기 전에 피험자는 구표지자 스플린트와 적외선 반사체가 달린 추적시스템을 두부에 장착하고 촬영된 3D CT 사진과 환자의 위치정보를 연동하기 위한 등록 과정을 거쳤으며, 이 과정에서 7명의 피험자는 무작위로 각각 4명과 3명의 군별로 나뉘었다. A군은 두부장착 추적시스템의 고정 및 재부착 시 기존의 헤어밴드 형태의 상용품을 적용하였으며, B군은 아쿠아플러스터 및 작은 고정나사를 이용하여 고정 및 재부착을 시행하였다. 피험자는 악교정수술을 위한 진단준비 과정에서 진단을 위한 인상채득과 동시에 구표지자 스플린트를 제작하기 위한 인상을 한 번 더 채득하고, 이를 이용하여 제작한 스플린트를 장착한 상태로 3D CT를 촬영하였다. 촬영된 3D CT 영상 화면에는 구표지자 스플린트의 금속구가 표지되며, 촬영된 3D CT 영상정보는 DICOM 파일로 컴퓨터에 전송되어 OnDemand3D® 프로그램상에 등록되도록 하였다. 이후의 수술준비 과정은 기존 악교정수술 준비 과정과 동일하게 진행하였다. 수술장에 광학 추적 카메라인 Polaris Vicra®의 인지 범위를 고려하여 피험자의 1.5m 상방에서 카메라 전방부가 적외선 반사체가 달린 두부장착 추적시스템을 바라보는 방향으로 수술장 내에 설치하였으며, 광학 추적시스템은 컴퓨터와 USB 포트로 연결되어 통신함으로써 OnDemand3D® 프로그램상에서 장치를 제어하였다. 따라서 등록 과정과 계측 과정은 모두 OnDemand3D® 프로그램상에서 진행하였고, 그 외 등록 과정 및 계측을 위하여 적외선 반사체가 달린 탐침 및 두부장착 추적시스템 그리고 구표지자 스플린트를 준비하였으며 B군의 환자들에서는 수술 전에 아쿠아플라스트를 이용하여 안면부의 인상을 채득하였다.

등록 과정은 피험자와 3D CT 사이의 위치 관계를 사상(mapping)하는 것으로 두 위치를 연동시키는 과정이라 할 수 있다(그림 16.2). 이 과정을 거치고 나면 술자가 계측용 탐침을 피험자의 어느 특정 부위에 올려놓으면 CT 화면상에 나타난 계측용 탐침 또한 동일한 특정 부위를 가리키게 된다. 이를 위해 CT 화면상에 피험자와 사상시킬 부위를 세 군데 이상 선정하여야 하는데, 이는 피험자와 CT 사진 간에 삼차원적 위치 관계를 사상하려면 최소 세 부위 이상의 점대점(point to point) 관계를 둘 사이에 지정해 주어야 하기 때문이다. 광학 추적시스템은 이 사상 부위를 둘레로 한 범위 안에서 프로그램상에서 등록 과정이 종료된 후에 근제곱평균의 오차 값으로 주어지는 등록 오차만큼의 정확도를 보장하여야 하므로 정확성을 높이기 위해서 사상될 부위의 위치가 변하지 않도록, 동시에 술자가 인지하기 쉽고 탐침에 의한 적합이 정확하고 재현성이 있도록 조작하였다. 고정성과 재현성의 측면에서 연조직보다는 경조직 부위를 대상으로 하여야 하고 경조직 중의 골은 연조직 하에 있어 정확한 위치를 재현하기 어렵고 침습적으로 진행할 수 있으므로 치아 부위를 이용하여 상악 치아에 적합시키는 구표지자 스플린트를 활용하였다. 전술한 바와 같이 스플린트 상 5개의 금속구 표지자는 각각의 수직적 높이를 달리 제작하고, 동시에 구표면에는 등록 및 계측용 탐침이 정확하고 재현성 있게 적합될 수 있도록 라운드 버로 약 1.5mm의 홈을 파서 준비하였다. 환자는 구표지자 스플린트를 착용하고 술전 CT를 촬영했으므로 CT 사진상에는 금속구 표지자에 의한 구모양의 표지가 남아 있으며 1.5mm의 홈이 파인 부분은 CT 화면에서 보다 흐릿하게 구분되어서 구모양으로 표지된 부분 중에서도 이 부위를 CT상의 사상 부위로 정하였고 표지자는 5개의 점 모두 사상 부위로 활용하였고, 또한 5개 점의 사상 부위는 골편의 이동양상의 변화를 보기 위한 계측점으로도 같이 활용되었다.

CT상에서 사상될 부위를 정한 후 피험자의 두부에 적외선 반사체가 달린 두부장착 추적시스템을 착용시키고 구강내에는 상악 치아에 맞춰 구표지자 스플린트를 장착시킨다. 두부장착 추적시스템은 두부가 고정되지 않는 수술에서 상대적 기준점의 역할을 한다. 스플린트의 금속구 홈 부분은 피험자에게 있어 CT상의 사상 부위의 대응점이 되며, CT상에 사상 부위를 선정해 주고 광학 추적시스템이 적외선 반사체가 달린 두부장착 추적시스템과 등록용 탐침을 인지한 상태에서 등록용 탐침을 사상 부위에 위치시키면 등록 과정이 진행된다. 등록 순서는 우측부터 좌측으로 순차적으로 하였고 등록 후 등록 오차 값을 참고하면서 오차 값이 높은 경우에는 다시 등록 과정을 반복하였다. 등록 과정 종료 후, 구표지자 스플린트와 적외선 표지자가 달린 두부장착 추적시스템을 탈착한 후에 통상적인 악교정수술을 진행하였다.

수술 종료 후 피험자에게 적외선 반사체가 달린 두부장착 추적시스템을 재착용하고, 구표지자 스플린트를 다시 상악에 맞추어 장착한 후에 광학 추적시스템을 이용하여 수술 전의 각 구표지자의 위치에서부터 술후 변화된 구표지자의 위치까지의 거리를 구하였다. 그리고 수술 후 5일 내에 다시 상악의 구표지자 스플린트를 맞추어 물고 술후 CT 촬영을 하여 CT상의 변위차를 확인하였다.

II. 삼각측량기법을 이용한 계측치 분석

정확한 계측치 분석을 위해 수술 전 CT 사진상에서 구표지자들의 좌표를 정하였는데 구표지자들의 좌표는 첫 번째 사상 부위로 활용된 부분인 가장 우측에 있는 구표지자의 홈이 파인 부분의 좌표를 (0, 0, 0)으로 정한 후 OnDemand3D® 프로그램에서

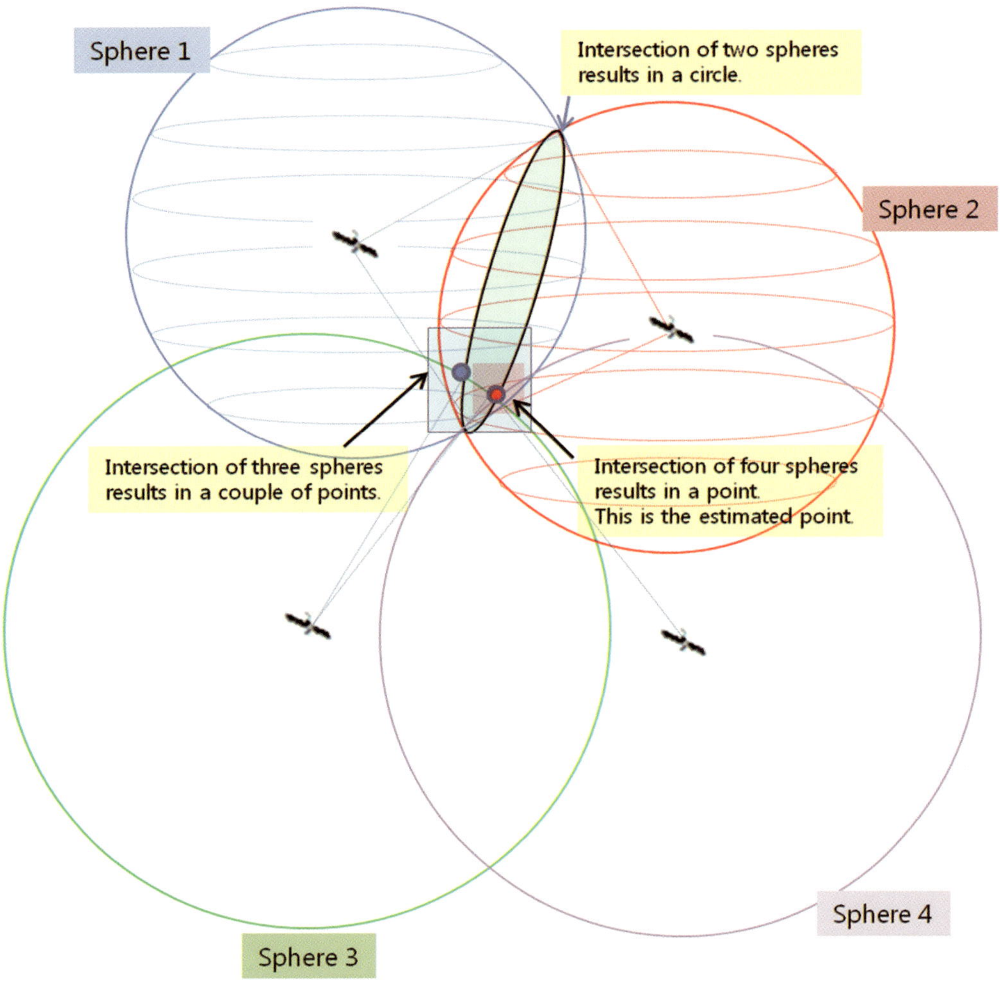

그림 16.5 Schematic diagram of the triangulation combined by global positioning system(GPS) tracking principle

시상면과 수평면 상의 CT 결과를 계측하여 나머지 4개의 구표지자의 좌표로 계산하였다. 피험자를 기준으로 x 축은 좌우측 방향으로 y 축은 전후방 방향으로 z 축은 상하 방향으로 하여 좌측, 전방 및 상방을 + 방향으로 정하였다. 이 좌표와 광학 추적시스템을 이용하여 얻은 술전 구표지자들의 위치로부터 술후 이동된 각 표지자까지의 거리 정보를 이용하여 술후 구표지자의 좌표를 구하였으며, 이때 좌표는 GPS의 측위 원리인 삼면법 측위 방법을 이용하여 구하였다. 이는 좌표를 알고 있는 4개의 지점으로부터 좌표를 구하고자 하는 지점까지 계측된 4개의 거리 정보로부터 좌표(x, y, z)의 추정 좌표(,) 값을 계산하는 과정으로 그림 16.5에 그 기하학적 원리를 도식으로 정리하였다.[10, 11]

5개의 점에서 측정한 거리 정보를 바탕으로 5개로부터 4개를 조합하는 경우의 수는 다섯 가지이고 이 다섯 가지 조합으로부터의 좌표(x, y, z)의 추정 좌표(,)를 모두 계산하고, 계산된 추정 좌표(,) 값을 미지수(x, y, z) 대신 거리 계산식에 대입하여 추정 좌표와 술전 구표지자들 사이의 거리(d)를 계산하였다. 추정 좌표 값이 정확할수록 추정 좌표를 통해 계산한 거리와 실제 측정된 거리 d는 일치하여야 하므로, 가능한 추정 좌표 값들(,) 중에서도 추정 좌표와 5개의 구표지자 사이에서 계산된 거리(d)와 광학 측정장치로 측정된 거리(d)의 평균 제곱근 오차(root mean square error)를 최소로 만드는 추정 좌표 값이 가장 정확한 술후 구표지자 좌표의 후보로서 산정하였다. 이 평균 제곱근 오차를 최소로 나타내는 좌표를 CT 영상에 나타난 탐침의 위치와 대조해 보아 모순이 없다고 본 경우 이를 술후 구표지자의 좌표 값으로 확정하였고, 타당하지 않다고 판단된 경우에는 그다음으로 낮은 평균 제곱근 오차를 보이는 좌표 값을 후보로 하여 CT 영상의 탐침 위치와 다시 대조하여 타당성이 있을 경우에 이를 술후 구표지자의 좌표 값으로 확정하였다. 추정 좌표의 경우수 다섯 가지 모두에서 평균 제곱근 오차 값이 너무 높게 나타나거나, 혹은 평균 제곱근 오차 값이 높지 않더라도 CT 영상에 나타난 탐침 위치와 대조하였을 때의 모순이 있는 등의 이유로 적합한 좌표 값을 얻지 못한 경우에는 CT 영상의 탐침 위치를 보고 추정되는 위치 범위를 대략적으로 설정한 후 그 구간 내의 값을 0.01mm 단위로 끊어 순차 반복 대입하여 평균 제곱근 오차의 값을 최소로 나타내는 값(,)을 찾아 이를 구표지자의 좌표 값으로 정하였다. 이와 같은 순차 반복 대입에는 Microsoft Excel®(Microsoft Co., USA) 프로그램을 활용하였다.

술후 CT 결과는 술전 CT와의 비교를 통해 술후 CT에 나타난 구표지자의 좌표를 정하였으며, 영상 중첩은 MMI 알고리듬에 기반하여 상호 최대한의 일치를 나타내도록 두 CT상을 중첩하였다. 첫 번째 사상 부위로 활용된 부분인 술전 CT의 가장 우측에 있는 구표지자의 홈이 파인 부분을 통해 변화 여부를 수술 전후의 구표지자의 변위로써 변위를 계측하였는데, 이 중첩상을 시상면과 수평면 그리고 삼차원상에서 분석하여 술후 구표지자의 변위된 좌표를 정하였다. 광학 추적시스템을 통한 계측의 정확성을 검증하기 위해서 광학 추적시스템의 거리계측과 삼각측량법을 활용해 추정한 술후 구표지자들의 추정 좌표(,)와 술후 CT를 통하여 구한 술후 구표지자들의 좌표(x, y, z)를 비교하였다.

수술 전 구표지자의 삼차원 좌표인 P 값과 수술 후 광학 추적시스템을 이용한 거리계측 및 삼각측량기법에 의해 추정한 구표지자의 좌표인 F는 표 16.1과 같다. 각각의 추정된 구표지자 좌표에 대한 평균 제곱근 오차인 값도 표 16.1에 기술하였으며 추정된 좌표와 수술 전 구표지자의 좌표 사이의 거리를 계산한 광학 추적시스템으로부터 계측된 거리 값인 d 값의 평균 제곱근 오차가 작을수록 추정된 좌표는 실좌표값에 근접하여 산출되었다. 장착된 구표지자 스플린트에는 5개의 구표지자가 있으므로 술후 측정에 참여한 7명의 환자 모두에서 총 35개의 구표지자 좌표를 추정하였으며, 추정된 구표지자 좌표들의 평균 제곱근 오차 값의 평균은 0.883mm이고 표준편차는 0.509mm였다. 평균 제곱근 오차 값에 대한 기여도가 각 축에서 동일하다고 가정하면 한 축의 평균 제곱근 오차 값은 0.510mm이고 그 표준편차는 0.294mm였다. 이는 구표지자의 실제 x 좌표에 대하여 추정 좌표는 평균적으로 약 0.510mm 오차를 지니고 오차 값이 0.216~0.804mm 구간에 있을 확률은 약 68%라는 것을 의미하였다.

CT 영상의 중첩으로부터 계측한 구표지자의 변위를 분석한 결과 각각의 수술 계획과 5개의 구표지자의 변위, 변위량의 평균 및 표준편차를 표 16.2에 정리하였다. 구표지자 변위의 전체적인 경향은 수술 계획과 부합하였으나 변위량에 있어서는 수술 계획과 비교하였을 때 대략 0.5~2.0mm 정도의 차이를 보였다. 피험자별로 5개의 구표지자들의 Δx, Δy, Δz에 대한 표준편차를 구하고 다시 이에 대한 3명의 피험자의 평균값을 구하여 분석해 본 결과 좌-우 방향인 Δx의 표준편차의 평균값이 0.55mm로 가장 적었고 전-후 방향인 Δy 값이나 상-하 방향인 Δz의 표준편차의 평균값은 1.46mm, 1.55mm로 Δx의 표준편차에 비해 확연히 높았다. 이는 Δx가 주로 평행이동(translation)에 의해 야기되는 반면 Δy, Δz에서는 평행이동 외에 교합면 경사 수정(canting correction)을 위한 회전이동(rotation)에 의한 영향도 크기 때문에 나타난 결과로 생각되었다. 5개의 구표지자는 스플린트 상에 고정되어 같이 움직이지만, 평행이동이 아닌 회전운동의 경우는 각 구표지자의 위치에 따라 변위가 서로 달라지게 되며 이로 인하여 구표지자들 사이의 변위에 편차가 발생하였고, 5개 구표지자 변위량 ΔL의 표준편차의 평균값은 0.89mm로써 5개의 구표지자는 스플린트 상에 고정되어 같이 움직이는 관계에 있으므로 구표지자들의 변위에 대한 표준편차가 크지 않았음을 알 수 있었다.

A군 피험자들의 수술에서 계획된 상악골의 변위량은 술후 CT를 촬영한 3명의 B군 피험자들의 수술 계획과 비교하였을 때 그 값이 크지 않고 전체적으로 보면 동등한 수준의 변위량이 계획되었다고 할 수 있다. 피험자 대부분은 상악골의 정중선 이동 및 전방변위, 교합면 경사 수정에 있어 대략 1~2mm 정도의 변위량이 보였는데, A군 피험자들의 술후 구표지자들의 평균 변위량은 술후 CT를 촬영한 3명의 B군 피험자에서 나타난 평균값과 유사하였다. 그러나 광학 추적시스템으로 계측한 변위량에 대한 A군 피험자들의 평균값은 16.64mm, 각 축에 대한 변위량의 평균값은 x 축 방향으로 3.34mm, y 축 방향으로 11.64mm, z 축 방향으로 8.67mm로서 수술 계획으로부터 예측한 변위 값과는 큰 차이를 보였다. 술후 CT 영상을 촬영한 3명의 B군 피험자에서 CT 영상의 중첩으로부터 계측된 변위량의 평균값은 4.51mm였으며, 각 축에 대한 변위량의 평균값은 x 축 방향으로 0.89mm, y 축 방향으로 3.13mm, z 축 방향으로 2.38mm였다(표 16.2, 16.3).

B군에서는 CT 중첩에 의해 계측된 좌표 값과 대비하여 가장 오차가 작은 케이스는 피험자 1에서였는데 5개의 구표지자에 대한 오차의 평균값은 1.59mm였으

표 16.1 Three dimensional coordinates of pre-operative(P) and post-operative ball markers(F). Coordinates of post-operative ball markers are obtained from the triangulation method with distances measured by optical tracking system. Average root mean square errors(RMSE*) are also described. As the error decreases, the estimated coordinates(,) is closer to real value(x, y, z)

(mm)

Patient	Splint	P			F			RMSE*
		$\bar{x}$	$\bar{y}$	$\bar{z}$	$\bar{x}$	$\bar{y}$	$\bar{z}$	
A1	Ball 1	0.0	0.0	0.0	-4.73	17.93	-14.27	0.089
	Ball 2	14.5	24.0	-24.8	15.91	27.86	-45.92	0.134
	Ball 3	53.0	45.5	11.8	62.97	48.50	-12.91	0.390
	Ball 4	88.2	36.5	-9.9	96.98	22.03	-32.11	0.416
	Ball 5	111.2	12.0	11.0	113.97	-5.99	-4.49	0.953
A2	Ball 1	0.0	0.0	0.0	-2.47	22.45	9.59	0.306
	Ball 2	23.0	28.6	11.6	23.32	44.02	22.83	0.611
	Ball 3	50.4	16.1	7.9	49.15	37.31	14.48	0.762
	Ball 4	79.4	23.7	-0.7	79.48	37.24	7.99	1.016
	Ball 5	98.9	12.7	14.7	97.80	19.01	20.40	0.912
A3	Ball 1	0.0	0.0	0.0	-4.51	-4.40	-4.18	1.629
	Ball 2	20.3	22.0	8.3	11.41	15.69	4.37	1.146
	Ball 3	61.2	26.7	2.4	52.21	32.30	-2.70	1.171
	Ball 4	84.7	15.4	-4.3	82.32	19.77	-10.31	0.911
	Ball 5	97.9	-2.4	4.4	98.48	5.62	0.32	1.121
A4	Ball 1	0.0	0.0	0.0	-0.10	13.75	4.42	0.721
	Ball 2	22.3	22.8	-15.8	19.41	39.7	-10.80	0.823
	Ball 3	55.5	21.1	-3.7	54.01	33.70	-1.40	0.800
	Ball 4	83.1	29.4	8.8	82.61	42.41	10.60	1.967
	Ball 5	105.9	5.8	-2.6	109.54	17.57	-5.62	0.369
B1	Ball 1	0.0	0.0	0.0	1.80	3.39	4.00	1.280
	Ball 2	23.0	18.1	3.8	24.69	19.54	5.88	1.602
	Ball 3	58.1	20.4	-6.1	59.69	22.02	-4.41	1.087
	Ball 4	87.2	19.6	-13.2	89.30	22.01	-11.19	1.065
	Ball 5	107.3	13.7	0.1	108.49	16.10	1.20	0.407
	Ball 1	0.0	0.0	0.0	-5.97	11.74	2.37	0.649
	Ball 2	24.7	11.1	9.0	20.71	19.79	13.00	1.115
	Ball 3	56.4	16.8	-5.7	53.50	25.00	-4.50	1.995
	Ball 4	85.4	3.9	-12.6	80.90	9.00	-12.50	1.694
	Ball 5	113.9	-11.4	-6.0	108.50	-12.10	-8.00	1.690
	Ball 1	0.0	0.0	0.0	-7.83	2.40	6.48	0.444
	Ball 2	17.9	9.2	11.0	9.55	15.50	14.32	0.478
	Ball 3	50.5	18.7	-2.9	42.99	20.80	-0.59	0.444
	Ball 4	81.9	4.4	-4.7	75.79	8.25	-7.15	0.333
	Ball 5	100.3	-6.2	5.1	96.61	-5.43	-2.19	0.390
Average of RMSE								0.883
STD of RMSE								0.509

$$* \ \mathrm{RMSE} = \sqrt{\frac{\sum_{k=1}^{5} (\tilde{d}_k - d_k)^2}{5}}$$

$$d_k = \sqrt{(\tilde{x}_k - x)^2 + (\tilde{y}_k - y)^2 + (\tilde{z}_k - z)^2}\ , \quad \tilde{d}_k = \sqrt{(\tilde{x}_k - \bar{x})^2 + (\tilde{y}_k - \bar{y})^2 + (\tilde{z}_k - \bar{z})^2}$$

d_k = measured distances by optical tracking system
$\tilde{d}_k$ = calculated distances from coordinates of pre-operative ball markers and estimated coordinates

$(\bar{x}, \bar{y}, \bar{z})$: Three dimensional coordinates of pre-operative ball markers.
$(\tilde{x}, \tilde{y}, \tilde{z})$: Estimated coordinates of ball markers obtained from the triangulation method with distances measured by optical tracking system
(x, y, z) : Real coordinates of ball markers (In this study, we measured them from fused CT Image)

표 16.2 The displacements of five ball markers of of three patients(Group B) are computed from the difference between pre-operative ball markers' coordinates and post-operative ball markers' coordinates obtained from fused image. The fused image is created from pre- and post-operative CT image using the OnDemand3D program. The average and standard deviation of the five ball markers' coordinates and operation plans are also described

(mm)

Patient	Splint	Δx	Δy	Δz	ΔL	OP Plan
B1	Ball 1	1.5	4.5	3.5	5.89	Mx : Le Fort I osteotomy 1) Midline correction : Shift to 1t 0.5mm 2) Caning correction : #16(1.5mm↑), #26(0mm) 3) Anterior impaction : 1mm 4) A-P advance : 2mm Mx : Le Fort I osteotomy
	Ball 2	1.5	3.7	3.8	5.51	
	Ball 3	1.2	3.4	3.3	4.89	
	Ball 4	1.3	3.2	2.0	3.99	
	Ball 5	1	2.3	0.9	2.66	
	Average	1.3	3.42	2.7	4.59	
	S.D (σ)	0.19	0.71	1.09	1.16	
B2	Ball 1	-1.7	4.3	-1	4.73	1) Midline correction : No change 2) Caning correction : #16(0mm), #26(0.5mm↑) 3) Posterior impaction : 2.5mm 4) A-P advance : 4mm Mx : Le Fort I osteotomy
	Ball 2	-0.5	5.1	0	5.12	
	Ball 3	-1.6	4	-0.4	4.33	
	Ball 4	-1	4.2	1	4.43	
	Ball 5	-0.6	4.7	0.6	4.78	
	Average	-1.08	4.46	0.04	4.68	
	S.D (σ)	0.50	0.39	0.71	0.28	
B3	Ball 1	-0	-0.2	2.6	2.61	1) Midline correction : Shift to Rt 2mm 2) Canting correction : #16(2mm↑), #26(0mm) 3) A-P advance : 2mm
	Ball 2	-0.5	-0.3	3.8	3.84	
	Ball 3	-0.7	1.7	4.5	4.86	
	Ball 4	-0.3	2.4	4.5	5.11	
	Ball 5	0	3.0	3.8	4.84	
	Average	-0.3	1.32	3.84	4.25	
	S.D (σ)	0.28	1.34	0.69	0.93	
Average of |Δ|		**0.89**	**3.13**	**2.38**	**4.51**	
Average of S.D (σ)		**0.55**	**1.46**	**1.55**	**0.89**	

$* \ \Delta L = \sqrt{\Delta x^2+\Delta y^2+\Delta z^2}$

표 16.3 The displacements of five ball markers of four patients (Group A) are computed from the difference between pre-operative ball markers' coordinates and post-operative ball markers' coordinates. Coordinates of post-operative ball markers are obtained from the triangulation method with distances measured by optical tracking system. The average and standard deviation of five ball markers' coordinates and operation plans are also described

(mm)

Patient	Splint	Δx	Δy	Δz	ΔL	OP Plan
A1	Ball 1	-4.73	17.94	-14.27	23.40	Mx : Le Fort I osteotomy 1) Canting correction : #16(1mm↑), #26(0mm) 2) Ant elongation : 2mm 3) Posterior impaction : 2mm
	Ball 2	1.41	3.86	-21.12	21.51	
	Ball 3	9.97	3.00	-24.71	26.82	
	Ball 4	8.78	-14.47	-22.21	27.93	
	Ball 5	2.77	-17.99	-15.49	23.90	
	Average	3.64	-1.53	-19.56	24.71	
	S.D (σ)	5.33	13.17	4.01	2.34	
A2	Ball 1	-2.47	22.45	9.59	24.54	Mx : Le Fort I osteotomy 1) Canting correction : #16(1mm↑), #26(0mm) 2) Ant elongation : 1mm 3) Posterior impaction : 1mm
	Ball 2	0.32	15.42	11.23	19.07	
	Ball 3	-1.25	21.21	6.58	22.25	
	Ball 4	0.08	13.54	8.69	16.09	
	Ball 5	-1.10	6.31	5.70	8.57	
	Average	-0.88	15.79	8.36	18.10	
	S.D (σ)	1.01	5.81	2.01	5.55	
A3	Ball 1	-4.51	-4.40	-4.18	7.56	Mx : Le Fort I osteotomy 1) Midline correction : 2mm to Rt 2) Canting correction : #16(1.5mm↑), #26(0mm) 3) Post-impaction : 1mm
	Ball 2	-8.89	-6.31	-3.93	11.58	
	Ball 3	-8.99	5.60	-5.10	11.76	
	Ball 4	-2.38	4.36	-6.01	7.80	
	Ball 5	0.58	8.02	-4.08	9.02	
	Average	-4.83	1.45	-4.66	9.54	
	S.D (σ)	3.72	5.71	0.79	1.81	
A3	Ball 1	-0.10	13.75	4.42	14.45	Mx : Le Fort I osteotomy 1) Midline correction : 1.5mm to Lt 2) Canting correction : #16(2mm↑), #26(2mm↑) 3) No posterior impaction
	Ball 2	-2.88	16.90	5.00	17.86	
	Ball 3	-1.49	12.60	2.30	12.89	
	Ball 4	-0.49	13.01	1.80	13.14	
	Ball 5	3.64	11.77	-3.02	12.69	
	Average	-0.26	13.61	2.10	14.20	
	S.D (σ)	2.17	1.77	2.83	1.93	
Average of |Δ|		**3.34**	**11.64**	**8.67**	**16.64**	
Average of S.D (σ)		**3.20**	**5.90**	**7.19**	**6.46**	

* $\Delta L = \sqrt{\Delta x^2+\Delta y^2+\Delta z^2}$

며, 평균하여 x 축 좌표에서는 0.38mm, y 축 좌표에서는 1.21mm, z 축 좌표에서는 0.81mm의 오차가 발생하였다. 가장 오차가 큰 케이스는 피험자 3의 경우로 평균 9.52mm의 차이를 보였으며 x 축에서 6.40mm, y 축에서 2.66mm, z 축에서 4.92mm의 오차가 발생하였다. 남은 한 명의 피험자의 경우는 6.34mm의 오차를 보여 B군의

표 16.4 The displacements of five ball markers of three patients(Group B) are computed from the difference between pre-operative ball markers' coordinates and post-operative ball markers' coordinates. Coordinates of post-operative ball markers are obtained from the triangulation method with distances measured by optical tracking system. The average and standard deviation of five ball markers' coordinates and operation plans are also described

(mm)

Patient	Splint	Δx	Δy	Δz	ΔL	OP Plan
B1	Ball 1	1.80	3.39	4.00	5.54	Mx : Le Fort I osteotomy 1) Midline correction : Shift to 1t 0.5mm 2) Canting correction : #16(1.5mm↑), #26(0mm) 3) Anterior impaction : 1mm 4) A-P advance : 2mm
	Ball 2	1.69	1.44	2.08	3.05	
	Ball 3	1.59	1.62	1.69	2.83	
	Ball 4	2.10	2.41	2.01	3.78	
	Ball 5	1.19	2.40	1.10	2.90	
	Average	1.68	2.25	2.18	3.62	
	S.D (σ)	0.30	0.69	0.98	1.02	
B2	Ball 1	-5.97	11.74	2.37	13.38	Mx : Le Fort I osteotomy 1) Midline correction : No change 2) Caning correction : #16(0mm), #26(0.5mm↑) 3) Posterior impaction : 2.5mm 4) A-P advance : 4mm
	Ball 2	-3.99	8.69	4.00	10.37	
	Ball 3	-2.90	8.20	1.20	8.78	
	Ball 4	-4.50	5.10	0.10	6.80	
	Ball 5	-5.40	-0.70	-2.00	5.80	
	Average	-4.55	6.606	1.134	9.03	
	S.D (σ)	1.07	4.22	2.03	2.69	
B3	Ball 1	-7.83	2.40	6.48	10.45	Mx : Le Fort I osteotomy 1) Midline correction : No change 2) Caning correction : #16(0mm), #26(0.5mm↑) 3) Posterior impaction : 2.5mm 4) A-P advance : 4mm
	Ball 2	-8.35	6.30	3.32	10.97	
	Ball 3	-7.51	2.10	2.31	8.13	
	Ball 4	-6.11	3.84	-2.45	7.62	
	Ball 5	-3.69	0.77	-7.29	8.21	
	Average	-6.70	3.08	4.37	9.08	
	S.D (σ)	1.68	1.88	4.82	1.36	
Average of |Δ|		**4.31**	**4.07**	**2.83**	**7.24**	
Average of S.D (σ)		**1.48**	**2.26**	**2.61**	**1.69**	

* $\Delta L = \sqrt{\Delta x^2+\Delta y^2+\Delta z^2}$

피험자들은 평균하여 5.82mm의 오차를 보였다. 등록 과정에서의 오차는 발생된 오차에 큰 영향을 미치지 않았으며 3명의 등록 오차는 각각 2.74, 2.58, 2.31로 큰 차이가 없었다. 피험자 1의 경우에서 광학 추적시스템으로 계측한 구표지자의 좌표 값의 오차가 가장 작았다. 따라서 등록 과정에서의 오차보다 오차 발생에 더 큰 영향을 미치는 요인이 있었음을 알 수 있었다(표 16.5).

B군의 피험자들에서의 광학 추적시스템을 이용해 계측한 구표지자의 평균 변위량은 7.24mm로서 x 축에서 4.31mm, y 축에서 4.07mm, z 축에서 2.83mm였으며, 표준편차는 평균 x 축 1.48mm, y 축 2.26mm, z 축 2.61mm였다. 반면에 CT를 통해서 계측한 평균 변위량은 4.51mm로서 x 축 0.89mm, y 축 3.13mm, z 축 2.38mm였고,

표 16.5 The errors of five ball markers' coordinates obtained from the triangulation method with distances measured by optical tracking system were described below. Error refers to the difference between the coordinates (x, y, z) obtained from fused CT image and the coordinates (,) obtained from the triangulation method with distances measured by optical tracking system

(mm)

Patient	Splint	εx	εy	εz	ε	Registration RMSE
B1	Ball 1	0.30	1.11	0.50	1.26	2.74
	Ball 2	0.19	2.26	1.72	2.84	
	Ball 3	0.39	1.78	1.61	2.43	
	Ball 4	0.80	0.79	0.01	1.12	
	Ball 5	0.19	0.10	0.20	0.30	
	Average	0.38	1.21	0.81	1.59	
B2	Ball 1	4.27	7.44	3.37	9.21	2.58
	Ball 2	3.49	3.59	4.00	6.41	
	Ball 3	1.30	4.20	1.60	4.68	
	Ball 4	3.50	0.90	0.90	3.72	
	Ball 5	4.80	5.40	2.60	7.68	
	Average	3.47	4.31	2.49	6.34	
B3	Ball 1	7.83	2.60	3.88	9.12	2.31
	Ball 2	7.85	6.60	0.48	10.27	
	Ball 3	6.81	0.40	2.19	7.16	
	Ball 4	5.81	1.45	6.95	9.17	
	Ball 5	3.69	2.23	11.09	11.90	
	Average	6.40	2.66	4.92	9.52	
Average		**3.42**	**2.72**	**1.65**	**5.82**	

$\varepsilon_x = |x_k - \tilde{x}_k|$, $\varepsilon y = |y_k - \tilde{y}_k|$, $\varepsilon_z = |z_k - \tilde{z}_k|$, $\varepsilon=\sqrt{\varepsilon_{x^2}+\varepsilon_{y^2}+\varepsilon_{z^2}}$

$(\tilde{x}, \tilde{y}, \tilde{z})$: Estimated coordinates of ball markers obtained from the triangulation method with distances measured by optical tracking system

(x, y, z) : Real coordinates of ball markers (In this study, we measured them from fused CT Image)

구표지자들 간 변위의 표준편차는 x 축 0.55mm, y 축 1.46mm, z 축 1.55mm였다(표 16.4).

광학 추적시스템 및 CT를 이용해 계측한 구표지자의 변위량에 대한 평균값과 표준편차에 대한 통계처리는 SPSS for Windows(Ver. 12.0, SPSS Inc., Chicago, USA) 프로그램을 통해 Mann-Whitney test와 Paired t-test를 시행한 결과(표 16.6), A군 피험자의 경우 CT에 의한 계측 값과 비교하여 평균값 및 표준편차 모두에서 유의한 차이를 드러낸 반면(p<.05), B군 피험자의 경우는 CT 값과 비교하여 유의한 차이를 보이지 않았다(p>.05). 또한, A군과 B군은 평균값에서 유의한 차이를 보였으나(p<.05), 표준편차에서는 차이를 보이지 않았다(p>.05).

직접적인 좌표 비교에 의한 오차 값이나, 변위량의 평균 및 표준편차 값에 대한 통계적 유의성에서 나타난 바와 같이 B군의 실험 결과는 A군에 비하여 정확성 및 정

표 16.6 Statistical evaluation of the average (*) and standard deviation (σ) of five ball markers' displacements by Mann-Whitney test

(mm)

	$\overline{\Delta L}$ (P)	σ (P)
Optical (Group A) vs CT	0.034	0.034
Optical (Group B) vs CT	0.513	0.127
Optical (Group A) vs Optical (Group B)	0.034	0.289

$$* \overline{\Delta L} = \frac{\sum_{k=1}^{5} \sqrt{\Delta x_k^2 + \Delta y_k^2 + \Delta z_k^2}}{5}$$

밀도 측면에서 상당히 개선된 결과를 보였으나 임상적 적용을 고려하였을 때는 다소 미흡한 결과로 판단된다.

광학 추적시스템을 이용한 컴퓨터보조 항법수술에서의 정확성에 미치는 주된 요인으로는 CT 데이터 처리 및 시각화 과정에서 나타나는 오차, 광학 추적시스템 자체의 기계적 한계점에서 발생하는 오차, 계측 및 등록을 위한 탐침을 위치시키는 데 발생하는 오차, 등록체계에서 환자 두부를 등록하는 데 발생하는 오차 및 이용된 등록 방법의 부정확성에 따른 오차 등 다섯 가지를 크게 고려할 수 있다.[12] Husstedt 등[13]은 상기 요인들 중에서 처음 네 가지 오차는 관련된 공학적 기술이 발전됨에 따라 0.2~0.3mm 이내의 오차 범위로 유지될 수 있으나 가장 문제될 수 있는 원인은 등록 방법의 부정확성에 의한 오차라고 하였다. 광학 추적시스템을 구강악안면외과 영역에서 항법수술에 적용하기 위해서는 이와 같은 여러 오차 요인에도 불구하고 오차 2.0mm 이하의 평균 위치 정확도(mean positional accuracy)를 보여야 한다. 가장 정확성이 높은 등록 방법은 골 내에 등록을 위한 표지자를 움직이지 않도록 위치시켜서 등록 과정에 활용하는 것이나, 침습도가 높고 경우에 따라서는 사용이 제한되고 심지어 불가능한 경우가 많아서 상대적으로 정확도가 높으면서도 침습도가 없는 레진상 스플린트를 활용하는 등록 방법이 대안으로 제시되었는데, 이를 활용 시 등록 과정에서 발생하는 평균적인 오차는 1.0mm 정도로 알려져 있다.[14-16] 그러나 신경외과적 수술과 달리 악교정수술과 같이 두부가 고정되지 않는 수술에 광학 추적시스템을 적용한 측정 혹은 수술을 시도하려는 경우에는 이번 연구에서 확인한 바와 같이 상기의 다섯 가지 요인보다 더 심각한 영향을 미치는 새로운 오차 요인이 발생하게 된다. 이는 두부가 고정되지 않기 때문에 상대적 기준점을 두부에 설정해야 하고 이 역할을 수행하기 위해 두부장착 추적시스템을 두부에 고정해야 한다는 점에서 비롯되는데, 두부장착 추적시스템은 비침습적인 방식이어서 유리하기는 하나 수술 중 두부의 움직임에 의해 위치 변화가 일어나지 않을 만큼의 충분한 고정력은 가지지 못한다. 그리고 착용 자체가 안면부 수술에 방해가 될 수 있어서 수술 중에는 제거하고 항법수술 혹은 계측 등을 위해서 필요할 경우 재장착할 때 원래의 위치에 재현성 있게 위치시키는 것이 어렵다고 할 수 있다. 두부장착 추적시스템이 원래의 위치를 유지하지 못하면 등록 과정에서 정한 CT 영상과 실제 환자와의 삼차원적 위치의 사상관계가 어긋나서 오차가 커지게 된다.

기존의 헤어밴드 형태의 상용품을 이용하여 두부장착 추적시스템을 착용하는 방법을 적용하면서 이러한 문제점을 계속 인식하고 오차를 줄이기 위하여 아쿠아플라스트와 작은 고정 나사를 이용하여 두부장착 고정장치를 고정하는 방법을 고안하였다. 우선 고정성의 확보를 위하여 아쿠아플라스트 안면 인상체를 환자별로 제작하여 안면에 적합한 후 3개의 작은 고정나사를 식립하여 안면에 고정하였다. 악교정수술에서는 계측을 위한 목적으로 비근점 부위에 작은 고정나사를 수술 중에 식립하게 되므로 1개의 고정나사는 이를 같이 이용하고 추가적으로 안와 상연에 2개의 고정나사를 더 식립하여 가능한 침습도를 줄이도록 하였다. 탈착 후 재장착 시 위치 재현성을 확보하기 위한 방안으로서 두부장착 추적시스템 자체의 고정은 아쿠아플라스트 안면 인상체 상에 작은 고정나사를 여러 개 이용하여 고정하였고, 탈착 시에는 아쿠아플라스트 상에 두부장착 추적시스템을 고정하기 위해 식립된 고정나사만을 풀어서 장치를 탈착하였다. 나사가 식립된 부위는 유성펜 등을 이용하여 표지해 둠으로써 추후 다시 재장착하는 경우에는 표지된 부위에 고정나사를 이용하여 두부장착 추적시스템을 재고정함으로써 큰 어려움 없이 장치의 재현성 있는 위치가 가능하게 하였다. 그러나 실험 결과에서 드러난 바와 같이 이러한 방법의 적용이 아직 충분한 정확성을 가져다주지는 못하였는데, CT에 의한 계측 값과 비교하여 1.59mm의 차이를 보여서 임상적 적용 기준인 2.0mm 이내의 평균 위치 정확도 요건을 충족한 한 경우를 제외하고는 다른 2명의 피험자의 경우에서는 6.34mm, 9.52mm의 오차를 보여서 평균 위치 정확도의 요건에는 들지 못하였으나, 상대적으로 헤어밴드에 의한 방식보다는 정확성과 정밀성 측면에서 우수한 결과를 보였다. 이러한 결과는 직접적 좌표 비교뿐만 아니라 통계적 결과에 의해서도 드러나는데 A군 피험자의 경우 CT에 의한 계측 값과 비교하여 평균값 및 표준편차 모두에서 유의미한 차이를 드러낸 반면($p<.05$), B군 피험자의 경우는 CT에 의한 계측 값과 비교하여 유의미한 차이를 보이지 않았다($p>.05$). 이는 상대적으로 A군에 비하여 B군의 실험 결과가 CT에 의한 계측치와 더 유사함을 보여 주는 것이다. 오차가 크게 발생한 경우는 주로 안면부에 아쿠아플라스트 안면 인상체가 충분히 적합되지 못하고 식립된 고정나사에 의한 고정이 충분치 않아 안면 인상체 자체가 안면부 상에서 미세한 움직임을 보였던 경우로 생각된다. 또한, 수술 중에 식립된 고정나사가 헐거워지면서 아쿠아플라스트 안면 인상체가 약간 밀려나면서 위치가 틀어지는 경우도 오차의 원인으로 판단된다. 3명의 피험자로부터 얻어진 결과는 평균 5.82mm의 오차를 보임으로써 적어도 2.0mm 이내의 평균 위치 정확도를 갖추어야 한다는 임상적 적용 기준의 요건은 충족시키지 못하였다. 그러나 연구된 증례 수가 적었고 등록 과정을 위한 새로운 시도였으며 술자에 의해 발생한 오차도 무시할 수 없었던 점을 고려하고, 향후 약간의 보완이 이루어진다면 2.0mm 이내의 정확도를 달성하기에는 무리가 없을 것으로 생각된다.

References

1. Schwestka-Polly R, Roese D, Kuhnt D, Hille KH. Application of the model-positioning appliance for three-dimensional positioning of the maxilla in cast surgery. Int J Adult Orthodon Orthognath Surg. 1993;8:25-31.
2. Santler G. 3-D COSMOS: a new 3-D model based computerised operation simulation and navigation system. J Craniomaxillofac Surg. 2000;28:287-293.
3. Park JW, Kim SM, Eo MY, Park JM, Myoung H, Lee JH, Kim MJ. Measurement and algorithm calculation of maxillary positioning change by use of an optoelectronic tracking system marker in orthognathic surgery. J Korean Assoc Maxillofac Plast Reconstr Surg. 2011;33(3):233-240.
4. Bu YJ, Kim SM, Kim JY, Park JM, Myoung H, Lee JH, Kim MJ. Accuracy of simulation surgery of Le Fort I osteotomy using optoelectronic tracking navigation system. J Korean Assoc Oral Maxillofac Surg. 2011;37(2):114-121.
5. Seo JW, Kim SM, Kim MJ. Characteristics of optical tracking system in computer-assisted oral and maxillofacial surgery. Dental Success. 2011;31(9):875-880.
6. Schmelzeisen R, Schramm A. Computer-assisted reconstruction of the facial skeleton. Arch Facial Plast Surg. 2003;5(5):437.
7. Wagner A, Rasse M, Millesi W, Ewers R. Virtual reality for orthognathic surgery: the augmented reality environment concept. J Oral Maxillofac Surg. 1997;55(5):456-462.
8. Schramm A, Gellrich NC, Gutwald R, Schipper J, Bloss H, Hustedt H, Schmelzeisen R, Otten JE. Indications for computer-assisted treatment of craniomaxillofacial tumors. Comput Aided Surg. 2000;5(5):343-352.
9. Watzinger F, Wanschitz F, Rasse M, Millesi W, Schopper C, Kremser J, Birkfellner W, Sinko K, Ewers R. Computer-aided surgery in distraction osteogenesis of the maxilla and mandible. J Oral Maxillofac Surg. 1999;28(3):171-175.
10. Jeon HS, Woo SH, Lee HE, Ryu IS, Yoon SK, Park HJ. A study on algorithm for efficient location tracking in indoor environment. Journal of Information Technology Applications and Management. 2006;13(3):59-74.
11. Kaplan ED, Hegarty CJ editors. Understanding GPS: principles and applications. Artech House. 2006.
12. Schramm A, Gellrich NC, Schmelzeisen R. Navigational Surgery of the Facial Skeleton. Berlin: Springer. 2007.
13. Husstedt H, Heermann R, Becker H. Contribution of low-dose CT-scan protocols to the total positioning error in computer-assisted surgery. Comput Aided Surg. 1999;4:275–280.
14. Brinker T, Aarango G, Kaminski J, Samii A, Thorns U, Vorkapic P, Samii M. An experimental approach to image guided skull base surgery employing a microscope-based neuronavigation system. Acta

Neurochir(Wien). 1998;140(9):883–889.
15. Hoffmann J, Westendorff C, Schneider M, Reinert S. Accuracy assessment of image-guided implant surgery: an experimental study. Int J Oral Maxillofac Implants. 2005;20(3):382–386.
16. Hoffmann J, Westendorff C, Gomez-Roman G, Reinert S. Accuracy of navigation-guided socket drilling before implant installation compared to the conventional free-hand method in a synthetic edentulous lower jaw model. Clin Oral Implants Res. 2005;16(5):609–614.

17

구강악안면 영역에서의 로봇수술 기술

Robotic technology in the oral and maxillofacial field

ㅇ

컴퓨터보조 외과술의 로봇을 이용한 직접적인 수술은 20여 년 전 비뇨기과 수술과 심장 수술에 처음 도입되었다. 그러나 치료의 간결함, 안전성, 정확성, 비용적 측면이 아직 확립되지 않은 관계로, 두경부 영역에는 최근에서야 선택적으로 사용되기 시작하였다. 아직 초기 단계이기는 하지만 여러 가지 장단점을 갖고 있는 로봇수술에 대해 이 장에서는 현황 및 앞으로의 발전 방향을 중점적으로 살펴보고, 또한 로봇수술의 정의, 사람 수술과의 비교, 로봇수술의 범주, 로봇의 특성, 장단점, 역사, 임상적 적용과 그 미래 가능성에 대해 알아본다.

I. 로봇의 정의 및 특성

로봇(Robot)이란 용어는 체코의 극작가 Karel Capek이 처음 사용한 것으로 사회 풍자 드라마 〈Rossum's universal robots〉에서 슬라브 노동자라는 의미로 처음 등장했다. 로봇이 지켜야 할 세 가지 규율은 첫 번째, 인류에게 해를 입혀서는 안 되고 두 번째, first law에 반대되는 것만 아니면 사람의 주문에 복종하고 세 번째, first law, second law에 반대되는 것만 아니면 스스로의 존재를 보호해야 하는 것이다. 현재는 기계로 제작된 사람의 일을 대체하는 기구의 개념으로 포괄적으로 정의되고 있다.[1]

1. 로봇수술의 역사 및 특징

미국항공우주국인 NASA에서 처음으로 우주인의 수술적 치료에 관해 제안하기 시작하였고, Stanford Research Institute(SRI)에서 맨 처음 로봇 시스템이 개발되었다. 미국의 방위고등연구계획국(Defence Advanced Research Projects Administration: DAPRA)에서 부상 군인을 위한 원격수술(telesurgery)을 처음 계획하여 1995년 intuitive surgical corporation에서 상업적으로 처음 상용화하였다. 1990년대에는 Da Vinci system® by intuitive surgicals, Computer motion system® by Aescop, Zeus robotic system® 등의 세 가지 시스템이 상용화되었는데, 회사 및 제품별로 합병과 병합을 거치면서 현재는 Da Vinci system®만 사용되고 있다.[1, 2]

로봇이 기본적으로 갖추어야 할 특징[3, 4]으로는 자유도(degrees of freedom), 최대 및 최소 허용공간(workspace and resolution), 직렬 또는 병렬 기전(serial or parallel mechanisms), 관성과 견고성(inertia and stiffness), 힘과 속도 및 역구동성(speed, force, and backdrivability), 역동적 범위(dynamic range), 힘과 위치 조절(force control versus position control) 및 대역폭(bandwidth) 등이 있다. 자유도는 로봇의 팔이 움직일 수 있는 수를 의미하며 6 degree인 경우 x, y, z, pitch, yaw, roll 등의 여섯 가지 운동이 가능한데, 숫자가 높을수록 효율적으로 움직이는 것이 유리하다(그림 17.1).

워크스페이스(workspace)란 로봇 팔이 닿을 수 있는 범위를 뜻하고, 해상능(resolution)이란 가장 작게 움직일 수 있는 범위를 의미하기 때문에 최대 및 최소 허용공간으로 표시할 수 있다. 만약 워크스페이스가 $1M^3$이면 $1M^3$ 크기의 공간 가운데 로봇이 위치하고 그 공간의 범위 안에서 로봇이 영향을 미친다는 뜻이다. 해상능이 2mm인 수술이 있다면 그 값 이하의 해상능을 지닌 로봇만 수술에서 사용이 가능하다는 의미이며, 따라서 워크스페이스는 클수록 유리하고 해상능은 작을수록 유리하

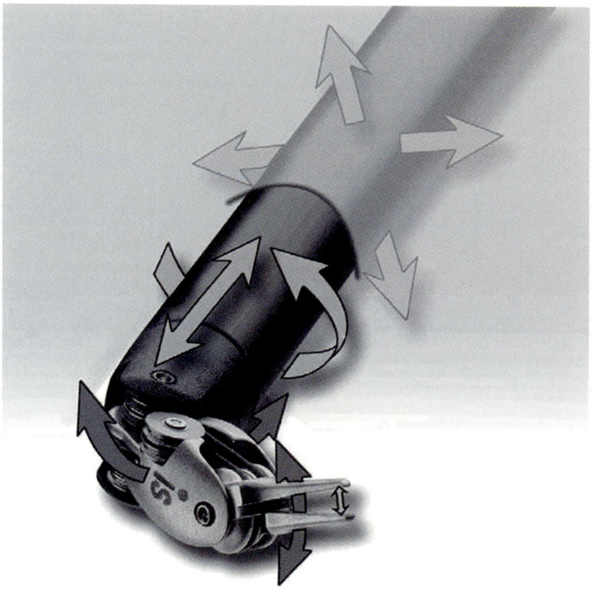

그림 17.1 degrees of freedom

게 된다.

직렬연결(serial linkage) 또는 병렬연결(parallel linkage)의 두 가지로 나뉘는 시스템의 기전 형태도 중요한 특성인데, 직렬형은 본체와 로봇 팔이 탁상 등이 연결되어 있는 것처럼 연속성 있게 연결된 것을 의미한다. 현재 시판되는 제품은 직렬형이 더 많으나, 병렬형이 공간 효율성에서 보다 유리하다. 관성과 견고성은 클수록 정확성과 안정성에서 우수하나 역동적이지는 못하게 된다. 힘과 속도의 적절한 균형이 필요하며, 역구동성(backdrivability) 또한 우수할수록 좋다. 역동적 범위는 수술 시 사용되는 높거나 낮은 강도의 다양한 힘의 범위를 의미하며 범위가 넓을수록 좋다. 힘과 위치 조절은 서로 상대적이므로 힘도 적절히 조절하면서 위치도 유지하는 것이 중요하다. 대역폭은 실제 수술 시 여러 수행 지시가 동시에 하달될 경우 복잡한 상황에서 보다 빠르게 수행할 수 있는 능력을 의미하며, 특히 원거리 수술 시스템에서 중요한 특성이 된다.

2. 로봇수술과 외과의의 비교

로봇수술과 실제 사람인 외과의사의 수술은 각각의 장단점을 가진다(표 17.1).[5] 사람은 여러 과제를 동시에 수행할 능력을 지니며 응용력이 풍부하고, 눈과 손의 조화로움이 뛰어난 장점이 있으나, 손이 떨리고 피로를 느끼며 부정확할 수 있고, 또한 개체마다 능력의 편차가 심하고, 많은 양의 정보가 한 번에 유입될 경우 처리 능력이 떨어지며,

표 17.1 로봇수술과 외과의사 수술 간의 장단점

	외과의사	로봇
장점	Task versarility	Repeatability
	Judgment experience	Stability and accuracy
	Hand-eye coordination	Tolerant of ionizing radiation
	Dexterity at millimeter-to-centimeterscale	Diverse sensor
	Many sensors with seamless data fusion	Optimized for particular environment
	Quickly process extensive and diverse qualitative information	Spatial hand-eye transformation handled with ease
		Manage multiple simultaneous tasks
단점	Tremors	Expensive
	Fatigue	Cumbersome
	Imprecision	Large
	Variability in skill, age, state of mind	Inability to process qualitative information
	Inability to process qualitative information easily	Not versatile
	In effective at submillimeter scale	Technology still in infancy

작은 규모의 영역에서 효과적이지 못한 단점이 있다. 반면에 로봇수술은 고가의 구입 비용과 응용력이 떨어지고, 크기가 크고, 모든 업무를 수행하지는 못하며, 아직까지 기술적 단계가 걸음마 수준이라는 단점이 있다. 그러나 대신 안정적이고 반복 가능하며, 재현성이 있고 정확하고, 특정 환경에 최적화되어 있으며 동시에 많은 업무를 처리할 수 있다는 장점이 있다.

로봇수술의 분명한 장점은 시야가 개선되었으며, 기구 조작 자유도의 증가와 손 떨림이 현저하게 감소하였고, 최소 침습적인 수술이 가능하다는 점을 들 수 있다. 그러나 여전히 한계점이 존재하는데, 크기가 크고, 비용이 고가여서 첫 설비비가 16억 원 이상에, 매년 유지비가 1억여 원 가까이 지출되고, 한 번 수술 시 일회용 기구가 22만 원 정도 소비된다. 또한, 현재까지의 교과과정에 교육 내용이 없어 숙련된 의료진의 육성이 활발하지 못하고, 미국식품의약품안전처인 FDA의 승인은 받았으나 기계 오작동 등으로 인한 안전성 문제가 여전히 남아 있으며, 촉각(tactile) 능력이나 촉각반응(haptic feedback)이 떨어져 촉감 및 운동감이 부족하고, 준비 시간이 긴 단점이 있다. 다행히, 준비 시간은 수술횟수가 증가하고 경험이 쌓일수록 준비하는 단계도 익숙해져서 준비 시간이 감소된다는 보고도 있다(그림 17.2).[5-7]

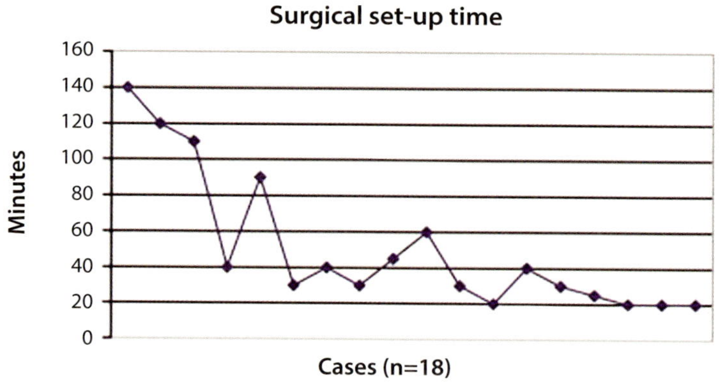

그림 17.2 수술횟수 증가에 따른 수술준비 시간(set-up time)의 감소

II. 로봇수술의 임상 적용의 현재와 미래

1. 자동능에 기초한 수술 로봇의 분류

로봇은 경계가 명확하지는 않지만, 자동적인 역할 수행 능력에 따라 크게 수동적(passive), 제한적(restricted) 및 능동적(active)인 세 가지 종류로 구분된다. 수동적인 역할을 하는 로봇은 수술에 직접 참여하지는 않고 수술 영상을 재현하는 부분에 국한되고, 능동적인 역할을 하는 것은 영상을 재현할 뿐만 아니라 수술에 직접 참여하며, 제한적인 역할을 하는 로봇은 그 중간 정도의 기능을 수행한다(그림 17.3).[5,7,8]

최근 시판되는 상품들을 자동능에 의거하여 그림 17.3과 같이 분류할 수 있는데 먼저 각 시스템에 대해 간단히 살펴보고 임상 적용에서 가장 널리 쓰이는 Da Vinci system®에 대해 알아보고자 한다. 가장 수동적인 역할을 하는 로봇부터 살펴보면, Accuray(Sunnyvale, CA)사에서 개발한 Cyberknife®는 처음 개발된 stereotactic 영상 보조장치로 CT 영상을 가공해 주어 수술을 좀 더 쉽게 할 수 있도록 해 준다(그림 17.4.A). Computer Motion, Inc.(Goleta, CA)에서 나온 AESOP®은 Automated Endoscopic System for Optimal Positioning의 약자로, 즉 적합한 위치를 위한 자동화된 내시경 시스템을 뜻한다. 이 상품은 1994년 처음으로 FDA 승인을 받았으며, 목소리 조절로써 내시경 역할을 수행하지만, 침습적인 행위에는 사용되지 못한다(그림 17.4.B).

RoboDoc®이라는 제품은 total hip arthroplasty에 사용되기 위해 개발된 기구

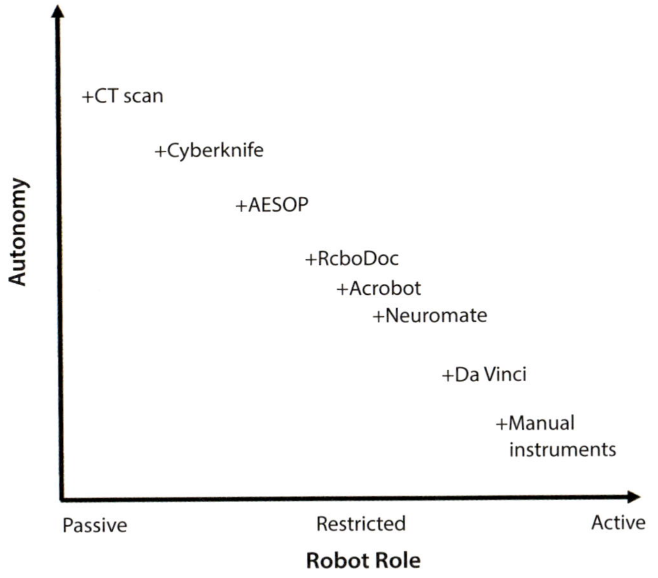

그림 17.3 자동능에 따른 현재 상품화된 수술 로봇의 분류

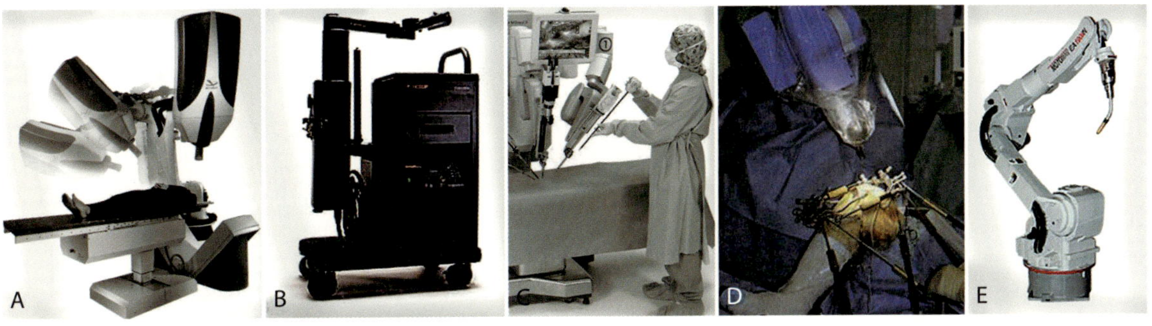

그림 17.4 로봇수술을 위한 장치들(좌측부터 Cyberknife®, AESOP®, RoboDoc®, Acrobot®, Neuromate®)

로 술자가 CT 영상을 보면서 수술을 수행하고, 이 system은 그에 따른 cutting path를 제공해 준다(그림 17.4.C). Acrobot Co., Ltd.(London, England)에서 나온 Acrobot®은 total knee arthroplasty에 사용되는 기구로 RoboDoc®과 비슷하나 좀 더 작은 모터를 장착하고 작은 운동 범위를 지녀 술자가 직접 조절이 가능한 기구이다(그림 17.4.D). Integrated Surgical systems, Inc.에서 나온 Neuromate®는 stereotactic neurosurgery에 사용되는 최첨단 기구로 술전 영상에서 드릴이나 탐침, electrode의 삽입 위치를 결정해 주어, 술자가 수술을 할 수 있게 가이드 역할을 해 주는 기구이다(그림 17.4.E).

2. Da Vinci system®과 로봇수술의 임상 적용

그림 17.5는 Da Vinci system®의 전반적인 형태를 보여 주는 모식도[9]로서, 모두 세 부분으로 구성되어 있다. A부분은 술자의 콘솔(console)로서 삼차원적인 모니터 영상을 보면서 두 손과 10개의 손가락으로 로봇의 팔을 움직이고, 우측 및 좌측 발로 페달을 밟으면서 원근감 및 회전, 화면확대 등을 조절하게 된다. B부분은 실제 수술대 위에 환자가 위치한 부분으로 로봇의 팔이 움직일 수 있는 실제 로봇이 움직이는 공간이고, C부분은 삼차원 시각을 보여 주는 모니터 및 저장 시스템이다.

로봇의 팔은 다시 세 가지로 나뉘는데, 내시경 카메라와 실제 수술을 시행하는 두 개의 팔이 있고, 성인용은 보통 8mm, 소아용은 5mm 정도의 크기이다. 기구가 손목처럼 자유자재 구부러지는 endowrist가 증가된 자유도를 보여서 삼차원적인 시각화, 손떨림 방지, 손목 기구 등이 제공되는데, 실제 장치의 모습은 그림 17.6에서 볼 수 있다.

2009년 Moore 등[10]은 편측성 또는 양측성 경부 청소술을 동반하는 편평상피세포암 45 증례에 로봇수술을 시행하였음을 보고하였는데, 15 증례는 T1, 18 증례는 T2, 3 증례는 T3 및 9 증례는 T4a 병리였으며, 26명이 혀에 생긴 병소였고, 19명이 혀편도에 생긴 병소였다. 평균 입원 기간은 3.8일이었고, 평균 수술 시간은 71.3분이어서 로봇수술의 우수함을 보고하였다. 2009년 Iseli 등[11]은 62 증례의 두경부 암환자에서 로봇수술을 진행하였는데, 61%는 구인두(oropharynx), 22%는 후두(larynx)에 생긴 병소였으며, 35%가 T1, 44%가 T2 병기였다고 하였다. 22%에서 수술 후 48시간까지 기관 내 삽관술 유지가 필요했고, 9% 증례에서 기관절개술이 필요했으며, 수술 후 14일 이후에는 모두 튜브가 제거되었다. 69% 증례가 퇴원 전 정상적인 식이가 가능하였고, 9%에서의 기도 부종, 6%의 흡인과 또 다른 6%에서의 출혈 등 여러 증례에서 경미한 합병증만을 보였다. Garg 등[2]은 2010년 여러 관련 논문을 리뷰한 결과, 악골후퇴증 같은 해부학적 특징이 수술 시야를 감소시킬 수 있으나, 수술 시 실혈량은 12.6~189ml로 수혈이 필요한 적은 없었으며, 술후 14일까지 대부분의 환자에서 튜브 제거가 가능했고, 80% 이상의 환자에서 수술 후 2주째 구강내로 식이가 가능하였다고 보고하면서, 기존의 수술 방법에 비해 1.7~3.8일 정도 입원 기간이 감소하였고, 수술 시간 및 전체 치료기간도 감소했음을 보고하였다. 2011년 Lawson 등[12]은 로봇수술의 단점인 시간에 대해 보고하였는데, 구강 인두부 종양의 T1 9 증례, T2 12 증례, T3 1 증례에서 재건술이 필요하지 않은 경우 로봇수술을 시행하였으며, 특별한 합병증 없이 수술 경과가 좋았으며, 평균 준비 시간은 24±14분, 평균 수술 시간은 67±46분이 소요되었다고 하였다. 즉, 수술이 반복될수록 준비 및 수술 시간은 감소하였다고 보고하였다. 또한, 2010년 Selber[13]는 5 증례의 구인두 영역의 종물 제거 및 재건술에

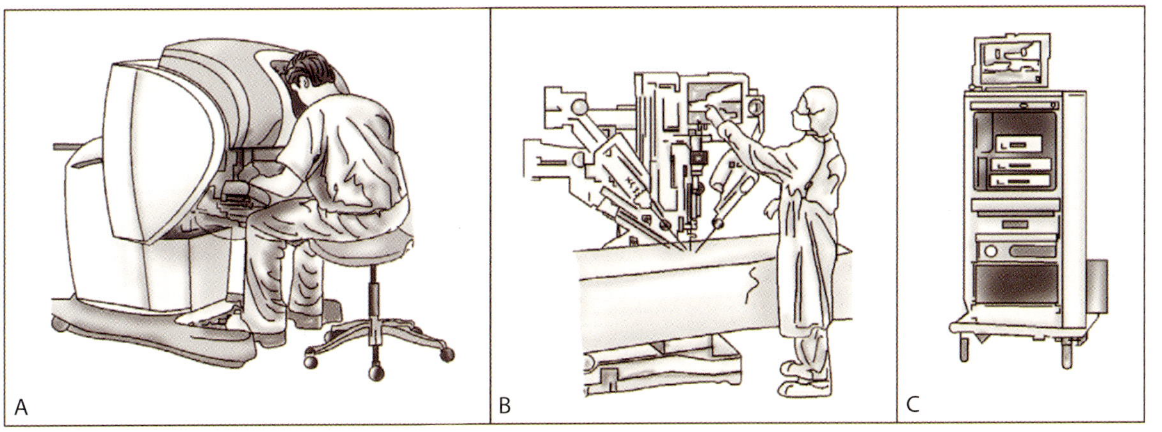

그림 17.5 Da Vinci system®을 보여 주는 모식도

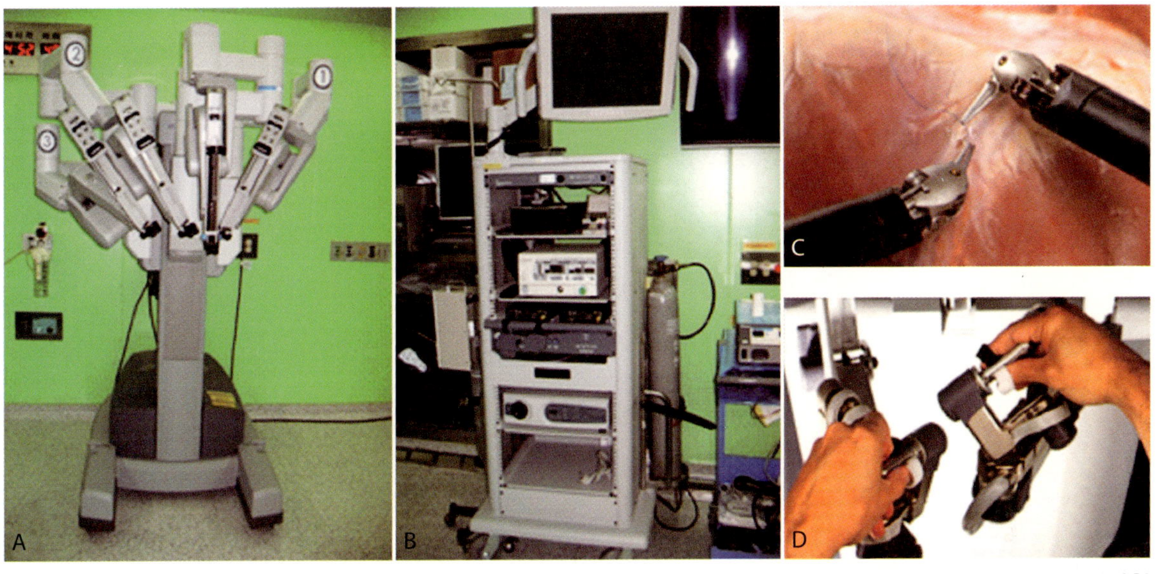

그림 17.6 실제 Da Vinci system®을 보여 주며, (A)는 로봇의 팔, (B)는 삼차원적인 영상자료장치, (C)는 콘솔의 삼차원 화면에서 로봇수술 모습이며 (D)는 술자의 손가락과 손목을 이용하여 시술하는 모습의 예

서의 로봇수술을 진행하였는데, 연구개 및 구개수 부위의 접근에 하악골 절제술 없이도 성공적으로 치료가 가능하였음을 보고하였다.

이처럼 로봇수술은 국내에서는 주로 흉부 및 복부 영역을 다루는 일반외과, 흉부외과, 비뇨기과 및 산부인과 등에서 최소의 침습도로 시야를 확보하여 수술할 수 있는 방법으로 발전하여 왔으나, 구강악안면 영역의 로봇수술은 아직 널리 보급되지 못하고 있다. 그러나 향후에는 여러 문헌에서 언급된 바와 같이, 접근이 어려운 부분에 용이하게 쓰이고, 합병증을 최소화하면서 두경부 및 구강내외 수술에 보다 다양하게 사용될 것으로 판단된다. 이를 위해서는 분명히 많은 장점이 있음에도 크기가 좀 더 작아져야 하고, 수술 비용의 절감과 복잡한 수술 절차의 간결한 변화가 필요하다.

또한 삼차원 광학장치의 해상도가 좀 더 높아져야 하며 섬세한 센서를 구동하도록 촉각능이 보다 증가해야 하고, 압력 및 힘의 감각이 보다 섬세히 전달되어야 한다. 아울러 영상 데이터의 융합 과정이 쉬워지면서 지연되지 않는 높은 속도의 네트워크가 구축되고, 동시에 여러 기구의 멸균이 쉽게 이루어지는 등의 여러 보완점이 개선되어야 한다. 동시에 이런 장단점들에 대한 장기간의 관찰 기간과 자료를 구축함으로써 보다 안정성을 확립할 필요도 있으므로, 이러한 개선점들을 보완해 나간다면 로봇수술이 상용화되는 것도 가까운 미래에 가능할 것으로 생각된다.

References

1. Camarillo DB, Krummel TM, Salisbury JK Jr. Robotic technology in surgery: past, present, and future. Am J Surg. 2004;188(4A Suppl):2sS-15S.
2. Garg A, Dwivedi RC, Sayed S, Katna R, Komorowski A, Pathak KA, Rhys-Evans P, Kazi R. Robotic surgery in head and neck cancer: a review. Oral Oncol. 2010;46(8);571-576.
3. O'Malley BW Jr, Weinstein GS, Snyder W, Hockstein NG. Transoral robotic surgery(TORS) for base of tongue neoplasms. Laryngoscope. 2006;116(8):1465-1472.
4. Tal H, Schicho KA, Shohat M. Implant locating and placement based on a novel tactile imaging and registration concept: a technical note. Int J Oral Maxillofac Implants. 2007;22(6):1007-1011.
5. Korb W, Komfeld M, Birkellner W, Boesecke R, Figl M, Fuerst M, Kettenbach J, Vogler A, Hassfeld S, Kornreif G. Risk analysis and safety assessment in surgical robotics: a case study on a biopsy robot. Minim Invasive Ther Allied Technol. 2005;14(1):23-31.
6. De Bree R, Leemans CR. Recent advances in surgery for head and neck cancer. Curr Opin Oncol. 2010;22(3):186-193.
7. Fortin T, Champleboux G, Bianchi S, Buatois H, Couldert JL. Precision of transfer of preoperative planning for oral implants based on cone-beam CT-scan images through a robotic drilling machine. Clin Oral Implants Res. 2002;13(6):651-656.
8. Genden EM, Desai S, Sung CK. Transoral robotic surgery for the management of head and neck cancer: a preliminary experience. Head Neck. 2009;31(3):283-289.
9. Vicini C, Dallan I, Canzi P, Frassineti S, La Pietra MG, Montevecchi F. Transoral robotic tongue base resection in obstructive sleep apnoea-hypopnoea syndrome: a preliminary report. ORL J Otorhinolaryngol Relat Spec. 2010;72(1):22-27.
10. Moore EJ, Olsen KD, Kasperbauer JL. Transoral robotic surgery for oropharyngeal squamous cell carcinoma: a prospective study of feasibility and functional outcomes. Laryngoscope. 2009;119(11):2156-2164.
11. Iseli TA, Kulbersh BD, Iseli CE, Carrol WR, Rosenthal EL, Maqnuson JS. Functional outcomes after transoral robotic surgery for head and neck cancer. Otolaryngol Head Neck Surg. 2009;141(2):166-171.
12. Lawson G, Matar N, Remacle M, Jamart J, Bachy V. Transoral robotic surgery for the management of head and neck tumors: learning curve. Eur Arch Otorhinolaryngol. 2011;268(12):1795-1801.
13. Selber JC. Transoral robotic reconstruction of oropharyngeal defects: a case series. Plast Reconstr Surg. 2010;126(6):1978-1987.

18

컴퓨터보조 항법시스템의 역사적 발전 과정과 미래

Historical evolution and future of computer-assisted navigation system

기초과학 분야의 비약적인 발전으로 컴퓨터를 이용한 외과 수술이 보다 인체공학적이고 사용자 편의적이며 어려운 수술을 계획대로 신속, 정확하게 진행시킬 수 있는 방법으로 개발되어 왔다. 비록 걸음마 수준이었던 기존의 일상 적용에 있던 것들이 점차 개발되고 현실에 맞춰짐으로써 향후 미래에는 술자 및 환자들의 일상 생활에 있어 상당한 긍정적 영향을 미칠 것으로 기대된다. 이 장에서는 컴퓨터보조 수술의 역사를 알아보고, 그중에서도 구강악안면외과 영역에서의 개발 과정 및 향후 발전 방향에 대해 알아본다.

Ⅰ. 컴퓨터보조 수술의 역사

정위법을 의미하는 stereotaxy의 용어에서 stereo는 고체를 의미하고, taxy는 tactile로 촉각 또는 접촉을 의미한다. 즉, 정위법은 입체적인 촉각 정보를 기록하고 재현하는 기술을 총칭한다. 이는 앞서 정리한 바와 같이 틀을 기반으로 한 방법과 틀이 없는 방법으로 나눌 수 있으며, 1873년에 Dittmar가 최초로 쥐의 연수(medulla oblongata)에 전극을 위치시키는 데에 사용한 바 있었다.[1,2] 1908년 Horsley와 Clarke는 머리의 틀을 이용하여 두개강 내 위치를 추적하는 장치를 동물을 대상으로 개발하였으며, 1947년 Spiegel이 최초로 사람을 대상으로 머리 틀(frame)을 이용한 틀 기반 정위술(frame-based stereotaxy)을 사용하였다(그림 10.1, 10.2).[3] 정위술은 환자의 머리에 단단히 고정된 틀의 도움 아래 계획되어 시행되는데, 틀 기반 정위술을 위한 정보는 해부학 도해를 통해 익혀야 한다. 그러나 이러한 정위도해는 병적인 해부학적 구조를 반영하지 못하였을 뿐만 아니라 모든 환자를 정상으로 가정하는 데는 여러 한계가 있었다. 또한, 정위도해는 환자의 해부학적 구조나 병적 구조물을 자세히 표현하지 못하였기 때문에 중요성이 떨어지게 되었다. CT가 개발되면서 환자로부터 얻은 CT 정보와 정위 술식을 조화시킬 수 있는 새로운 방법이 필요하였는데,[4] CT 및 MRI의 개발이 정위 수술에 활용됨에 따라 기존의 정위 수술 방법에도 변화가 오게 되었고, 새롭고 특수한 기구들이 개발되게 되었다.[5-7] 그러나 틀 기반 정위술은 한계점을 보여 주는데, 수술구를 즉각적으로 위치시키기가 어렵고[8] 복잡한 틀 구조물은 수술 시야 및 접근에 방해가 되었다.[9] 또한, 두개골에 스크류를 식립하는 침습성이 증가되고 틀 구조물로 인해 CT 상의 여러 허상(artifact)이 나타나는 단점 등이 부각되었다.[5,10]

이러한 틀 기반 정위술의 단점으로 틀이 없는 정위술이 개발되어 이미 제10장 이후에 기술된 바와 같다. 1987년 신경외과 의사인 Watanabe 등[11]이 발표한 틀이 없는 정위술이 첫 보고인데(그림 18.1), 일명 신경항법시스템(neuronavigation)으로 계획하여 코 부위와 양쪽 귀에 3개의 참고점을 설정하여 수술 전 CT를 촬영하였다. 임상

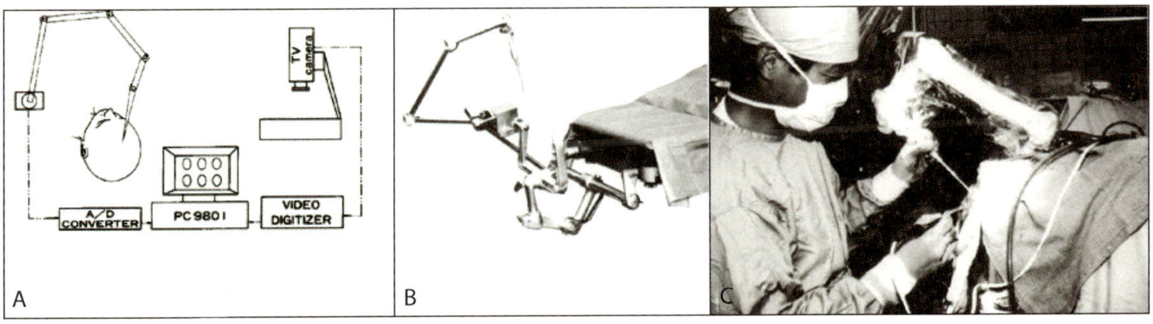

그림 18.1 1987년 Watanabe 등이 보고한 neuronavigation의 원리와 장치 및 실제 구동 모습

에서 최초로 상업적으로 이용된 시스템은 Viewing Wand system®(ISG Technologies, Toronto, Ontario, Canada)이었으며, 작동반경에 제한이 있는 이러한 기계적 추적시스템에 있어서 보다 혁신적인 시스템들이 개발되어 왔다. 즉, 기계적 가이드 방식에서 벗어나서 위성항법 원리를 이용한 초음파, 전자기적 항법시스템이 개발되었으며 1992년 Helibrunn 등이 광학 추적시스템을 처음으로 소개하였고, 연이어 여러 시스템이 계속 개발되었다. Colchester 등[12]은 특수한 방법으로 수동 마커를 추적하는 원리에 기초하여 마커의 위치나 움직임이 비디오카메라에 기록되고, 소프트웨어에 자동적으로 추적되어 기록되는 다른 종류의 광학 방식인 VISLAN system을 소개하였다.

II. 분야별 컴퓨터보조 수술의 임상적 적용

컴퓨터보조 수술은 역사적으로 여러 외과 분야에서 적용되어 왔다. 신경외과 영역에서의 컴퓨터보조 수술은 1980년대에 원격조정 장치(telemanipulator)가 최초로 사용되었고, 1989년 최초의 신경외과 로봇인 Neuromate®가 보고되었다. 이 장치는 술자의 생리적인 떨림을 10배 보상해줌으로써 뇌의 미세 수술에 큰 발전을 가져왔고, 수술의 정확도를 향상시켰다. 또한, 최소 침습적인 뇌수술을 가능하게 하고, 주변의 주요 구조물들을 예기치 않게 건드리는 것을 줄임으로써 술후 위험성도 크게 줄였다. 이비인후과 영역에서는 중이 수술과 같이 수술적 접근이 제한되면서 높은 정확도를 요구하는 수술에서 로봇수술이 활용되어 술자의 다양한 요구를 맞추어 가는 방향으로 연구되었다.[13] 정형외과 영역에서의 컴퓨터보조 수술은 CAOS(computer-assisted orthopedic surgery)라고 따로 부르면서 로봇수술이 광범위하게 적용되고 있는데, 특히 최근에는 고관절 치환술(total hip replacement)과 같은 일반적인 수술에도 이용되고 있다.[14] 또한, 골절에서 변위된 골절편을 재위치시키는 것을 유도하고 수술 전 계획을 세우는 데도 유용하게 활용하여 골결합을 단단하게 해 주는데, 초기 CAOS 시스템으로는 HipNav®, OrthoPilot® 및 Ci systems® 등이 보고되었다. 일반외과 수술에서 복강 내 내장기관에서의 컴퓨터보조 수술법에도 침습성을 최소화하기 위한 여러 크고 작은 시도가 진행되었다. 즉, 복부와 부인과 수술에서 복강경 접근을 통해 로봇수술을 진행할 수 있게 되었고, 담낭절제술(colecystectomy)이나 자궁절제술(hysterectomy) 등과 같은 일반적인 수술도 가능하게 되었다. 흉부외과 수술에서도 분할조절 시스템(shared control system)을 이용하는 승모판(mitral valve) 대체술이나 최소한의 개흉술로 심실 조

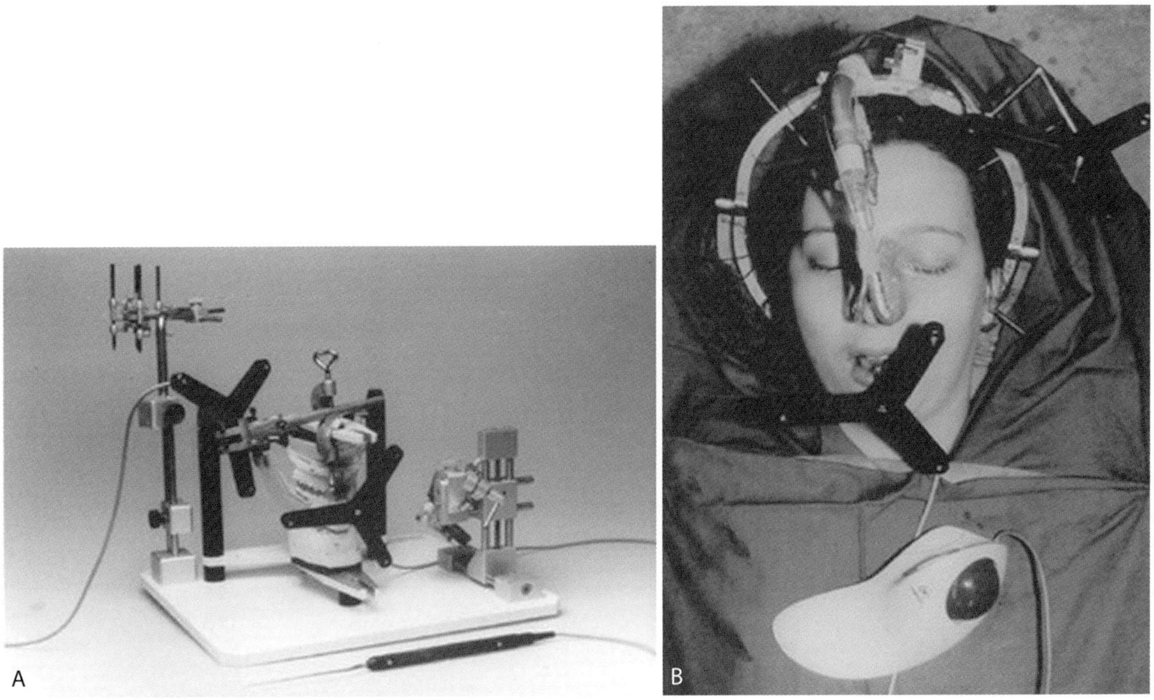

그림 18.2 1992년 머리 틀(frame)을 이용한 기계적 정위장치를 통한 두개악안면 재건술을 소개하였는데, 안와이소증 (orbital dystopia) 환자에서 적용한 증례를 보여 준다.

율술(ventricular pacing)이 가능하게 되었다. 비뇨기과 영역에서도 복강경 접근을 통한 로봇수술로 신우성형술(pyeloplasty)이나 신절제술(nephrectomy) 및 전립선 수술이 가능하게 되었다.[15, 16] 방사선 치료 및 방사선 외과에서도 발달된 로봇 시스템이 활용되었는데, Cyberknife®가 대표적인 예로 그중에 하나로 경량선 가속기(lightweight linear accelarator)를 로봇 팔에 장착하여 종양부에 직접 향하도록 하는 것이 가능해졌다.

구강악안면외과 영역에서의 컴퓨터보조 수술은 다양하게 발전되어 두개저, 상악동, 안구, 이물질 제거 및 악교정이나 임플란트 수술에 이용될 수 있다. 1992년에 Fialkov 등은 틀을 이용한 기계적 정위장치를 통한 두개악안면 재건술을 소개한 이후,[17] 환자의 머리에 골고정을 하지 않고 양측 외이도와 환자 맞춤형 견고 스플린트를 이용하여 환자의 머리에 장착하는 방법을 소개하였다(그림 18.2). 그러나 이러한 머리 틀은 술전, 술중 및 술후에 장착되었으나 수술 도중에 계속 움직여야 하는 수술의 특성상 신경외과에서와 같이 고정된 방법으로만은 그다지 인정받지 못하였고, 심지어 소아나 유아 환자에서는 이런 장치를 장착하고 술전에 CT 촬영을 하는 것도 매우 어려웠다.

1995년 Cutting과 Taylor는 IBM사의 지원 아래 정확도가 2~4mm 정도인 적외선을 기초로 하는 장치를 처음 개발하였으며, Santler는 악교정수술을 위한 컴퓨터보조 항법시스템인 Surgical Segment Navigator®를 처음 개발하여 소개하였는

Year	Name	Description
1873	Dittmar	1st stereotactic technique to obtain tissue samples from the medulla oblongata
1908	Victor Horsley & Robert Clarke	Developed a method for localizing intracranial structures by using a Head frame combined with a stereotactic atlas
1947	Spiegel	1st surgeon to use a head frame for orientation and instrument guidance in Human
1980 1982	Leksell and Jernberg Goerss et al	CT-or MRI-guided stereotactic surgery began with modified conventional Stereotactic instruments
1987	Watanabe et al	Computer-assisted surgery has its origin in frameless stereotaxy, First introduced to neurosurgery
1992	Heilbrunn et al	An optical instrument-based navigation system was first introduced
1996	Colchester et al	Another kind of optical navigation systems was introduced (VISLAN)
1999		Ds Vinci surgical system-first launched in January
2000		Da Vinci became the first robotic surgical system cleared by the FDA for general Laparoscopic surgery

그림 18.3 지난 100여 년에 걸쳐 컴퓨터보조 수술은 많은 발전을 이루어 왔으며 이를 일대기로 정리한 도표

데 이 장치는 적외선 측정을 통해 두개저와 상악의 위치 관계를 인지하고 이를 통해 Marmulla 등[18]은 이를 이용한 악교정수술을 보고하였다.

앞서 제17장에서 살펴본 바와 같이 로봇수술로의 획기적인 발전이 지속되어, 1985년에는 CT 가이드 탐침을 이용한 조직검사에 Puma 560®이 처음으로 수술 보조에 활용된 로봇으로 소개되었다. Puma 560®이 나온 후 1999년까지 상업적으로 우수한 수술 로봇이 나오지는 못했는데, 최초의 수술 로봇은 AESOP®(Computer Motion, USA)로 불렸고, 이후 개발된 AESOP 1000®이 1993년에 FDA 승인을 인증받은 것으로 기록된다. 이후 Da Vinci system®이 미국 스탠퍼드 연구소에서 개발되어 1997년에 수술 보조로 이용할 수 있는 FDA 승인을 받았으며, 2000년에 최초로 원격적인, 그리고 단독으로 수술할 수 있는 FDA 승인을 받은 기록으로 남아 있다.

지난 100여 년에 걸쳐 컴퓨터보조 수술은 많은 발전을 이루어 왔고(그림 18.3), 다가오는 미래에는 컴퓨터보조 수술이 여러 분야에서 필수 불가결하게 발전될 것으로 생각된다.

컴퓨터보조 수술의 유용성을 보다 향상시키려면 몇 가지 해결되어야 할 문제점이 있다. 이는 다루기가 쉽고, 멸균 소독이 쉬워야 하며, 1~2mm 이내의 정확성을 지니고, 자동적인 연산과 조정이 가능하며, 실시간으로 기구 위치를 시각화할 수 있어야 하고, 수술장에서 최소 공간을 차지하여 술자가 접근할 때 자유스러워야 하며, 드릴 등의 수술 기구와 직접적인 조합이 가능해야 하는 등의 여러 조건들이 점차 해결

되어야 할 것이다.

컴퓨터와 로봇기술이 수술 계획을 최적화하고, 수술의 정확도와 질 향상에 점차 기여할 것으로 예상된다. 또한, 수술 시 위험 요소들을 조절함으로써 이전 수술의 한계를 극복하고 새로운 개념의 수술이 시행될 수 있을 것이다. 보다 경제적으로 컴퓨터보조 수술 시스템이 정착된다면, 구강악안면 영역에도 보다 광범위한 임상적 적용이 가능해질 것이다.

References

1. Hassfeld S, Muhling J. Computer assisted oral and maxillofacial surgery: a review and an assessment of technology. Int J Oral Maxillofac Surg. 2001;30(1):2-13.
2. Blomstedt P, Olivecrona M, Sailer A, Hariz MI. Dittmar and the history of stereotaxy: or rats, rabbits, and references. Neurosurgery. 2007;60(1):198-201.
3. Spiegel EA, Wycis HT, Marks M, Lee AJ. Stereotaxic apparatus for operations on the human brain. Science. 1947;106(2754):349-350.
4. Leksell L, Jernberg B. Stereotaxis and tomography. A technical note. Acta Neurochir(Wien). 1980;52(1-2):1-7.
5. Goerss S, Kelly PJ, Kall B, Alker GJ Jr. A computed tomographic stereotactic adaptation system. Neurosurgery. 1982;10(3):375-379.
6. Perry JH, Rosenbaum AE, Lunsford LD, Swink CA, Zorub DS. Computed tomography/guided stereotactic surgery: conception and development of a new stereotactic methodology. Neurosurgery. 1980;7(4):376-381.
7. Apuzzo ML, Sabshin JK. Computed tomographic guidance stereotaxis in the management of intracranial mass lesions. Neurosurgery. 1983;12(3):277-285.
8. Anon JB, Klimek L, Mosges R, Zinreich SJ. Computer-assisted endoscopic sinus surgery. An international review. Otolaryngol Clin North Am. 1997;30(3):389-401.
9. Bale RJ, Vogele M, Freysinger W, Gunkel AR, Martin A, Bumm K, Thumfart WF. Minimally invasive head holder to improve the performance of frameless stereotactic surgery. Laryngoscope. 1997;107(3):373-377.
10. Brown RA. A computerized tomography-computer graphics approach to stereotaxic localization. J Neurosurg. 1979;50(6):715-720.
11. Watanabe E, Watanabe T, Manaka S, Mayanagi Y, Takakura K. Three-dimensional digitizer (neuronavigator): new equipment for computed tomography-guided stereotaxic surgery. Surg Neurol. 1987;27(6):543-547.
12. Colchester AC, Zhao J, Holton-Tainter KS, Henri CJ, Maitland N, Roberts PT, Harris CG, Evans RJ. Development and preliminary evaluation of VISLAN, a surgical planning and guidance system using intra-operative video imaging. Med Image Anal. 1996;1(1):73-90.
13. Berlinger NT. Robotic surgery: squeezing into tight places. N Engl J Med. 2006;354(20):2099-2101.
14. Haaker RG, Stockheim M, Kamp M, Proff G, Breitenfelder J, Ottersbach A. Computer-assisted navigation increases precision of component placement in total knee arthroplasty. Clin Orthop Relat Res. 2005;433:152-159.
15. Muntener M, Ursu D, Patriciu A, Petrisor D, Stoianovici D. Robotic prostate surgery. Expert Rev Med

Devices. 2006;3(5):575-584.
16. Guillonneau B. What robotics in urology? A current point of view. Eur Urol. 2003;43(2):103-105.
17. Fialkov JA, Phillips JH, Gruss JS, Kassel EE, Zuker RM. A stereotactic system for guiding complex craniofacial reconstruction. Plast Reconstr Surg. 1992;89(2):340-345.
18. Marmulla R, Niederdellmann H. Computer-assisted bone segment navigation. J Craniomaxillofac Surg. 1998;26(6):347-359.

● 찾아보기

Abstract

Computer-assisted Navigation System in Orthognathic and Implant Surgery

Myung Jin Kim · Soung Min Kim

Computer-assisted navigation systems are widespread in neurosurgery, orthopedics, and ear, nose, and throat surgery. In the field of oral and maxillofacial surgery, navigation technology is particularly applied with success in the arthroscopy of the temporomandibular joint, in the surgical treatment of posttraumatic deformities of the zygomatic bone, in orthognathic surgery, and for distractions, osteotomies, tumor surgery, punctures, biopsies, and removal of foreign bodies.

The focus of this book is to supply the preoperative analyses with a three dimensional imaging, static and dynamic stereotaxy procedures with surgiguide and tracking devices, and follow-up evaluations skills with image fusion technology, and so on.

We discussed in this book about 18 topics, such as introduction in computer-assisted navigation system, medical applications of augmented reality and virtual reality, surgical guide system for the dental implant fixture installation, case analyses of implant fixture installation by using of surgical guide, sssessment of computer-guided surgery by using of image fusion technique, marginal bone analysis of dental implant patients by applying pattern recognition algorithm, computer-navigated surgery in the dental implant technology, registration process in the computer-assisted maxillofacial navigation surgery, preoperative diagnosis with planning and simulation, tracking systems including mechanical, optical, ultrasonic, and electromagnetic tracking system, algorithm calculation of maxillary positioning change by using of optic tracking marker in orthognathic surgery, accuracy of simulation surgery of Le Fort I osteotomy using optical tracking system, accuracy verification of optical tracking system for the maxillary displacement estimation by using of triangulation, robotic technology in the oral and maxillofacial field, and historical evolution and future of computer-assisted navigation system.

This book will be helpful especially for young doctors under the course of the special curriculum periods for the Korean national board of specialists in the field of oral and maxillofacial surgery, plastic surgery, otolaryngology, orthopedic surgery, and so on.